W0192268

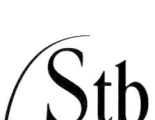

Ingrid Ramm-Bonwitt studierte in Frankfurt am Main Germanistik und Anglistik und lebt seit 1978 in Paris, wo sie mehrere Jahre in der Erwachsenenbildung tätig war. Aus dieser Zeit stammt ihre Begeisterung für asiatische Kulturen. Sie befasst sich seit vielen Jahren intensiv mit Psychologie und Yoga und wurde von Sri Mahesh, der als Pionier des Hatha-Yoga in Frankreich gilt, zur Yoga-Lehrerin ausgebildet.

Sie unterrichtet seit über fünfundzwanzig Jahren Yoga und ist Autorin mehrerer erfolgreicher Bücher, die in verschiedenen Ländern veröffentlicht wurden.

Da Frauen in den Wechseljahren stärker als sonst physischen und psychischen Belastungen ausgesetzt sind, kann Yoga in dieser Umstellungsphase ein guter Wegbegleiter sein. Die hier vorgestellten Yoga-Stellungen und die mit ihnen verbundenen Atemübungen stärken nicht nur das Hormondrüsensystem, sondern vermitteln auch Energie und Lebensfreude. Bei Stimmungsschwankungen, unter denen viele Frauen in dieser Lebensphase leiden, hilft die yogische Entspannungstechnik (Yoga-Nidra). Dadurch wird die Möglichkeit gegeben, negativen Stress zu reduzieren, Ängste abzubauen, Schlaf- und Konzentrationsstörungen zu beheben, um so neue Kräfte für die vorliegenden Aufgaben zu sammeln. Jede Frau, die sich auf den Yoga-Weg einlässt, wird einen subtilen Wechsel in ihrer Lebenseinstellung bemerken.

Ingrid Ramm-Bonwitt

Mit Yoga durch die Wechseljahre

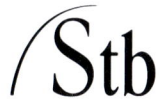

© 2007 Schirner Verlag, Darmstadt

Alle Rechte vorbehalten

ISBN 978-3-89767-549-0

1. Auflage

Umschlaggestaltung: Murat Karaçay

Redaktion und Satz: Heike Wietelmann

Herstellung: Reyhani Druck und Verlag, Darmstadt

www.schirner.com

Inhaltsverzeichnis

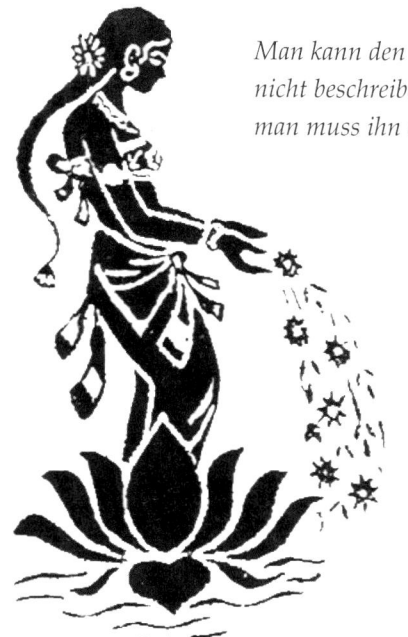

*Man kann den Wert von Yoga
nicht beschreiben,
man muss ihn erleben.*

B. K. S. Iyengar

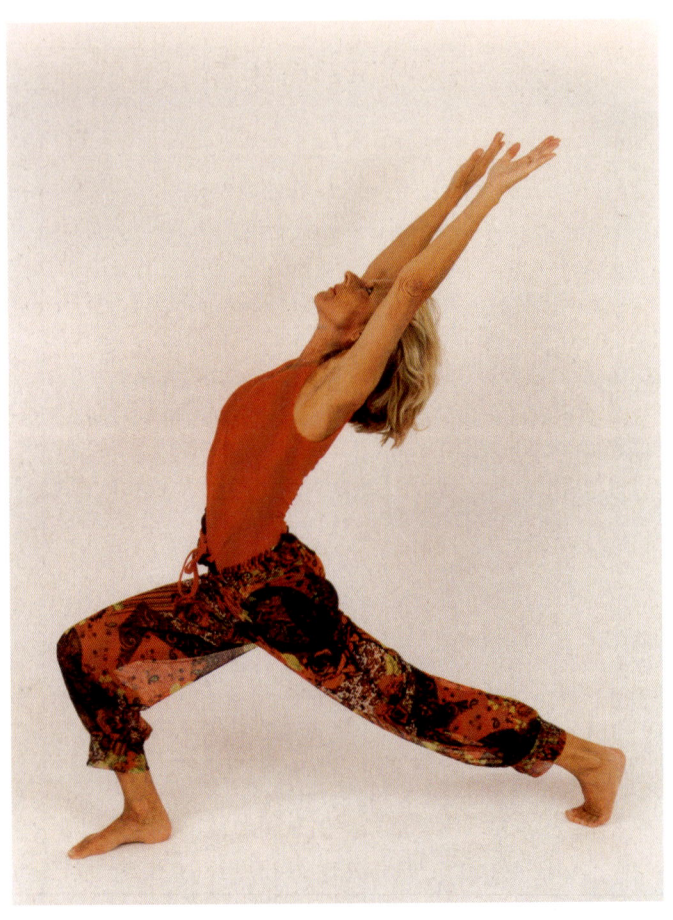

Das Praktizieren von Yoga verleiht ein ausgeprägtes Gefühl für Maß und Proportionen. Auf unseren Körper bezogen bedeutet dies, dass wir unser wichtigstes Instrument zu spielen und die größte Resonanz und Harmonie daraus zu ziehen lernen.

Yehudi Menuhin

Einführung

Für die meisten Frauen sind die Wechseljahre eine Phase, der sie mit gemischten Gefühlen entgegensehen. Einerseits begegnen sie diesem Lebensabschnitt mit Neugier, andererseits mit Unsicherheit und Irritation. Ob nun die Hormonumstellung, seelische Belastungen oder äußere Stressfaktoren dafür verantwortlich sind – die Überforderung des Körpers zehrt an Vitalität und Energiereserven. Es ist vor allem die Unkontrollierbarkeit der körperlichen Veränderungen, unter der viele Frauen leiden.

Die Wechseljahre fallen in eine kritsche Phase des Älterwerdens, in der die eigenen Standpunkte und Ziele neu überdacht werden. Mit den Wechseljahren geht eine Lebensphase zu Ende, und eine neue beginnt. Ein idealer Zeitpunkt, die Vergangenheit abzuschließen und sich neue Ziele zu setzen. In einer Welt, in der Jugendlichkeit großgeschrieben wird, ist die Schwelle zum Alter oft ein schmerzvoller Abschied von einer Lebensphase, die mit den Wechseljahren beendet wird. Jeder Abschied bedeutet aber auch etwas Positives und Neues. Aus dieser Sicht können die Wechseljahre wie eine zweite Geburt erscheinen, als eine Aufforderung, neue Fähigkeiten zu entwickeln und Erfahrungen zu machen. Alte Zwänge fallen weg, und neue Energien werden freigesetzt, was von vielen Frauen als befreiend erlebt wird.

Sollen die Wechseljahre eine Phase des Neuanfangs einleiten, so geht es zunächst darum, zu einem überdachten, reiferen Selbstverständnis zu finden, das sich nicht so sehr an Äußerlichkeiten misst, sondern nach innerer Schönheit und Ausgeglichenheit strebt. Frauen, die die Wechseljahre als eine Chance für die Entwicklung der eigenen Persönlichkeit wahrnehmen, gewinnen mit jedem Jahr an Selbstbewusstsein und Attraktivität. Wenn es nicht gelingt, die persönliche Entwicklung auf geistigem Gebiet fortzusetzen, werden verstärkt die negativen Seiten der Wechseljahre wahrgenommen. Die langsam beginnenden körperlichen Abbauprozesse treten in den Vordergrund, und depressive Verstimmungen können aufkommen. Wahre Schönheit setzt voraus, mit sich selbst im Einklang zu sein. Eine Frau, deren innere Harmonie durch ihr äußeres Erscheinungsbild ausstrahlt, wirkt schön. Der Mensch ist eine Einheit von Körper, Geist und Seele, wobei körperliches und seelisches Wohlbefinden voneinander abhängen. Für Frauen, die ihre jugendliche Erscheinung und Vitalität so lange wie

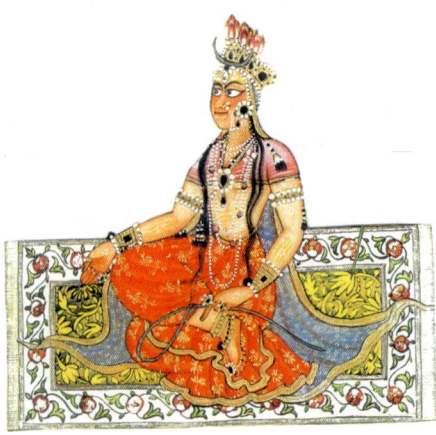

möglich erhalten, Körper und Geist vervollkommnen und somit dem Älterwerden mit Gelassenheit entgegensehen wollen, stellt Yoga ein unverzichtbares Hilfsmittel dar.

Da Frauen in den Wechseljahren stärker als sonst physischen und psychischen Belastungen ausgesetzt sind, kann Yoga ein guter Wegbegleiter für sie sein. Durch die Übungen wird man sich der wechselseitigen Beziehung zwischen Körperhaltung und Stimmung bewusst und lernt, durch welche Position negativen Stimmungen entgegengewirkt werden kann.

Die Yoga-Stellungen (*Asanas*) stärken nicht nur das Hormondrüsensystem, das in dieser Umstellungsphase aus dem Gleichgewicht gerät, sondern regenerieren auch Körper und Geist, heben das Energieniveau und verleihen ein allgemeines Wohlempfinden. Auch die medizinische Forschung hat sich dem Yoga in den vergangenen Jahren mit großem Interesse zugewandt. Die verschiedensten Untersuchungen haben bestätigt, dass regelmäßiges Üben zur Stärkung der inneren Organe und des gesamten Bewegungsapparates beiträgt.

Etymologisch kommt der Terminus „Yoga" von der Wurzel „yuj", was „zusammenbinden", „anjochen" bedeutet. „Anjochen an das Absolute" hat zum Ziel, das Sich-Festklammern an das irdische Leben, an den flüchtigen Augenblick aufzugeben. Im Yoga geht es um die Wiedergeburt in eine neue Seinsweise, ein bewussteres Leben, um die Befreiung von Hindernissen, die der Selbstschau im Wege stehen. „Yuj" wird auch mit „Gespann" übersetzt, das im yogischen Sinn den Körper symbolisiert, der die „wilden Rosse der fünf Sinne", die vor den Wagen gespannt sind, zügeln soll.

Yoga, eine jahrtausendealte Methode, die aus Indien

kommt, ist eine Disziplin, die alle Bereiche des Lebens umfasst. Er enthält viele Elemente, wie z.B. ethische oder gesundheitsfördernde Prinzipien, Bewegungsabläufe, gesunde Ernährung bis hin zu innerer und äußerer Harmonie mit sich und der Welt. Die Körperstellungen *(Asanas)* des *Hatha-Yoga* basieren auf einem Wechsel von Anspannung und Entspannung und wirken dabei harmonisierend auf den ganzen Körper. Schon eine Auswahl von wenigen *Asanas* führt bei regelmäßiger Übung zu einer größeren Geschmeidigkeit des Körpers und vermehrter Leistungsfähigkeit. Unentbehrliche Grundlage jeder körperlichen Übung im Yoga ist die Entspannung, d.h. die Rückkehr von einem Zustand der übersteigerten Tätigkeit in einen Zustand des seelisch-körperlichen Gleichgewichts. Echte Entspannung ist wiederum ohne gelöstes Atmen nicht möglich. Ein regelmäßiger Atemfluss versorgt alle Bereiche des Körpers mit Lebensenergie *(Prana)*. Meditations- und Konzentrationsübungen helfen, sich von den Reizen der Außenwelt zu lösen und auf diese Weise mehr innere Gelassenheit zu entwickeln.

Der *Hatha-Yoga*, der unser Inneres stabilisiert, verwandelt zunächst den Körper und mit der Zeit den gesamten Menschen. Schlüssel zu dieser psychosomatischen Wandlung ist die Konzentration auf einen Punkt, die „Einspitzigkeit" des Geistes *(Ekagrata)*, die einen Zustand ununterbrochener Konzentration und einen Verzicht auf die gewohnheitsmäßigen Gedankenverbindungen darstellt. Sobald das Mentale nicht mehr von den Sinnen fortgerissen wird, ist Kreativität und Freiheit möglich. Das Mentale zu stabilisieren, es zu integrieren, Körper und Geist zu vereinen, vertieft unser Bewusstsein und bringt es in Kontakt mit allen Dingen. Um zu verhindern, dass sich das Mentale zerstreut, muss man es festigen, indem man es in einen Bezug zum Körper bringt.

Eine ziemlich junge Übungstechnik, die oft in Verbindung mit dem *Hatha-Yoga* erwähnt wird, ist *Yoga-Nidra* (yogischer Schlaf), ein Weg zur Bewusstwerdung des Selbst, der Körper, Geist und Seele auf vollkommene Weise verbindet. Dank der Tiefenentspannung, die aus dem Bewusstwerden des Körpers, des Atems, der Sinne und des Denkens besteht, erhalten wir Methoden an die Hand, mit denen wir unsere Persönlichkeit kennenlernen und harmonisieren können. *Yoga-Nidra* bewirkt, dass unser Gefühlsbereich reifer wird, dass sich unsere Erlebnisfähigkeit intensiviert und unsere Fähigkeit, das Leben bewusst zu erfahren, wächst.

Die integrale Entspannung von Körper, Geist und Seele kann dazu führen, dass wir uns des eigenen inneren Reichtums bewusst werden, weil wir uns wieder mit unserem Körper im Dialog befinden.

Indem der Körper durch den *Hatha-Yoga* gekräftigt und durch *Yoga-Nidra* entspannt wird, erleben wir ein Gefühl innerer Harmonie, die unsere wahre Natur kennzeichnet.

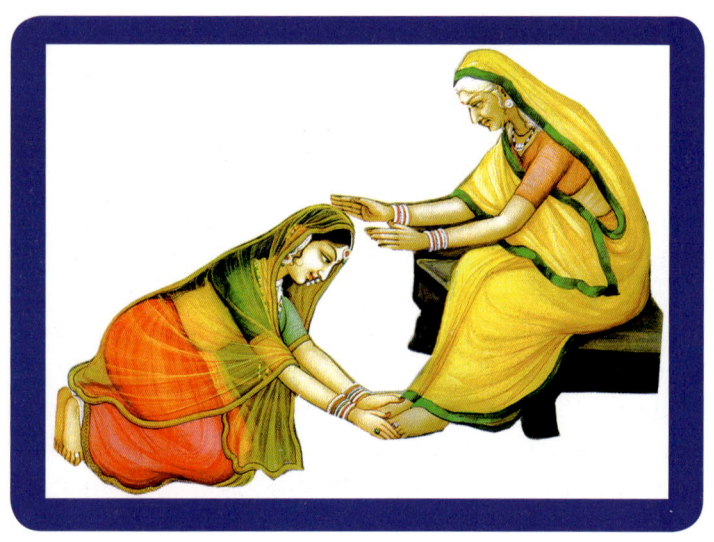

Sita, die Gemahlin Ramas, wird von Anasuya gesegnet. Nicht nur in der Mythologie, sondern auch im täglichen Leben wird in Indien älteren Frauen aufgrund ihrer Lebenserfahrung und Weisheit große Ehrerbietung entgegengebracht.

Die Wechseljahre

Rhythmen des Lebens

Das Wechselspiel von Tag und Nacht, von Mondzyklen, die Abfolge von Jahreszeiten – wohin wir auch schauen, der ganze Kosmos wird von einer Vielzahl von Rhythmen bestimmt. Schon in der Antike unterteilte man den Lebenslauf eines Menschen in Schritte von jeweils sieben Jahren. In diesem Zeitraum vollziehen sich körperliche und psychische Veränderungen. Auffällig sind dabei besonders die Übergänge von der einen in die nächste Lebensphase, da diese oft mit körperlich-seelischen Turbulenzen einhergehen und jeweils einen Reifeschritt ankündigen. Die am stärksten ins Gewicht fallenden Übergänge sind die Phasen der Pubertät und der Wechseljahre. Bei einigen dieser Entwicklungsschritte treten eher die körperlichen Veränderungen in den Vordergrund, bei anderen eher die psychischen. Immer sind sie jedoch miteinander verflochten oder sogar voneinander abhängig.

Man könnte die Wechseljahre als eine Lebensphase bezeichnen, in welcher der Körper auf der Suche nach einem neuen hormonellen Gleichgewicht ist. Der Hormonhaushalt gerät ins Schwanken und der Körper versucht sich anzupassen: mit Hitzewallungen, Schweißausbrüchen, Energielosigkeit, Schwindelanfällen, Stimmungsschwankungen etc. Ohne eigenes Zutun verändert sich der Körper, wird unberechenbar, unkontrollierbar. Dr. Susan Love, die amerikanische Professorin für Frauengesundheit, beschreibt die Menopause als Gegenstück zur Pubertät: „Während wir zwischen dem 12. und 16. Lebensjahr in die sogenannte reproduktive Phase eintreten, der Körper sich also darauf einstellt, befruchtungsfähige Eizellen herzustellen, endet diese Phase mit der Menopause. Beide Lebensabschnitte – Pubertät und Wechseljahre – sind mit Verschiebungen im Hormonspiegel verbunden. Aber so, wie wir die Pubertät durchlebt haben, können wir auch die Wechseljahre überstehen – mit dem Vorteil, dass wir inzwischen einiges an Lebenserfahrung dazugewonnen haben. (Zitiert aus: Verbraucherzentrale, Nordrhein-Westfalen 2003, S. 11)

Im Unterschied zur Pubertät, die in der aufsteigenden Kräftephase stattfindet, beginnen die Wechseljahre im zweiten Lebensabschnitt, in dem die Kräfte abnehmen. Aus diesem Grund werden beide Wechsel von einem völlig anderen Lebensgefühl begleitet.

Der im wissenschaftlichen Sprachgebrauch übliche Begriff „Klimakterium", der aus dem Griechischen stammt und so viel wie „kritischer Punkt", „Treppe" oder „Leiter" bedeutet, weist darauf hin, dass man diese Lebensphase auch als eine Chance für die Entwicklung der eigenen Persönlichkeit betrachten kann. Ob man sie als mühevoll empfindet oder in einem eher positiven Licht sieht, hat viel mit der inneren Einstellung zu tun. Die komplette Umstellungsphase des Klimakteriums dauert im Normalfall zwei mal sieben, also vierzehn Jahre. Sie beginnt etwa fünf Jahre vor der letzten Monatsblutung und kann dann noch einmal bis zu zehn Jahre dauern. Damit stellt sie die längste Entwicklungsphase im Leben einer Frau dar.

Der Begriff „Menopause" bezeichnet die letzte Regelblutung einer Frau. Die Zeit vor der Menopause, wenn die hormonelle Umstellung bereits eingesetzt hat, wird als „Prämenopause" bezeichnet. Der Beginn der Prämenopause kündigt sich durch unregelmäßige Monatsblutungen an. Auch erste psychovegetative Beschwerden können auftreten. Die Perimenopause umfasst die zwei Jahre vor der Menopause. In dieser Zeit treten die hormonellen Schwankungen am stärksten auf. Die Frauen klagen über Hitzewallungen und Schweißausbrüche, und die Monatsblutungen werden unregelmäßiger. Zwischen dem 50. und 55. Lebensjahr kommt es normalerweise zur letzten Blutung, und ein neues Gleichgewicht innerhalb des Organismus wird erlangt. Was von vielen Frauen als Verlust empfunden wird, beinhaltet aber zugleich eine neue Art von Freiheit: die Unabhängigkeit vom monatlichen Fruchtbarkeitszyklus mit allen seinen Beeinträchtigungen des physischen und psychischen Wohlbefindens. Am Ende der dritten Phase der Wechseljahre beginnt die Postmenopause, die Zeit nach dem endgültigen Ausbleiben der Regelblutung. Als „postmenopausal" gilt eine Frau, wenn sie seit mehr als zwölf Monaten keine Periode mehr hatte. Laut internationalen Vergleichsstudien geschieht dies in den industrialisierten Ländern zwischen dem 50. und 52. Lebensjahr.

Selbst wenn die Frau über das Ausbleiben der Monatsblutung zunächst froh sein mag, so kann es aber auch ein Gefühl der Orientierungslosigkeit hervorrufen. Es scheint, als habe ihr die Regelmäßigkeit des Zyklus Orientierung und Halt gegeben. Eine gute Möglichkeit, um dieses Vakuum zu füllen, bietet die Auseinandersetzung mit den wechselnden Phasen des Mondes oder auch die Wiederkehr der Jahreszeiten. Neben solchen übergeordneten Zyklen können der Tag, die Woche und der Monat als Fixierpunkte dienen. Aktivitäten, wie z. B. eine Yoga-Sitzung, die zu einer bestimmten Stunde am Tag eingeplant wird, ist eine wichtige Orientierungshilfe in Bezug auf den inneren Rhythmus und hilft zugleich, die innere Trägheit zu überwinden. Bereits vor fünfzig Jahren entwickelte der Schweizer Arzt Bircher-Brenner die Ordnungstherapie, die helfen soll, auf die innere Stimme zu hören und Phasen von Aktivität und Passivität, Stress und Ruhe, Schlafen und Wachen in einem naturgemäßen Rhythmus zu halten. Sie gehört heute zu den Grundlagen der psychosomatischen Medizin.

Setzt die Menopause vor dem 40. Lebensjahr ein, spricht man von einer vorzeitigen Menopause („Klimakterium praeco"). Auch wenn der Eintritt in die Menopause durch ein „biologisches" Programm vorbestimmt zu sein scheint, können einige Faktoren eine frühe Menopause hervorrufen. So tritt bei Raucherinnen die Menopause in der Regel früher ein. Die im Tabak enthaltenen Stoffe üben einen schädlichen Einfluss auf die Eierstöcke und den Östrogenstoffwechsel aus. Es gibt auch Studien, die einen Zusammenhang zwischen früher Menarche (erste Menstruation vor dem 11. Lebensjahr) und einer frühen Menopause herstellen. Weitere

Faktoren für einen frühen Eintritt in die Menopause sind Kinderlosigkeit, genetische Faktoren, eine krankheitsbedingte Schädigung der Eierstöcke oder deren chirurgische Entfernung. Auch Untergewicht, übertriebenes Körpertraining, übermäßiger Alkoholkonsum, Stress und emotionale Traumata beschleunigen die natürliche Östrogensenkung und können Ursache der verfrühten Wechseljahre sein.

Während der Wechseljahre verändert sich – wie gesagt – der Hormonhaushalt. Hormone sind sehr kleine, aber wirkungsvolle Botenstoffe unseres Körpers, welche die einzelnen Organe mit Botschaften versorgen und damit den Körper befähigen, sich an die Erfordernisse einzelner Lebensphasen anzupassen. Solange die Eierstöcke (Ovarien) aktiv sind, reift in ihnen jeden Monat ein Eibläschen heran und gibt nach etwa zwei Wochen ein Ei frei. Wird es befruchtet, kommt es zu einer Schwangerschaft. Ansonsten wird es gemeinsam mit der Gebärmutterschleimhaut (Endometrium) abgestoßen, und die Monatsblutung setzt ein. Dieser Vorgang wird durch bestimmte Hormone geregelt, die in unterschiedlichen Organen gebildet werden. Der Hypothalamus, eine bestimmte Region des Zwischenhirns, ist Ausgangssituation für die Steuerung des weiblichen Zyklus. Die Hirnanhangdrüse (Hypophyse) produziert das Luteinisierungshormon (LH) und das follikelstimulierende Hormon (FSH), das die Reifung von Eibläschen bewirkt. Während das Eibläschen wächst, produzieren die Eierstöcke Östrogene, sodass der Östrogenspiegel im Blut ansteigt. Das Östrogen beeinflusst die Hirnanhangdrüse, die das luteinisierende Hormon (LH) herstellt, das gebraucht wird, um den Eisprung zu ermöglichen. In der nun leeren Eihülle setzt die Produktion des Gelbkörperhormons (Progesteron) ein, das dafür sorgt, dass sich die Gebärmutterschleimhaut für den Fall, dass das Ei befruchtet wird und es zu einer Schwangerschaft kommt, aufbaut. Findet keine Befruchtung statt, sinken der Östrogen- und Progesteronspiegel ab, und es kommt zu einer neuen Monatsblutung. Ein neuer Zyklus beginnt.

Da es in den Wechseljahren nicht mehr regelmäßig zur Eireifung kommt, wird zunächst vermehrt Östrogen produziert. Da auch der Eisprung seltener wird, produziert die Hirnanhangdrüse verstärkt LH, um die Tätigkeit der Eierstöcke anzuregen. In einer späteren Phase sinkt der Östrogenspiegel und ist nicht mehr in der Lage, eine normale Regelblutung auszulösen. Durch das Absinken des Östrogenspiegels steigt der Anteil an männlichen Hormonen (Androgene), was bei einigen Frauen zu einem stärkeren Wuchs der Gesichtsbehaarung führen kann.

Östrogene, die auch Einfluss auf die Verteilung des Fettgewebes haben, werden nicht nur von den Eierstöcken, sondern zum Beispiel auch von der Leber, der Nebennierenrinde und dem Unterhautfettgewebe hergestellt. Aus diesem Grund produziert der Körper auch nach der Menopause noch in geringem Maße Östrogen, das stimulierend auf die Durchblutung und Feuchtigkeitsversorgung aller Gewebe wirkt, die Gefäße schützt und die Stimmung beeinflusst. Auch für den Knochenaufbau sind Östrogene wichtig, denn sie unterstützen die Aufnahme von Kalzium über den Darm und sorgen gleichzeitig für eine Produktion von Kalzitonin, einem Schilddrüsenhormon, das verhindert, dass den Knochen zu viel Kalzium entzogen wird.

Die natürlichen Schwankungen im Hormonspiegel machen es fast unmöglich, ohne längerfristig angelegte Testreihen einen Mangel bzw. eine Überproduktion an Hormonen im Blut festzustellen.

Die typischen Veränderungen und Beschwerden

Die hormonelle Umstellung geschieht nicht plötzlich, sondern in einem langsamen und wechselhaften Prozess.

Zu den vegetativen Symptomen in den Wechseljahren zählen die Hitzewallungen, Schweißausbrüche, Kopf- und Gelenkschmerzen, Schwindelanfälle, Herzklopfen, Atemenge u. a. Auch in sexueller Hinsicht kann es zu Problemen, beispielsweise zu einer nachlassenden Libido, kommen.

Insbesondere die Hitzewallungen sind ein untrügliches Zeichen der hormonellen Umstellung. Bei Frauen unseres Kulturkreises sind dies die häufigsten Beschwerden. 75 % bis 80 % der europäischen Frauen leiden unter Wallungen, etwa 30 % so stark, dass sie ärztliche Hilfe benötigen. Dem Hitzegefühl, das sich von der Brust über den Hals bis in den Kopf und die Oberarme ausbreitet, folgt oft ein Schweißausbruch, dem sich ein Frösteln anschließt. Nicht die Wallungen an sich werden von den Frauen als unangenehm empfunden, sondern dass sie nach dem Schweißausbruch „im Wasser stehen". Manche Frauen erleben im Zusammenhang hiermit ein heftiges Herzklopfen und Schwindelgefühle; es kann auch zu roten Flecken auf der Haut kommen. Die Hitzewallungen treten spontan auf, halten wenige Sekunden bis zu 30 Minuten an und können sich mehrmals pro Stunde wiederholen. Die Phase, in denen Frauen diese Wallungen erleben, ist ebenfalls sehr variabel. Sie kann einige Wochen bis zu mehrere Jahre dauern. Oft treten sie nachts auf, was wiederum zu Schlafstörungen führen kann. Verstärkt werden sie durch Stress, Ärger, schweißtreibende Tees, Alkohol, Nikotin, stark gewürzte Speisen und hohe Zimmer- bzw. Außentemperaturen.

Die Entstehung der Hitzewallungen ist wissenschaftlich umstritten. Man geht davon aus, dass die Östrogene das temperaturregulierende Zentrum im Gehirn beeinflussen, sodass sich die Blutgefäße ausdehnen. Während die meisten Frauen die Hitzewallungen als störend empfinden, fühlen sich andere wie „abgehoben". Sie erleben sie als positive Energiequelle, die sie in Schwung bringt und ihnen Energie verleiht. Wie für viele andere Beschwerden gilt auch hier, dass die „fliegende Hitze" leichter zu überstehen ist, wenn ihr etwas Positives abgewonnen werden kann und man nicht meint, sie tabuisieren oder verstecken zu müssen. Nach wie vor ist nicht eindeutig erwiesen, ob die typischen Hitzewallungen im direkten Zusammenhang mit der hormonellen Umstellung stehen, denn immerhin leidet ein Drittel der Frauen trotz geringen Östrogenspiegels nicht unter Beschwerden. Auch die meisten stillenden Frauen, die ebenfalls einen niedrigen bzw. schwankenden Östrogenspiegel haben, kennen keine Hitzewallungen.

Die Haut, die schon lange vor dem Einsetzen der Wechseljahre Anzeichen des Alters zeigt, wird in den Wechseljahren faltiger und trockener. Dies liegt am Sinken des Östrogenspiegels, weil dieses Hormon der Schlüssel zur Feuchtigkeitsspeicherung in den Geweben ist. Sind weniger Östrogene im Körper vorhanden, kommt es zu einem Rückgang des Kollagengehalts, die Haut wird dünner, empfindlicher und trocknet zunehmend aus. Insgesamt haben die Hormone jedoch an der Faltenbildung nur einen geringen Anteil. Die Faltenbildung der Haut wird eher auf Sonnenbestrahlung, auf erbliche Veranlagung, auf Alkohol und Zigarettenkonsum zurückgeführt als auf die hormonelle Veränderung.

Die Beschaffenheit der Knochen ist ebenfalls von der hormonellen Umstellung der Wechseljahre betroffen. Ist Östrogen in ausreichendem Maße vorhanden, bremst es den Abbau von Knochenmasse. Je tiefer der Östrogenspiegel sinkt, umso größer ist das Risiko, an Osteoporose zu erkranken. In den Medien ist der Eindruck entstanden, dass fast alle Frauen von Osteoporose (Knochenschwund) bedroht seien. Es wird jedoch außer Acht gelassen, dass allein schon deshalb mehr Frauen an Osteoporose erkranken, weil sie eine höhere Lebenserwartung haben als Männer. Regelmäßige Bewegung und eine kalziumreiche Ernährung halten die Knochen stark. Auch ein häufiger Kontakt mit Sonnen- oder Tageslicht kann helfen, denn es kurbelt die Produktion von Vitamin D an, das die Resorption von Kalzium im Darm fördert.

Durch den Rückgang der körpereigenen Östrogene werden auch die Schleimhäute dünner und im Gebärmutterhals wird deutlich weniger Schleim abgesondert. Die Scheide wird nicht mehr so feucht und ihre Muskulatur verliert an Elastizität, was sich negativ auf die sexuelle Erlebnisfähigkeit auswirken kann. Neben den von Frauenärzten verschriebenen östrogenhaltigen Cremes schafft auch eine ganze Reihe von pflanzlichen Präparaten Abhilfe. Aufgrund der dünneren Schleimhäute treten häufig auch Harnwegsbeschwerden auf. Zur Vorsorge hierfür empfiehlt sich ein regelmäßiges Beckenbodentraining und ausreichend Flüssigkeit zu sich zu nehmen, am besten Wasser, Früchte- oder Kräutertee.

Als Folge der Östrogensenkung kommt es häufig auch zu einer Erhöhung des Cholesterinspiegels, sodass Frauen anfälliger für Herzgefäßerkrankungen werden. Risikofaktoren, wie genetische Veranlagung, falsche Ernährung, Bewegungsmangel und Stress, können diese Folgebeschwerden begünstigen.

Das hormonelle Auf und Ab drückt sich auch durch starke Stimmungsschwankungen aus. So kann es zu einer ausgeprägten emotionalen Labilität mit vermehrter Weinerlichkeit, ferner zu länger anhaltenden depressiven Verstimmungen, verstärkter Ängstlichkeit und vor allem zu vermehrter innerer Unruhe, Anspannung, Nervosität, ja Reizbarkeit (unterschwellige Aggressivität) kommen. Zermürbend sind auch rasch auftretende seelisch-körperliche Erschöpfbarkeit bzw. länger anhaltende Müdigkeit, Merk- und Konzentrationsstörungen, bis hin zur peinlichen Vergesslichkeit.

Die Annahme, dass der Verlust der Fruchtbarkeit zu Depressionen führen kann, weil die Frau damit nicht mehr in der Lage ist, ihrer „eigentlichen" Bestimmung (nämlich Kinder zu gebären) nachzukommen, geht auf die Psychoanalytikerin Helene Deutsch zurück. Diese Behauptung ließ sich in wissenschaftlichen Studien jedoch nicht bestätigen, d.h., der Anteil der Frauen mit Depressionen steigt in der Altersgruppe, die von Wechseljahren betroffen ist, nicht an. Auch müssen nicht alle melancholischen Verstimmungen mit Hormonschwankungen zusammenhängen – oft ist einfach nur der „normale" Alltagsfrust der Auslöser.

Es gibt viele Methoden, seelische Störungen zu beheben. Eine der besten besteht darin, den Geist voll beschäftigt zu halten und ihn von Interessen in Anspruch nehmen zu lassen, die außerhalb von uns liegen – Hobbys, Arbeit, andere Menschen. Außerdem gibt es viele geistige Übungen, die – wenn sie ernsthaft durchgeführt werden – in erhöhtem Maße innere Ruhe, Gleichgewicht und mehr Gelassenheit vermitteln. Stets sollte man sich vor Augen halten, dass die düsteren Gedanken, die zuweilen auftauchen, nur ein Symptom des allgemeinen Zustands sind, der vorübergeht.

In therapeutischer, vor allem in medikamentöser

Hinsicht gilt es zu unterscheiden zwischen dem meist leichten perimenopausalen Syndrom (das sich in Hoffnungslosigkeit, Entscheidungsunfähigkeit, Grübelsucht, Antriebsschwäche, Willens- und Denkhemmung, Selbstvorwürfen etc. äußert) und einer schweren Depression, bei der unbedingt ein Facharzt aufgesucht werden sollte. Bei Depressionen spielen besonders die Neurotransmitter „Serotonin", das sogenannte Glückshormon, und „Noradrenalin" eine wichtige Rolle. Untersuchungen haben ergeben, dass diese Botenstoffe bei depressiven Menschen nicht ausreichend gebildet werden. Dadurch ist die Kommunikation zwischen den Nervenzellen gestört, und positive Gefühle und Gedanken können nicht mehr weitergeleitet werden.

Nicht zu unterschätzen sind auch die psychosozialen Belastungen. Dazu gehört beispielsweise das sogenannte „Leere-Nest-Syndrom", wenn die Kinder das Haus verlassen. Häufig kommt es auch zu einer Entfremdung vom Partner, vielleicht sogar zu Trennung oder Scheidung. Dazu kommen die Angst vor dem Verlust der Jugend, das herannahende Alter oder der Tod nahestehender Menschen (beispielsweise der Eltern). Vielleicht läuft auch der Wiedereinstieg ins Berufsleben nicht so reibungslos wie erhofft. Frauen, die keine Kinder haben, fällt häufig der Abschied von der Fruchtbarkeit nicht leicht, selbst dann, wenn keine Kinder gewollt waren. Oft drängen sich in dieser Phase auch philosophische Fragen auf, wie zum Beispiel der „Sinn des Lebens" oder die „Endlichkeit der eigenen Existenz".

Wie bereits erwähnt, leiden viele Frauen während der

Wechseljahre unter Schlafstörungen, die vor allem Folge von Hitzewallungen sind. Wird der Schlaf immer wieder unterbrochen, fühlt man sich tagsüber schlapp und antriebslos. Leichte Abendmahlzeiten, ein abendlicher Spaziergang, ein gesunder Schlafplatz („wie man sich bettet, so schläft man"), heiße Milch mit Honig vor dem Schlafengehen, beruhigende Musik, Aromaöle, leichte Bettlektüre oder Entspannungstechniken, wie *Yoga-Nidra*, können bei Schlafproblemen hilfreich sein. Wenn dies nicht hilft, können auch pflanzliche Arzneimittel angewendet werden. Schlaffördernd wirken Baldrian oder Mischungen aus Baldrian und Hopfen, ergänzt durch Melisse oder Passionsblume. Bei rezeptpflichtigen Schlafmitteln ist Vorsicht geboten, weil viele, vor allem solche aus der „Valium-Familie", zu einer Arzneimittelabhängigkeit führen können.

Die Stärke der Wechseljahresbeschwerden ist großen Schwankungen unterworfen und hängt sowohl von körperlichen als auch von psychischen und sozialen Bedingungen ab. Körper, Psyche und soziales Umfeld sind hierbei als Ganzes zu sehen, da sie sich gegenseitig positiv wie negativ beeinflussen können.

Eine natürliche Lebensphase – oder eine Hormonmangel-Erkrankung?

Wir leben in einer Zeit, in der massiv in die verschiedensten Lebensvorgänge eingegriffen wird. Gen- und Fruchtbarkeitstechnologien sind hierfür nur ein Beispiel. Die sogenannte Medikalisierung* von ganzen Lebensabschnitten spielt dabei ebenfalls eine Rolle.

Hormone werden praktisch ab Beginn der Pubertät bis zur Postmenopause empfohlen. Dies beginnt mit der Pille als Empfängnisschutz, als Aknetherapie, als Therapie bei schmerzhafter Regelblutung und endet mit den Präparaten für die Zeit der Prä- und Postmenopause. Damit lassen Frauen ihren Organismus über Jahre und Jahrzehnte hinweg manipulieren und durch künstliche Hormonzufuhr regulieren.

Vor noch nicht so langer Zeit betrachtete man die Wechseljahre als eine natürliche Lebensphase, die Frauen ohne medizinische Hilfe bewältigen können. Obwohl es begrüßenswert ist, dass Frauen, die unter starken Beschwerden leiden, in der ärztlichen Praxis kompetente Hilfe finden, stellt diese Entwicklung auch eine Kehrseite dar:

Heute sind die Wechseljahre zu einer Lebensphase

---

*   Phänomen in der modernen Gesellschaft, bei dem in steigendem Maß medizinische Dienstleistungen von den Ärzten verordnet bzw. von den Patienten angefordert werden.

geworden, die auf jeden Fall durch einen Arzt oder eine Ärztin begleitet werden muss, selbst dann, wenn Frauen keine Beschwerden haben. Dies kann dazu führen, dass man von Medikamenten oder sogar vom ärztlichen Beistand abhängig wird.

Die Medikalisierung ist eng verbunden mit der Entwicklung von Hormonpräparaten, die einen enormen wirtschaftlichen Faktor darstellen. Mit Hormoncocktails, die Mitte der Sechzigerjahre zur Linderung von Beschwerden eingesetzt und mit großer Euphorie als „Jungbrunnen" gefeiert wurden, machte man letztlich auch gute Geschäfte. „Jetzt, dank neuester medizinischer Forschung, ist es für jede Frau möglich, sich ihren Sex-Appeal und ihre sexuelle Aktivität – auch im höheren Alter – zu erhalten … Jugendliche Erscheinung und Lebhaftigkeit werden dank der Östrogen-Progestin-Therapie trotz Menopause lange Zeit erhalten … Sie sind nicht dazu verurteilt, dem Verfall ihrer Weiblichkeit hilflos zusehen zu müssen in jenen Jahren, die die besten ihres Lebens sein müssen. Sie werden Frauen bleiben, so lange sie leben." (Robert Wilson 1966, S. 17 f.)

Hormone wurden also als regelrechte Allheilmittel verstanden, deren Wirkung von der Erhaltung der körperlichen Attraktivität bis hin zur Steigerung der Konzentration reichte.

Seit dem Aufkommen der Hormone auf dem Arzneimittelmarkt werden die Wechseljahre als „Hormonmangel-Krankheit" wahrgenommen. Diese Auffassung geht davon aus, dass es sich bei den Wechseljahren um einen Mangelzustand handelt, der durch die Hormonersatztherapie ausgeglichen werden kann.

Der Blick durch die „medizinische Brille" hat dazu geführt, dass die Wechseljahre sogar dann als Krankheit wahrgenommen werden, wenn Frauen sie als positiv erleben.

In den Achtzigerjahren kamen Forscher, die die Hormonpräparate geschickt zu vermarkten wussten, zu der These, dass die Östrogene nicht nur Wechseljahresbeschwerden lindern, sondern auch zur Prävention von Volkskrankheiten, wie Herz-Kreislauf-Krankheiten, Osteoporose und Demenzerkrankungen (Alzheimer), eingesetzt werden könnten. Auf Mediziner-Kongressen wurde damals sogar diskutiert, ob es nicht an unterlassene Hilfeleistung grenze, keine Hormone zu verordnen. Viele Frauen fühlten sich geradezu in die Behandlung gedrängt. Und so stieg die Zahl der verordneten Hormondosierungen in rund zehn Jahren von weniger als hundert Millionen auf eine Milliarde. In der Altersgruppe der Fünfzig- bis Sechzigjährigen nimmt heute fast die Hälfte der Frauen Medikamente. In Deutschland greifen inzwischen fast fünf Millionen Frauen regelmäßig zum Hormonpräparat.

Die widersprüchlichen Aussagen über die Hormoneinnahme unter Fachleuten und in den Medien spiegeln den Stand der wissenschaftlichen Diskussion wider: Die Studien belegen einerseits die positiven Wirkungen auf die Wechseljahresbeschwerden und auf die Knochendichte, weisen aber auf der anderen Seite auch auf die Risiken einer langfristigen Einnahme von Hormonen hin. „Bei der Beurteilung der Studien steckt die Tücke oft im Detail, und je nach dem, ob ein Wissenschaftler zu den Hormonbefürwortern oder zu den Gegnern gehört, wird mal der eine, mal der andere Aspekt betont." (Verbraucherzentrale Nordrhein-Westfalen 2003, S. 77) Die Diskussion über die Vor- und Nachteile der Hormonersatztherapie nimmt schon fast „die Form eines Glaubenskrieges an" (Dr. Alfred Etzrodt, Chefarzt für Frauenheilkunde an den Hochtaunuskliniken). Während der kurzfristige Einsatz der Hormonpräparate zur Linderung von Hitzewallungen und anderen typischen Wechseljahresbeschwerden größtenteils befürwortet wird, ist der langfristige Einsatz der Präparate zur Prophylaxe noch sehr umstritten. Sollen Hormone zur Linderung von Hitzewallungen und Schweißausbrüchen beitragen, dann reicht es aus, sie für einen begrenzten Zeitraum (etwa ein bis zwei Jahre) einzunehmen. Die Behandlung sollte jedoch dosiert und unter ärztlicher Aufsicht erfolgen. Nur so können Nebenwirkungen, wie ein statistisch feststellbares erhöhtes Brustkrebsrisiko, kontrolliert werden.

„Es mehren sich die Hinweise aus seriösen Studien, dass die Risiken weitaus höher sind als die Nutzen. Der Hinweis auf die Risiken einer Hormonbehandlung zur Prävention wiegt umso schwerer, als die Medikamente gesunden Frauen verordnet werden. Denn hier muss besonders sorgfältig abgewogen werden, ob der Nutzen tatsächlich größer ist als der Schaden. Noch dringlicher stellt sich die Situation dar, wenn die Hormone zu kosmetischen Zwecken eingenommen werden, da-

mit die Haut straff und faltenlos, der Körper beweglich und vital und das Sexualleben lustvoll bleiben. Mal
abgesehen davon, dass Hormone zwar hochwirksame
Medikamente sind, aber auch keine Wunder bewirken
und zum Beispiel eine zerrüttete Partnerschaft nicht
kitten können, stehen die wissenschaftlichen Belege für
dieses Versprechen weitgehend aus. In den Anfangs-
jahren der Hormontherapie wurden die Präparate als
Jungbrunnen angesehen, und bis heute haben sie nichts
von diesem Mythos eingebüßt. Im Gegenteil: Im Zuge
der Anti-Aging-Welle sind Hormone im Aufwind, nicht
nur Östrogene, sondern auch DHEA, Melatonin und
andere. Angesichts der erheblichen Risiken kann von
einem Gebrauch zu kosmetischen Zwecken abgeraten
werden." (Verbraucherzentrale Nordrhein-Westfalen
2003, S. 81 f.)

Unumstritten ist dagegen, dass Östrogene den Abbau
von Knochenmasse verlangsamen. Um sich vor Osteoporose zu schützen, müssten die Hormone ein Leben
lang eingenommen werden. Erst dann wird das Risiko
für Knochenbrüche verhindert. Ähnliche Effekte können
aber auch durch körperliches Training und eine gute
Ernährung erzielt werden.

Es wird empfohlen, in Zukunft alle Frauen, die Hormone gegen Beschwerden in den Wechseljahren einnehmen, wesentlich deutlicher als bisher auf gesundheitliche Risiken einer solchen Behandlung hinzuweisen.
Die einst so gepriesene Hormontherapie hat einen
schlechten Ruf, seit 2002 in den USA eine große Studie
(Women's Health Initiative) mit 16000 Frauen zwischen

50 und 70 Jahren abgebrochen wurde, weil zu viele Nebenwirkungen aufgetreten waren. Ein Teil der Frauen erhielt ein Kombinationsarzneimittel aus einem konjugierten Östrogen und einem Gestagen, die restlichen Frauen erhielten ein Scheinpräparat ohne wirksame Substanzen. Bei den Frauen, die Hormone erhielten, wurden 41 Prozent mehr Schlaganfälle, 29 Prozent mehr Herzinfarkte und doppelt so viele Thrombosen und Embolien registriert wie in der Gruppe, die ein Scheinpräparat erhielten. Außerdem war die Brustkrebsrate um 26 Prozent erhöht. Das National Institute of Health empfahl den Ärzten, die Notwendigkeit der Hormonbehandlung zu überprüfen, und warnte vor deren langfristigem Einsatz.

Millionen amerikanischer Frauen brachen daraufhin die Östrogentherapie ab. Auf einer Brustkrebskonferenz im US-Bundesstaat Texas im Dezember 2006 berichteten Wissenschaftler, dass die Zahl der Brustkrebserkrankungen innerhalb eines Jahres deutlich hinter den Prognosen zurückgeblieben sei. Es waren 14.000 Fälle weniger als angenommen. Diese Erkenntnis lieferte einen weiteren Hinweis auf die schädliche Wirkung der Hormonersatztherapie. Für einen Zusammenhang sprach auch, dass die Zahl der Brustkrebsfälle vor allem in der Gruppe der Frauen über fünfzig, deren Tumore meist besonders empfindlich auf Östrogene reagieren, zurückgegangen war. Zwar müsse sich noch zeigen, ob dieser Abwärtstrend auch in den kommenden Jahren weiter bestehen bleibt, doch nach einer langen Phase stetiger Zuwachsraten sei der verzeichnete Rückgang auf jeden Fall bemerkenswert, erklärte der Brustkrebsspezialist Peter Radvin von der Universität Texas.

Neben den genannten Risiken einer Hormontherapie wurden mittlerweile weitere bekannt: So könnte sie Gallensteinen Vorschub leisten, und das Risiko für Harninkontinenz sei bei Frauen nach einjähriger Hormontherapie eher größer gewesen als bei Frauen, die Placebos einnahmen.

Die Warnungen aus den USA blieben in den meisten gynäkologischen Praxen in Deutschland unbeachtet. Die Ergebnisse aus den USA, so behaupteten manche, ließen sich kaum auf Deutschland übertragen. Doch im August 2003 belegte eine britische Untersuchung mit rund einer Million Engländerinnen erneut ein erhöhtes Brustkrebsrisiko – dieses Mal durch Hormonpräparate, die auch in Deutschland eingenommen wurden. Das Bundesinstitut für Arzneimittel und Medizinprodukte (BfArM) ordnete wenige Tage nach Erscheinen der Studie an, die Risiken für Venenthrombosen, Herzinfarkte, Schlaganfälle, Brust- und Eierstockkrebs – alles Nebenwirkungen, die durch Hormonpräparate ausgelöst werden können – in die Beipackzettel der Hormonpräparate aufzunehmen. Außerdem wurde empfohlen, die Medikamente nur bei ausgeprägten Beschwerden und so kurz und so niedrig dosiert wie möglich einzunehmen – und nur nach ausführlicher Aufklärung der Patientin über die bereits im ersten Anwendungsjahr zu erwartenden schwer wiegenden Risiken. Noch deutlicher wurde die Arzneimittelkommission der deutschen Ärzteschaft. Sie schrieb, dass es nicht auszuschließen sei, dass die Hormontherapie bisher mit dem Ziel propagiert wurde, „einen natürlichen Lebensabschnitt wie die Menopause in eine behandlungsbedürftige Hormonmangel-Krankheit umzudeuten."

Anhand der englischen Studien sowie der Krebsregister des Saarlandes, Bremens und Münchens errechnete Eberhard Grieser, Leiter des Instituts für Präventivforschung und Sozialmedizin, dass etwa 10000 der jährlich rund 48000 Brustkrebsfälle in Deutschland durch die Einnahme von Hormonen in den Wechseljahren bedingt seien. Im September 2003 warnte die Gesundheitsministerin Ulla Schmidt zu extremer Vorsicht bei Hormonersatztherapien und forderte von den Ärzten bessere Informationen für die vier bis fünf Millionen Frauen, die Hormone in den Wechseljahren einnehmen. Viele Frauenärzte hielten dies wiederum für Panikmache. So geht der Streit über Risiken und Nebenwirkungen der Hormone weiter– und das Nachsehen haben die Patientinnen.

Bei der Abwägung der Nutzen und Risiken ist es für Frauen nicht leicht, den Durchblick zu behalten und eine für sie richtige Entscheidung zu treffen. Es ist unabdingbar, Frauen über eventuelle Risiken einer Hormonersatztherapie aufzuklären. Dies sollte jedoch in vernünftigem Maße geschehen, unter Einbeziehung weiterer Risikofaktoren, wie Alkohol, Nikotin, Übergewicht, genetische Faktoren und mangelnde Bewegung, aber auch unter Hervorhebung des Nutzens einer möglichen Therapie. Letztlich sollte der subjektive Leidensdruck durch Wechseljahresbeschwerden ausschlaggebend sein, um eine therapeutische Intervention zu rechtfertigen.

Dass die Hormonersatztherapie jahrzehntelang nicht

in Frage gestellt wurde, hat zur Folge, dass es kaum wissenschaftliche Studien über eventuelle Alternativen gibt. Viele Frauen probieren in dieser Phase Naturheilmittel, die zumeist auf der Basis von Rotklee, Traubensilberkerze oder Soja hergestellt werden. Vor allem in Sojaprodukten sind pflanzliche Östrogene enthalten, die sogenannten Phytoöstrogene. In asiatischen Ländern, in denen die Zahl der Krebserkrankungen deutlich niedriger ist als in Europa oder Amerika, sind Sojaprodukte fester Bestandteil der Nahrung. Dennoch gilt es auch hier, Maß zu halten, um nicht ungewollte Nebenwirkungen auszulösen.

Nach der Einnahme verschiedener Präparate aus der Pflanzenheilkunde (Phytotherapie) stellen viele Frauen eine spürbare Linderung ihrer Beschwerden fest. Obwohl diese Mittel verträglicher sind als synthetische Medikamente, greifen sie dennoch in das Körpergeschehen ein. Aus diesem Grund sollte von einer Eigenmedikation abgesehen werden. Auch homöopathische Mittel können den Hormonhaushalt auf natürliche Weise zuverlässig stabilisieren, ohne dass die Risiken einer Hormonersatztherapie in Kauf genommen werden müssen. Auch hier sollten sich die Frauen bei der Auswahl des richtigen Produktes homöopathischen oder ärztlichen Rat einholen.

Von den meisten Ärzten empfohlen wird vor allem eine Ernährungsumstellung (reduzierter Kaffee-, Tee-, Tabak- und Alkoholkonsum), regelmäßige Bewegung, Entspannung, Klimawechsel (Meer und Gebirge) und die Pflege einer positiven Einstellung.

Kulturelle Unterschiede
im Erleben der Wechseljahre

Verschiedene Studien weisen darauf hin, dass es eine Verbindung zwischen den jeweiligen Erwartungen einerseits und dem tatsächlichen Erleben der Wechseljahre andererseits gibt. So leiden vor allem jene Frauen unter physischen und psychischen Beschwerden, die der Menopause gegenüber negativ eingestellt sind. In den modernen industrialisierten Gesellschaften, in denen Jugendlichkeit von großer Bedeutung ist, werden die Wechseljahre häufig mit einer wenig attraktiven Lebensphase verbunden. In der repräsentativen Studie von Dr. Beate Schultz-Zehden aus dem Jahre 1996 war jede achte Frau der Ansicht, ab dem Beginn der Wechseljahre gehöre sie zum „alten Eisen". Hinter dieser negativen Einschätzung können sich Verlustängste verbergen: Mit dem Verlust ihrer Fruchtbarkeit verliert die Frau scheinbar ihre Sexualität – und damit auch ihren Partner, der sich eine jüngere Frau sucht.

Welchen Einfluss gesellschaftliche Normen auf das Erleben der Menopause haben, belegt auch eine Studie aus den USA, die vor einigen Jahren in 150 Ländern durchgeführt wurde. Sie ergab, dass negative Einstellungen zum Klimakterium vor allem dort zu beobachten sind, wo Frauen sich gesellschaftlich abgewertet fühlen. In Kulturen, in denen dem Alter höchste Achtung seitens der Gesellschaft entgegengebracht wird und in denen Frauen durch die zunehmenden Jahre an Einfluss gewinnen, werden die Wechseljahresbeschwerden als weniger gravierend empfunden. So sind in Indien, Indonesien und China die Wechseljahre gleichbedeutend mit einem Aufstieg in der gesellschaftlichen Rangordnung.

Nach einer Studie von Kagawa-Singer (2002) sind europäische Amerikanerinnen durch den Verlust an Identität und sozialem Status, den sie in den Wechseljahren erleben, mehr belastet als die japanischen Amerikanerinnen. Während die europäischen Amerikanerinnen ihre „Unsichtbarkeit" als ein von der Außenwelt auferlegtes Urteil empfinden, das ihre Identität wertlos macht, betrachten die japanischen Amerikanerinnen ihre „Unsichtbarkeit" als ein erstrebenswertes inneres Ziel. Befreit von Zwängen, die ihnen ihre Rolle als Ehefrau und Mutter auferlegt, fühlen sie sich als „transparente", „unsichtbare" Wesen, die nun ihre lang gehegten Wünsche endlich ausleben können.

Wo Frauen im höheren Alter mehr Respekt und eine höhere Position gewinnen, werden die Wechseljahre nicht als Last, sondern als Befreiung empfunden. Die Wechseljahre scheinen auch deshalb positiv bewertet zu werden, weil keine Schwangerschaft mehr zu befürchten ist.

Die amerikanische Anthropologin Marcha Flint stellte 1975 in einer Untersuchung über Moslemfrauen in Indien fest, dass diese kaum Probleme mit der Menopause kennen. Äußere Vorteile sind hier beispielsweise, dass sie ab dieser Phase den Schleier ablegen und sogar an gemeinsamen Mahlzeiten mit den Männern teilnehmen dürfen.

In einigen Gebieten Thailands sind Hitzewallungen bei Frauen sogar ein Zeichen dafür, dass sie eine höhere Stufe des Lebens erreicht haben.

In vielen asiatischen Ländern treten Hitzewallungen bei Frauen sehr selten auf. Die Japanerinnen kennen nicht einmal das Wort für Hitzewallungen. Sie leiden hingegen häufig unter steifen Schultern, einem Schweregefühl und einem Klingeln in den Ohren. Das japanische Wort für Wechseljahre ist „Konenki", eine Lebensphase, die von den frühen Vierzigern bis Ende der Fünfziger reichen kann. Dem Ausbleiben der Regelblutung wird keine wesentliche Beachtung geschenkt. Konenki gehört zum Alterungsprozess und ist nichts, wovor man sich zu fürchten braucht.

Hitzewallungen treten bei asiatischen Frauen wohl deshalb seltener auf, weil diese regelmäßig Sojaprodukte verzehren, die reich an pflanzlichen Östrogenen sind und deshalb klimakterische Symptome mildern. Zudem wird den Begleiterscheinungen nicht viel Bedeutung beigemessen. In Kulturen, wo die Kernfamilie der Frau in den Wechseljahren eine starke Stütze bietet, denkt man nicht daran, medizinische Hilfe in Anspruch zu nehmen.

Ein weiterer Faktor ist, dass Frauen in den Entwicklungsländern im Alltag mit weit größeren materiellen Problemen zu kämpfen haben als Frauen in den westlichen Kulturen. Wer Probleme hat, eine Familie zu ernähren, hat keine Zeit, sich um Falten und Hitzewallungen zu kümmern.

Die These, dass in den Ländern Asiens seit einigen Jahren die Wechseljahresbeschwerden – durch westlichen Einfluss – zunehmend negativ erfahren werden, zeigt sich am Beispiel der Taiwanerinnen, die immer häufiger an Osteoporose erkranken. Gründe hierfür liegen darin, dass Frauen heute durchschnittlich ein höheres Alter errerichen. Zum anderen rauchen die Frauen mehr und bewegen sich weniger. Hinzu kommt, dass die Menschen in den Städten immer weniger Sonnenlicht ausgesetzt sind und besonders junge Leute immer weniger Sojaprodukte zu sich nehmen.

In einigen ländlichen Gegenden Griechenlands werden die Hitzewallungen als positiv erfahren, weil der Körper sich von „ungesunden Dämpfen" befreit.

Völlig unbekannt sind Wechseljahresbeschwerden bei den Mayafrauen in Yucatan, obwohl sie einen Hormonspiegel haben, der mit dem europäischer Frauen vergleichbar ist. Auch bei den Mayas wird älteren Frauen gesellschaftlicher Respekt entgegengebracht, und das Ende der Fruchtbarkeitsphase befreit sie von Tabus und Zwängen ihrer fruchtbaren Jahre. Wie die Anthropologin Y. Bayenne von der University of California berichtet, sind bei den Maya-Frauen auch keine Anzeichen von Osteoporose festzustellen. Eine Erklärung wäre beispielsweise die Ernährung. Die einfache Nahrung der Mayas besteht aus Mais, Bohnen, Tomaten, Rettich, Kürbis, Kartoffeln. Milchprodukte und tierisches Eiweiß fehlen fast gänzlich, dagegen ist ihr Trinkwasser reich an Kalzium. In einer parallelen Studie über Bäuerinnen der griechischen Insel Euböa weist Bayenne darauf hin, dass auch bei ihnen nicht die geringsten Anzeichen von Osteoporose zu finden sind. Wie die Maya-Frauen berichten die griechischen Bäuerinnen, dass ihre sexuellen Beziehungen nach der Menopause besser seien als vorher.

Auch in zahlreichen Ländern Afrikas fühlen sich viele Frauen, die sich in der Postmenopause befinden, von verschiedenen Tabus und Einschränkungen befreit und klagen kaum über körperliche oder psychische Beschwerden.

Aus den vergleichenden Studien zu den Wechseljahren lässt sich erkennen, dass das Erleben der Wechseljahre multikulturell ist und weiterer Aufklärung bedarf. Die Bewertung des Alters, der Lebensstil, die Ernährung und die soziale Umgebung sind sicherlich Gründe dafür, dass in den verschiedenen Kulturen Wechseljahresbeschwerden unterschiedlich erlebt werden.

Frauen in unserer westlichen Kultur können sich durch den kulturellen Vergleich anderer Länder inspirieren lassen, um zu einem neuen, reiferen Selbstverständnis zu finden, das sich nicht so sehr an Äußerlichkeiten misst, sondern nach innerer Schönheit und einer natürlichen Ausgeglichenheit strebt.

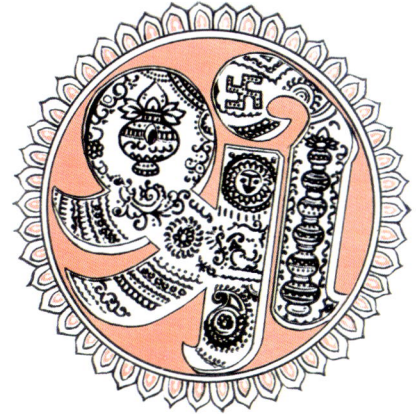

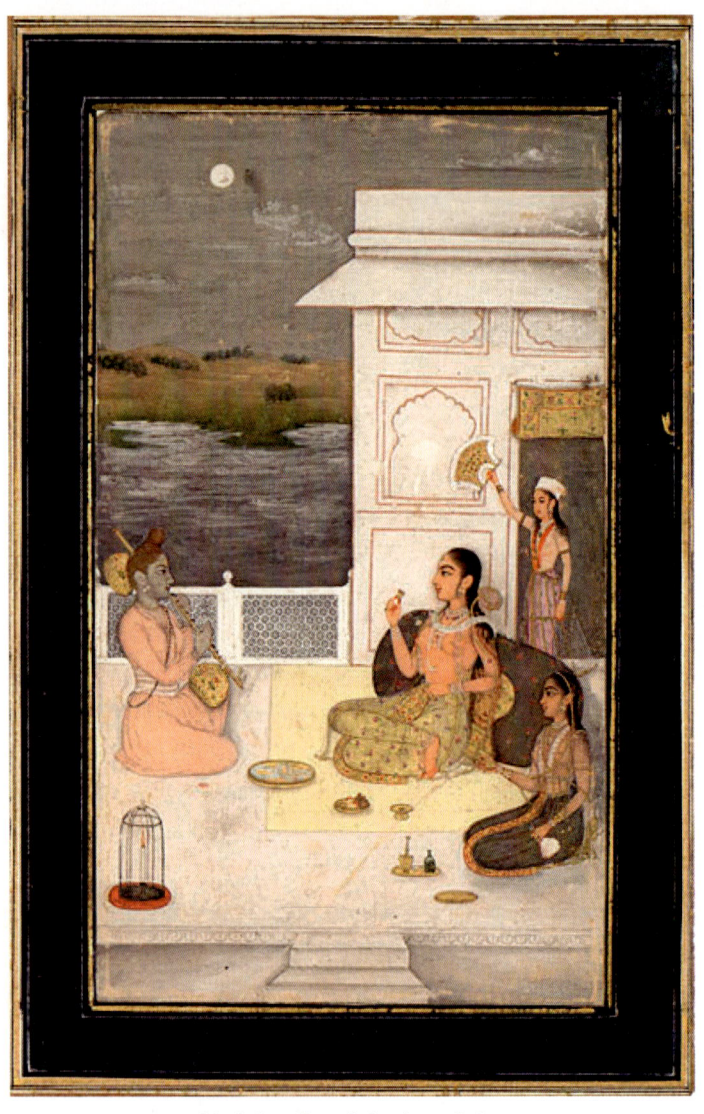

Yogini zu Besuch in einem Palast
Yogis und Yoginis übten stets einen großen Zauber auf weltliche
Fürstenhäuser aus.

Yoga, ein Ja zum Leben

Yoga in den Wechseljahren

Mit Yoga sind alle Voraussetzungen für eine zufriedene und gesunde Zukunft geschaffen, anstatt der verlorenen Jugend nachtrauern zu müssen.

B. K. S. Iyengar

In keiner anderen Lebensphase ist regelmäßiges körperliches Training so wichtig wie in den Wechseljahren, weil die meisten der typischen Beschwerden, wie steife Glieder, schmerzende Gelenke, schnelle Ermüdbarkeit, Harninkontinenz, Gewichtszunahme, Durchblutungsstörungen, aber auch ernsthafte Krankheiten, wie Herz-Kreislauf-Erkrankungen, größtenteils auf Bewegungsmangel beruhen. Auch das seelische Gleichgewicht gerät durch körperliche Trägheit häufig aus der Balance. Deshalb wirkt ein richtig durchgeführtes Yoga-Übungsprogramm hervorragend auf die körperliche und geistige Gesundheit und Leistungsfähigkeit in den Wechseljahren. „Yoga beruhigt den Verstand, beschwichtigt die Sinne und verändert die Wahrnehmung. Mit der Zeit lernen Yoga-Übende, das Gehirn als Objekt und den Körper als Subjekt zu betrachten. Positive Energie fließt vom Gehirn zu den anderen Teilen des Körpers. Gehirn und Körper befinden sich dann in perfekter Harmonie. Daher wird der Yoga als *Sarvaanga Sadhana* oder, ganzheitliche Übung' bezeichnet. Keine andere Übungsform vereint den Geist und das Selbst so vollkommen mit dem Körper." (B. K. S. Iyengar 2001, S. 18)

Die Yoga-Stellungen *(Asanas)*, durch die es zu einer Erneuerung und Stabilisierung des gesamten Organismus kommt, wirken auf jeden Muskel, jede Sehne, jede Zelle und jedes Organ. Sie erhöhen die Widerstandsfähigkeit des gesamten Körpers, vermitteln Energie und Lebensfreude, gleichzeitig aber auch tiefe innere Ruhe. Sie wirken dem Alterungsprozess entgegen und stellen damit einen wertvollen Jungbrunnen dar. Werden die Yoga-Stellungen *(Asanas)* und die Atemübungen *(Pranayama)* mit Sammlung und Ruhe ausgeführt, so stärken sie die Hormondrüsen, regenerieren Körper, Geist und Sinne und verleihen ein angenehmes Gefühl, das nach den Übungen noch Stunden anhält. Zudem sind alle *Asanas* und Atemübungen, dank der mit ihnen untrennbar verbundenen Konzentration, auch immer geistige Übungen. Fünfzehn Minuten täglichen Übens genügen, und die Praktizierende fühlt sich aktiver, frischer, beweglicher und willensstärker.

Während sportliches Training völlig erschöpfen kann, wirken die *Asanas*, die langsam ausgeführt werden, um das bewusste Nachfühlen zu ermöglichen, stimulierend, und man fühlt sich im Anschluss an die Übung energiegeladen. „Yoga-*Asanas* wirken anregend, Ausdauersportarten dagegen belasten den Körper. Fachmediziner sind zum Beispiel der Meinung, dass Joggen das Herz stimuliert. Doch obwohl es dabei schneller schlägt, wird es im yogischen Sinn nicht wirklich angeregt, also mit Energie geladen. Die Rückbeugen des Yoga sind dagegen physisch anstrengender als Joggen, das Herz aber schlägt in stetigem Rhythmus weiter. *Asanas* bringen uns also nicht außer Atem. Im Yoga unterscheidet man zwischen Stärke und Muskelkraft bei der Erlangung eines vollkommenen Gleichgewichts von Körper und Geist. Einer anregenden Übung folgt immer eine Energiewelle – man fühlt sich frischer und energiegeladener." (B. K. S. Iyengar 2001, S. 18)

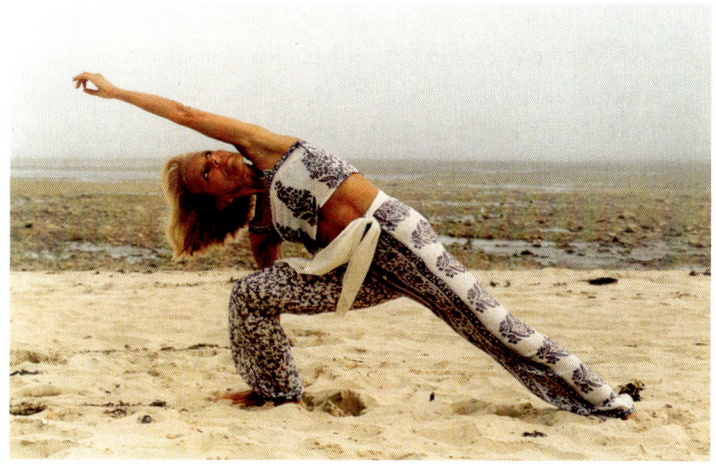

Yoga-Asanas sind ein ausgeklügeltes System, das auf die Energien einwirkt. Wir „erlernen" die Energie jeder Stellung durch bewusstes Üben.

Dr. David Frawley,
Sandra Summerfield Kozak

Die wohltuende Wirkung der *Asanas* während der Wechseljahre wird von vielen Frauen bestätigt. Die sanften Bewegungen, mit der sich die Übende in die *Asanas* hineinbegibt, vermitteln ein Gefühl von Vertrauen und heiterer Gelassenheit. Durch die tägliche Praxis der *Asanas* werden Körper, Geist, und Sinne gestärkt, sodass die unvermeidlichen Nebenerscheinungen der Wechseljahre als weniger belastend empfunden werden.

Von besonderer Bedeutung sind auch die Atemübungen *(Pranayama)*, durch die alle Atemmuskeln ausgiebig beansprucht werden und die Elastizität des Lungengewebes erhalten bleibt. Der rhythmische Wechsel von Ein- und Ausatmung reguliert die Herztätigkeit und übt auf die Baucheingeweide eine Massagewirkung aus.

Für jede Frau ist es wichtig, den Alterungsprozess hinauszuschieben, das heißt, ihre gute Form und ihr frisches Aussehen so lange wie möglich zu erhalten, um sich dann, wenn das Alter schließlich doch seine Spuren hinterlässt, dies auf anmutige Weise zu akzeptieren, statt weiter dagegen anzukämpfen. Die *Asanas* ermöglichen diesen Aufschub, indem sie vielerlei Aspekte des Alterns in Betracht ziehen und dem Verfall des Körpers entgegenwirken.

Obwohl das Leben jenseits der Vierzig eine Entwicklungsstufe sein sollte, die von wunderbaren Erfahrungen und Leistungen erfüllt ist – eine wahrhaft schöpferische Periode, welche die Jahre der Entwicklung krönen sollte –, ist diese mittlere Periode für viele Frauen in den industrialisierten Ländern keine Zeit der Reife, sondern ein Abschied von körperlicher Fruchtbarkeit und Jugendlichkeit. Für den *Yogi* hingegen ist die Auffassung vom Alter eine ganz andere. Für ihn hört der physische Körper bis zum Alter von dreiunddreißig (nicht einundzwanzig, wie bei uns gelehrt wird) nicht auf, sich zu entwickeln. Bis zu diesem Alter kann er noch geformt werden und der Vollendung näher kommen. Fünfundvierzig bedeutet für den *Yogi* buchstäblich die Lebenshöhe, den hohen Mittag der Reife. Das eigentliche Altern, wie wir es kennen, braucht nach Ansicht des Yoga niemals für denjenigen einzutreten, der das Geheimnis erkannt hat, wie man Jugend und Leben verlängert. *Yogis* im Alter von achtzig Jahren vermitteln häufig den Eindruck von Vierzigjährigen, weil sie ihren Körper mit neuer Energie füllen können. Dabei ist dieses Hinauszögern des Alterungsprozesses kein Endziel, sondern lediglich ein Akt der Vorbereitung für einen höheren geistigen Körper. Für den echten *Hatha-Yogin* ist der Körper ein Wunderwerk biologischer Selbstregulierung. Der *Hatha-Yogin*, der die höchste Stufe erreicht hat, beherrscht seinen gesamten Körper und ist fähig, die Herztätigkeit, die Verdauung und die Leistung all seiner Organe nach Wunsch zu regeln. Ziel des tantrischen *Hatha-Yoga* ist, den Körper völlig zu kontrollieren, zu heilgen, damit er sich in einen „göttlichen Körper" verwandeln kann. Dazu muss er zu einer vollkommenen Verfassung geschult und völlig unter die Kontrolle des Geistes gebracht werden.

Interessant ist, dass die Ergebnisse der modernen Altersforschung mit den Entdeckungen der *Yogis* vor Jahrtausenden übereinstimmen. Nach Ansicht der *Yogis* sind für die Beschleunigung des Alterungsprozesses folgende Faktoren maßgeblich: Mangel an körperlicher Aktivität, übermäßige physische und psychische Beanspruchung, unvollständige Ausscheidung, die zu chronischer Vergiftung des Organismus führt sowie der Zusammenbruch gewisser Lebenszellen. Während sich diese Zellen in der Jugend durch neues Wachstum ergänzen können, verlieren sie mit zunehmendem Alter diese Fähigkeit, werden mit Unreinheit belastet und sterben ab. Sind diese Zellen einmal abgestorben, kommt es zu einer Beschleunigung des Alterungsprozesses. Die *Yogis* des Altertums waren sich dieser Tatsachen bewusst und entwickelten Techniken, den Körper gesund und frei von Infektionen zu halten, den Organismus durch verstärkte Ausscheidung zu reinigen und die Zellen durch Atembeherrschung und Macht des Geistes zu erneuern. Sie wussten, dass die Fähigkeit, das Alter hinauszuschieben, im eigenen Körper und Geist begründet liegt. Durch Körperstellungen, Reinigungsübungen, Atembeherrschung und Konzentrations- sowie Entspannungsübungen arbeitet der *Yogi* dem Alterungsprozess entgegen.

Psychiater und Gerontologen haben mittlerweile herausgefunden, dass geistige und körperliche Aktivität nicht nur die biochemischen Kreisläufe normalisieren, sondern neue Zellen im Gehirn sprießen lassen. Solche Betätigungen verbessern den Austausch von Botenstoffen im Gehirn und können damit der Gehirnverkalkung entgegenwirken. Die Neubildung der Nervenzellen, wissenschaftlich Neurogenese genannt, hält bis ins Greisenalter an und scheint unentbehrlich für das normale Funktionieren des Denkorgans zu sein. Erlahmt diese Neuronen-Produktion, drohen Alzheimer und Depression. Menschen werden deshalb depressiv, weil ihre Gehirne an Plastizität eingebüßt haben. Dieser Verlust macht sie zunehmend unfähig, die Herausforderungen des Alltags zu meistern. Die Mediziner diskutieren inzwischen intensiv über die Bedeutung der Neurogenese für Lernstörungen, für Alkoholismus und Nikotinsucht. „Wir fangen jetzt an, das Gehirn aus einer völlig neuen Perspektive zu sehen", urteilt der Hirnforscher Gerd Kempermann vom Max-Delbrück-Zentrum für Molekulare Medizin in Berlin, der soeben das erste Lehrbuch („Adult Neurogenesis") zu diesem Thema vorlegt. „Vermutlich ist die Neurogenese eine wesentliche Voraussetzung dafür, bis ins hohe Alter geistig fit zu bleiben", meint Kempermann. In dem Maß, wie die Wissenschaftler die normale Funktion der Neurogenese erforschen, erkennen sie auch die negativen Auswirkungen von Stress auf den Alterungsprozess. Dieser äußert sich durch bestimmte Hormone (Glukokortikoide), von denen jeder Mensch einen gewissen Pegel im Blut hat. Gelegentliche Hormonschübe sichern sogar das Überleben, weil dadurch in gefährlichen Situationen die Aufmerksamkeit erhöht wird. Werden diese Hormone jedoch permanent ausgeschüttet, können sie wie ein Nervengift wirken. Anstrengende, belastende Umwelteinflüsse untergraben die Regenerationsfähigkeit des Gehirns und wirken massiv auf die neuronale Plastizität.

Nach Ansicht Gerd Kempermanns beginnt der Alterungsprozess schon viel früher. „Älterwerden bezeichnet zunächst nur das Vergehen von Zeit. Im Grunde beginnt das Alter schon in der Wiege. Der Mensch wächst, er reift, er lernt und er altert. Diese Prozesse bestimmen das Älterwerden und laufen das ganze Leben lang. Nur ihre Gewichtung verändert sich. Auf keinen Fall stimmt die Gleichung, dass Altern nur Abbau und Verlust bedeutet." (Gerd Kempermann, zitiert in: Spiegel 12/2007) Menschen, die sich auch im Alter beständig in Frage stellen, nach neuen Erfahrungen suchen, Neues lernen wollen, anderen als Ratgeber zur Seite stehen und loslassen können, vermögen auch die schönen Seiten des Alters zu erleben, weil sie eine Herausforderung bewältigen, die die Psychologen als letzte Entwicklungsaufgabe eines Menschen sehen: das Interesse für nachfolgende Generationen. Von ihren Mitmenschen werden diese Menschen oft als weise empfunden.

Je älter wir werden, desto schwerer fällt es uns, mehrere Dinge gleichzeitig zu tun. So stellte Gerd Kempermann fest, „dass die Gedächtnisleistung bei Menschen ab 40 leidet, wenn sie gleichzeitig Wörter lernen und einen Fuß vor den anderen setzen müssen, statt dabei auf einem Stuhl zu sitzen. Die 20- bis 30-Jährigen hingegen haben damit viel weniger Probleme. Allerdings merke ich solche Leistungseinbußen gar nicht. Das Altern geht ja lange Zeit zum Glück eher unmerklich vonstatten." (Gerd Kempermann, zitiert in: Spiegel 12/2007)

Regelmäßiges Gedächtnistraining, wie das Auswendiglernen von Gedichten, Liedtexten, Buchpassagen, das Lernen einer Fremdsprache und Ähnliches trägt dazu bei, das Gedächtnis zu verbessern und den Geist beweglich zu halten. Je größer das „geistige Gepäck" eines Menschen ist, desto eher kann sein Gehirn den krankheits- oder altersbedingten Verlust von Zellen verkraften. „Die Schwächung des Gedächtnisses ist in den Wechseljahren eine häufige Erscheinung – so häufig, dass man es schon fast als normal für dieses Alter betrachtet. Doch das Gedächtnis, das Denkvermögen, die Kreativität müssen bewegt und trainiert werden, genauso wie die Muskulatur, damit sie erhalten bleiben." (Dinah Rodrigues 2005, S. 233). Lesen, Kartenspielen, Handarbeiten oder Puzzeln vergrößert die Dichte der neuronalen Verbindungen im Gehirn – und erhöht auf diese Weise die kognitive Reserve.

Milliarden verschwenden die Menschen in der westlichen Welt für Produkte der Anti-Aging-Industrie. Doch bisher haben alle Wunderkuren, Hormone, Pillen, Frischzellenspritzen etc. versagt. Es gibt einen Jungbrunnen – aber wer davon trinken will, muss sich anstrengen: Nur durch regelmäßige körperliche und geistige Aktivität, die wie Dünger fürs Gehirn wirken, kann man den biologischen Alterungsprozess aufhalten und die Denkkraft erhalten.

Ein wichtiger Faktor bei den Bemühungen, das Altern aufzuschieben, ist nach Meinung der *Yogis* das Ansammeln von Lebensenergie. Die Yoga-Philosophie geht davon aus, dass mit der Einatmung nicht nur Sauerstoff, sondern der sogenannte *Prana* aufgenommen wird. *Prana* ist die Vitalenergie, auch Lebenskraft oder kosmische Energie genannt, die in der Luft enthalten ist. Durch die Atemübungen *(Pranayama)* wird mit der eingeatmeten Luft mehr Prana durch die Lungen in den Organismus aufgenommen und ein Extravorrat gespeichert.

Auf diese Weise wird ein ermüdeter Körper bewusst mit Energie aufgeladen. Diese Lebenskraft ist es, die uns jung erhält und uns optimistisch und aufgeschlossen für das Leben macht.

Mit zunehmendem Alter kann es zu Ablagerungen in den Arterien und Venen kommen, die den Blutfluss behindern. *Asanas* helfen dabei, das Kreislaufsystem konstant zu durchspülen, sodass Ablagerungen an den Wänden der Blutgefäße verhindert werden können. Mit anderen Worten: Durch die *Asanas* kann das Altern der Gefäße aufgehalten werden. Ganz allgemein wirken die *Asanas* sehr positiv auf die Durchblutung. Durch die Drehungen des Körpers und die kontrollierte Atmung zirkuliert das Blut auch in den Körperteilen gut, die ansonsten, während der normalen Alltagstätigkeiten, eventuell unterversorgt sind. Hierdurch wird wiederum der Sauerstoff besser im Organismus verteilt und die Ausscheidung von Giften und Schlacken unterstützt.

Da beim *Hatha-Yoga* systematisch jeder Teil des Körpers beansprucht wird, ist er die erfolgreichste Methode, Steifheit zu bekämpfen, die Gelenke beweglich zu halten und Gelenkschmerzen vorzubeugen. Diese Schmerzen sind nicht immer auf Osteoporose, sondern auch auf andere Ursachen zurückzuführen. Zum einen werden die Gelenkhäute durch das Absinken des Östrogenspiegels nicht mehr so gut mit Flüssigkeit versorgt, zum anderen kommt es zu einer vermehrten Freisetzung bestimmter Substanzen, wie Interleukin I und VI, die das Immunsystem regulieren und entzündungsähnliche Symptome hervorrufen können.

Die dynamischen *Asanas* wirken sich auch positiv auf Osteoporose aus. Durch regelmäßiges Beanspruchen der Knochen erfährt das Skelett eine funktionelle Anpassung, und man schützt so den gesamten Knochenkörper. Die Verbesserung der Körperkraft, der Trittsicherheit und des Gleichgewichtssinns ist eine der besten Möglichkeiten, die Knochendichte zu erhöhen und Stürze zu vermeiden. Neben einer entsprechenden Ernährung ist Bewegung das beste Mittel, um sich vor Osteoporose zu schützen.

Besonders günstig wirken die *Asanas* auch auf das Hormondrüsensystem: Das System der endokrinen Drüsen besteht aus der Zirbeldrüse (Epiphyse) und der Hypophyse, die beide am Kopf liegen, der Schilddrüse und ihren Nebenschilddrüsen in der Kehle, der Thymusdrüse, die sich in der Brust befindet und mit der physischen Reife schrumpft, den Adrenalindrüsen, die über den Nieren sitzen und den Geschlechtsdrüsen, die bei der Frau in den Eierstöcken enthalten sind. Jede Drüse hat ihre eigene vitale Aufgabe, aber zwischen allen besteht eine subtile Beziehung, sodass, wenn auch nur in einer Drüse eine Störung auftritt, die anderen ebenfalls beeinträchtigt werden. Die Hypophyse sorgt dafür, dass das endokrine System im Gleichgewicht und im harmonischen Zusammenwirken gehalten wird. Die Schilddrüsen und Nebenschilddrüsen regeln den Stoffwechsel, die Zu- und Abnahme des Körpergewichts und die Funktion der Geschlechtsdrüsen. Ist die Schilddrüse zu aktiv, kann es zu Gewichtsverlust, Verspannung, Schlaflosigkeit, Nervosität und innerer Unruhe kommen. Bei zu geringer Aktivität nimmt das Gewicht zu, und sowohl geistige als auch körperliche Trägheit, eine depressive Verstimmung und Apathie können die Folge sein. Die Adrenalindrüsen verleihen Energie und Auftrieb, während die Geschlechtsdrüsen, abgesehen von ihrer Bedeutung für die Zeugungskraft, die Persönlichkeit beeinflussen.

Durch die Massagewirkung der *Asanas* wird auch die Funktion vieler Organe entschieden verbessert und chronischer Verstopfung, Venenleiden und Hämorrhoiden kann vorgebeugt werden. Bei Frauen kommt es in den Wechseljahren häufig zu einem Blutandrang im Unterleib, was zu Hämorrhoiden und den typischen Begleitsymptomen führen kann. Mit zunehmendem Alter nimmt auch die Festigkeit des Bindegewebes ab und begünstigt die Vergrößerung der schmerzhaften Gefäßpolster. Regelmäßiges Üben der Umkehrstellungen sowie *Uddiyana-Bandha* (Kontraktion des Bauches) sind bei Hämorrhoiden und Krampfadern zu empfehlen.

Die *Asanas* haben auch eine positive Wirkung auf die Stabilität und Elastizität der Wirbelsäule, die den Kanal für unsere Lebensenergie darstellt. Die Wirbelsäule, welche die Achse unseres Körpers und das übergeordnete Steuerorgan für alle Funktionen der Organe, Gewebe und sogar für jede Zelle unseres Körpers darstellt, ist der Bereich, in dem sich unsere physische und psychische Befindlichkeit widerspiegelt. Als eine direkte Verlängerung des Gehirns unterstützt eine aufrechte Wirbelsäule die Gesundheit des ganzen Körpers. Erhält man durch die *Asanas* die Flexibilität und Stärke der Wirbelsäule, so wird der Blutkreislauf intensiviert und die Versorgung der Nerven mit Nährstoffen und Sauerstoff gesichert. Auf diese Weise bleibt die Funktionsfähigkeit der Nerven und Organe, die normalerweise im Alter nachlässt, länger erhalten.

Frauen, die regelmäßig Yoga praktizieren, besitzen auch ein stärkeres Immunsystem und leiden weniger unter chronischen Erkrankungen.

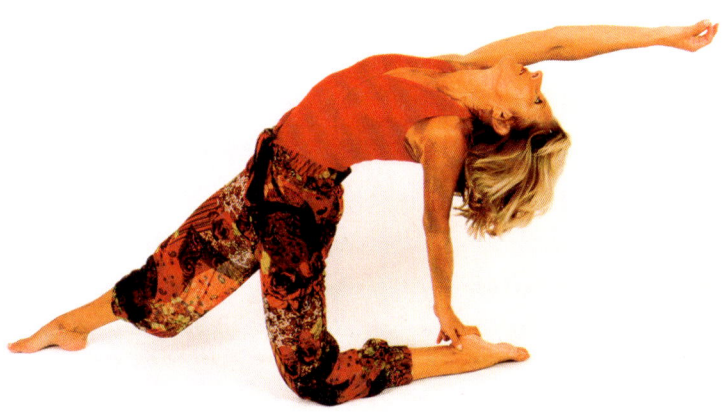

Asanas halten Körper und Geist gesund und rege.

B.K.S. Iyengar

Durch regelmäßiges Praktizieren der *Asanas* kann auch einer Gewichtszunahme entgegengewirkt werden. Im Rahmen einer groß angelegten amerikanischen Studie stellte sich heraus, dass ein mindestens vierjähriges Praktizieren von Yoga mit deutlich geringerer Gewichtszunahme einhergeht, als dies mit fortschreitendem Alter durchschnittlich zu verzeichnen ist, wenn kein Yoga praktiziert wird. Durch das Strecken, Dehnen und Pressen der Muskeln werden überflüssige Fettpölsterchen abgebaut, und es kommt zu einem ausgewogenen Stoffwechsel. Der Körper verfügt über mehr Energie, sodass sich das Hungergefühl normalisiert. Auch wird durch die Yoga-Praxis der oft für das Übergewicht mitverantwortliche Stress gesenkt und ein achtsamer Umgang mit dem eigenen Körper gefördert.

In den Wechseljahren fällt es vielen Frauen schwer, ihre Linie zu halten. Dies hat zum einen damit zu tun, dass der Kalorienbedarf mit zunehmendem Alter zurückgeht und die Fähigkeit des Körpers, die zugeführte Energie zu verbrennen, abnimmt. Zum anderen nimmt etwa ab dem 40. Lebensjahr die Produktion des für den Fettabbau zuständigen Wachstumshormons, des sogenannten Somatotropins, ab. Dieses Hormon, das in der Hypophyse (Hirnanhangdrüse) gebildet wird, sorgt im Kindesalter vor allem für das Längenwachstum. Nach Abschluss der Pubertät reguliert Somatotropin den Zucker-, Fett-, Knochen- und Eiweißstoffwechsel und stellt Energie und Grundbaustoffe bereit. Mit der ständigen Abnahme der Produktion des Wachstumshormons wird die Muskelmasse reduziert, der Fettanteil im Körper steigt, und die Spannkraft der Haut lässt nach. Regelmäßige körperliche Bewegung bewirkt, dass auch im Alter der Spiegel des Wachstumshormons relativ hoch bleibt. Bei Abbruch der körperlichen Aktivität sinkt der Spiegel jedoch relativ schnell wieder.

Die zusätzlichen Pfunde wirken sich zwar lindernd

auf Wechseljahresbeschwerden aus und schützen in gewisser Weise vor Krankheiten, wie Osteoporose, belasten aber Körper und Seele. Um überflüssige Pfunde zu vermeiden, ist es wichtig, auf eine gesunde ausgewogene Ernährung und ausreichend körperliche Aktivität zu achten. Selbst ausgesprochen aktive Frauen verlangsamen in der zweiten Lebensphase oft ihren Bewegungsrhythmus. Werden an den Körper keine Anforderungen mehr gestellt, läuft die gesamte Energiegewinnung auf Sparflamme. Eine erschlaffte Muskulatur lässt selbst einen schlanken Körper aus der Form geraten. Mit den Jahren steigt auch das Risiko, Herz-Kreislauf-Erkrankungen oder Diabetes zu bekommen. Auch für die Gelenke und die Knochen ist starkes Übergewicht belastend. Man sollte deshalb rechtzeitig dagegensteuern und es erst gar nicht so weit kommen lassen.

Durch Praktizieren der *Asanas* können auch Hautunreinheiten, wie Pickel oder Ekzeme, die durch Gifteinlagen unter der Haut verursacht sind, beseitigt werden. Beim Üben wird Schweiß erzeugt, der Kreislauf beschleunigt sich, und die Ausscheidung von Giften über das Verdauungssystem und die Nieren erhöht sich. Resultat ist ein klarer, strahlender Teint, ein wichtiges Merkmal der Gesundheit.

Besonders günstig wird das vegetative Nervensystem von den *Asanas* beeinflusst. Erschöpfungszustände, die im Normalfall nach einer Nacht mit ausreichendem Schlaf wieder verschwinden, können während der Wechseljahre chronisch werden. Daher ist es nun besonders wichtig, Vitalenergie vermehrt zu speichern, die

Nerven gezielt zu entspannen und die Drüsenfunktion zu optimieren.

Asanas haben eine aktivierende Wirkung und damit einen antidepressiven Effekt. Das aus den *Asanas* entstehende positive Körpergefühl zielt darauf ab, den Geist zu klären und Erschöpfung und Mutlosigkeit entgegenzuwirken. Wissenschaftliche Studien belegen inzwischen, dass körperliche Aktivität das psychische Wohlbefinden (durch die Ausschüttung körpereigener „Glückshormone", wie Endorphine, Noradrenalin, Serotonin, Dopamin) nachhaltiger steigert, als es Antidepressiva vermögen. Außerdem vermittelt die körperliche Bewegung das Gefühl, den eigenen depressiven Zustand aktiv zu verändern, anstatt ihn passiv ertragen zu müssen. Sich zu bewegen und dabei die Vitalität des Körpers zu spüren, steigert die Lebensfreude. Durch regelmäßiges körperliches Training kann man also nicht nur einer Depression vorbeugen, sondern diese auch überwinden, wenn man schon „drinsteckt".

Es kann auch hilfreich sein, die Ernährung dem Zustand anzupassen, weil Vitaminmangel vorliegen könnte. Gewöhnlich mildert bereits eine bessere physische Gesundheit die depressive Stimmung.

Auch Sonnenlicht und frische Luft wirken den möglichen depressiven Zuständen entgegen. Deshalb sollten die *Asanas*, wenn es die Jahreszeit erlaubt, draußen – allerdings nicht in der prallen Sonne – ausgeführt werden. Die Wirkung des Sonnenlichts auf den Menschen ist in der Öffentlichkeit bisher meistens durch die alljährlichen Warnungen vor zu hohen UV-Dosierungen und deren Gefahren wahrgenommen worden. Gewisse Mengen ultravioletter Strahlung sind für den Menschen jedoch ebenso notwendig wie beispielsweise Vitamine und Spurenelemente. So stärkt das Sonnenlicht das Immunsystem, reguliert das Nervensystem, dient der Wärmeregulierung, steuert das Wachstum, ist wichtig für den Knochenstoffwechsel und die Vitamin-D-Bildung, wirkt positiv auf die Konzentration und das emotionale Gleichgewicht, beeinflusst den Appetit, die Libido, den hormonellen Stoffwechsel und vor allem die Stimmung, weil im Körper vermehrt Glückshormone (Endorphine) ausgeschüttet werden. Das helle Licht sorgt dafür, dass der Neurotransmitter Serotonin in erhöhter Konzentration vorliegt. Dieser „feel-good"-Botenstoff gibt uns das Gefühl der Gelassenheit, Ausgeglichenheit, inneren Ruhe und Zufriedenheit. Ein hoher Serotoninspiegel dämpft eine ganze Reihe unterschiedlicher Gefühlszustände, wie zum Beispiel Aggressivität, Hunger, Angst, Kummer, Sorgen, Niedergeschlagenheit und Depressionen.

Da Angespanntheit eine der häufigsten Ursachen für Depressionen darstellt, kann auch die yogische Entspannungstechnik *(Yoga-Nidra)* die Harmonie zwischen Körper, Geist und Seele wiederherstellen und einen Gegenpol zum Alltagsstress setzen. Abgespanntheit, Überreiztheit und innere Unruhe lassen sich durch *Yoga-Nidra* ebenso positiv beeinflussen wie Konzentrationsschwäche, Schlafprobleme und Angstzustände. Auch die Intensität und Häufigkeit von Hitzewallungen können durch *Yoga-Nidra* verringert werden; allerdings braucht es auch hier eine gewisse Ausdauer.

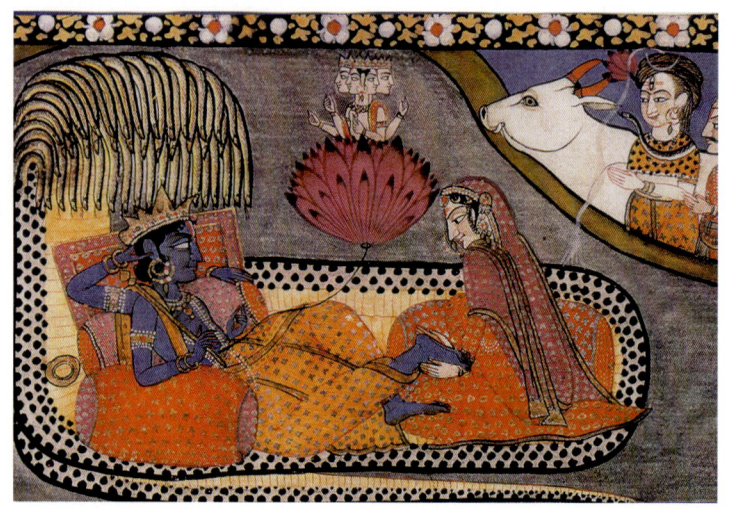

Vishnu im kosmischen Schlaf (Yoga-Nidra), in dem körperliche, geistige und seelische Aktivitäten zur Ruhe kommen. Auf der Blüte des Lotos, dessen Stängel dem Nabel Vishnus entspringt, befindet sich der Schöpfergott Brahma. Zu Vishnus Füßen sitzt seine Frau Lakshmi und massiert seine Füße.

In den Wechseljahren leiden Frauen häufig unter sehr bedrängenden Angstgefühlen, die sowohl auf die nachlassende Hormonproduktion als auch auf Gefühle wie Leere und Mangel zurückzuführen sind. Begleitet werden die Angstanfälle meist von Schweißausbrüchen, Kopfschmerzen, Schwindel, Erschöpfungszuständen, Atembeschwerden, Herzklopfen und Schmerzen in der Brust. Im Magenbereich führen die Anfälle oft zu Schmerzen aufgrund der verstärkten Sekretion von Magensäften. Bei Angstanfällen eignen sich besonders die Atemtechniken des Yoga *(Pranayama)*. In dem Moment, in dem man einen beschleunigten Herzschlag wahrzunehmen beginnt, kann die bewusste Konzentration auf den Atem dazu führen, dass der Herzschlag wieder regelmäßiger und ruhiger wird.

Auch der Sonnengruß (vgl. S. 192) mit seinen dynamischen, ineinanderfließenden Bewegungen kann diese Angstanfälle durch seine normalisierende Wirkung auf den Gehirnstoffwechsel vermindern. Menschen, die sich regelmäßig körperlich betätigen, zeigen laut David Servan-Schreiber „einen variableren Herzrhythmus und mehr Kohärenz* als jene, die hauptsächlich sitzen. Das bedeutet, dass ihr parasympathisches System, die physiologische ‚Bremse', die Ruhephasen einleitet, gesünder und stärker ist. Ein gutes Gleichgewicht zwischen den beiden Strängen des autonomen Nervensystems beugt Angstzuständen und Panikattacken hervorragend vor. Alle Angstsymptome rühren von einer übermäßigen Aktivität des Sympathikus her; trockener Mund, beschleunigter Puls, Schweißausbrüche, Zittern, Blutdruckanstieg und so weiter. Wenn wir den Parasympathikus stimulieren, wird er stärker, wie ein Muskel, den man trainiert, und da sympathisches und parasympathisches System Gegenspieler sind, blockiert er dann einfach die Symptome der Angst." (David Servan-Schreiber 2003, S. 191 f.)

---

* Unter Herzkohärenz versteht man die Synchronisation von Herzschlag, Atmung und Blutdruck. Zwei charakteristische Arten von Herzschlagsschwankungen können mithilfe von Pulswellen-Messungen beschrieben werden: Kohärenz und Chaos. Positive Gedanken und Gefühle führen zu regelmäßigen Pulsveränderungen, d.h., der Wechsel zwischen Beschleunigung und Bremsen des Herzschlags verläuft gleichmäßig. Bei Stresszuständen wird der Rhythmus des Pulses unregelmäßig bzw. chaotisch.

Es ist nie zu spät, mit Yoga zu beginnen. Das Alter bzw. eine mangelnde Beweglichkeit sollten nicht als Hinderungsgrund betrachtet werden, mit Yoga anzufangen. Viele gesundheitliche Probleme entstehen aus Mangel an Bewegung, durch schlechte Essgewohnheiten und flache Atmung. Der Körper besitzt jedoch unglaubliche Regenerationskräfte. Bereits eine kurze Übungszeit führt zu mehr Energie, innerer Ruhe, zur Steigerung der Konzentrationsfähigkeit und einem klaren Verstand. Das schönste Geschenk des Yoga ist jedoch der Blick auf die Schönheiten des Lebens; denn Yoga befähigt den Menschen, sich mit der Kraft seines vollen Bewusstseins zu begeistern.

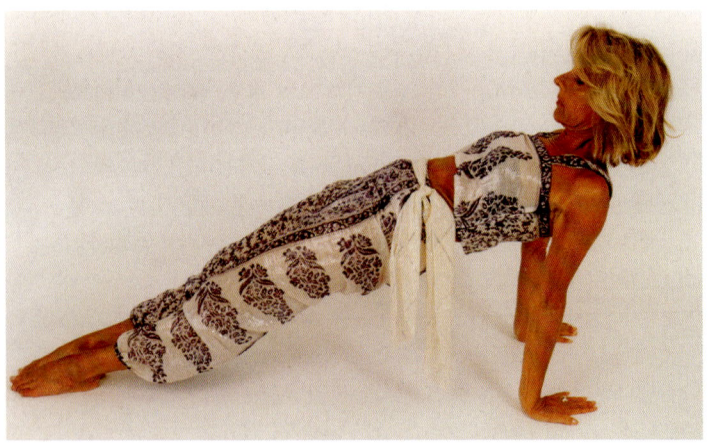

Die Wirkungen eines Asanas sind unterschiedlich und davon abhängig, ob der Geist klar oder trüb und die Gefühle ruhig oder aufgewühlt sind.

Dr. David Frawley, Sandra Summerfield Kozak

Geistespflege

Du bist so jung wie dein Glaube und so alt wie dein Zweifel, so jung wie dein Selbstvertrauen und so alt wie deine Angst, so jung wie deine Hoffnung und so alt wie deine Verzagtheit.

Nossrat Peseschkian

Obwohl die Praxis der *Asanas* und der Entspannungsübungen einen äußerst günstigen Einfluss auf die physische und psychische Verfassung hat, stellt sie lediglich einen Ausgangspunkt für viele weitere Formen des Yoga dar.

Für manche Frau, die Yoga regelmäßig praktiziert, wird es schwer sein, ihre eigentlichen Ziele zu erreichen, wenn sie nicht auch die geistigen Dimensionen mit einbezieht. Genauso, wie der Körper für unser Wohlbefinden in Form gehalten werden muss, bedürfen auch geistige Kräfte und moralische Qualitäten der Übung. Diese können ebenso wie Muskeln entwickelt oder gekräftigt werden – oder mangels Gebrauch verkümmern oder absterben.

In seinem Kern basiert Yoga auf einer Psychologie des „rechten Verhaltens" in Worten, Gedanken und Taten. Diese Richtlinien für die Lebensführung sind in den Sutren des *Patanjali*, dem Verfasser des *Yoga-Sutra*, als *Yama* (ethische Disziplin) und *Niyama* (Selbstschulung) formuliert. Die Psychologie des rechten Verhaltens umfasst Prinzipien wie Gewaltlosigkeit, Wahrhaftigkeit, Nichtstehlen, sexuelle Mäßigkeit, Begierdelosigkeit, Reinheit,

Selbstzufriedenheit, Selbstdisziplin, Selbsterforschung und Hingabe. Die Atemübungen, die *Asanas*, das Zurückziehen der Sinne von der Außenwelt, die Konzentration sowie die Meditation und die tiefe Versenkung sind die ergänzenden Aspekte dieses Yoga-Wegs. Sie kräftigen und beruhigen Geist und Körper und befähigen uns auf diese Weise, die Richtlinien für eine richtige Lebensführung leichter zu befolgen. Schritt für Schritt, ähnlich einer Sprossenleiter, sind die einzelnen Disziplinen, ohne die es keine radikale Veränderung im Leben geben kann, aufgebaut.

Eine zentrale Rolle misst *Patanjali* den vier positiven Gefühlen *(Bhavanas)* bei: Liebe, Mitempfinden, Freude und Gelassenheit. Durch die Kultivierung dieser *Bhavanas* vermögen wir mit Konflikten besser umzugehen und auch dauerhaftere Lösungen für sie zu finden. Durch Liebe, Freude, Mitgefühl und Gelassenheit bringen wir nicht nur Licht in das Leben unserer Mitmenschen, sondern zunehmend auch in das unsrige. Je mehr wir spüren, dass wir einen wichtigen Platz im Leben anderer Menschen einnehmen, umso eher sind wir in der Lage, Gefühle von Angst, Verzweiflung und Sinnlosigkeit zu überwinden. „Der Lebenssinn, den wir in der Verbindung zu anderen finden, ist kein Diktat der Kultur, er ist ein Bedürfnis unseres Gehirns. In den letzten dreißig Jahren hat die Soziobiologie den Nachweis erbracht, dass unsere Gene altruistisch sind. Die Orientierung auf andere hin und der innere Frieden, den wir dadurch erlangen, sind Teil unserer genetischen Ausstattung. In diesem Licht betrachtet, ist es nicht mehr überraschend, dass der Altruismus im Mittelpunkt aller großen spirituellen Traditionen steht." (David Servan-Schreiber 2005, S. 255) Hinwendung zu unseren Mitmenschen ist die Grundlage echten spirituellen Lebens.

Frauen in den Wechseljahren überkommt häufig das Gefühl, sie seien aus dem Lebensstrom herausgetreten. Solche Stimmungen können jedoch in eine positive Erfahrung verwandelt werden, indem man versucht, sich versucht, sich über sich selbst klar zu werden bzw.

objektiver auf sein Leben zu schauen und sich zu entscheiden, wie man von hier aus in seiner persönlichen Entwicklung weiterkommen möchte.

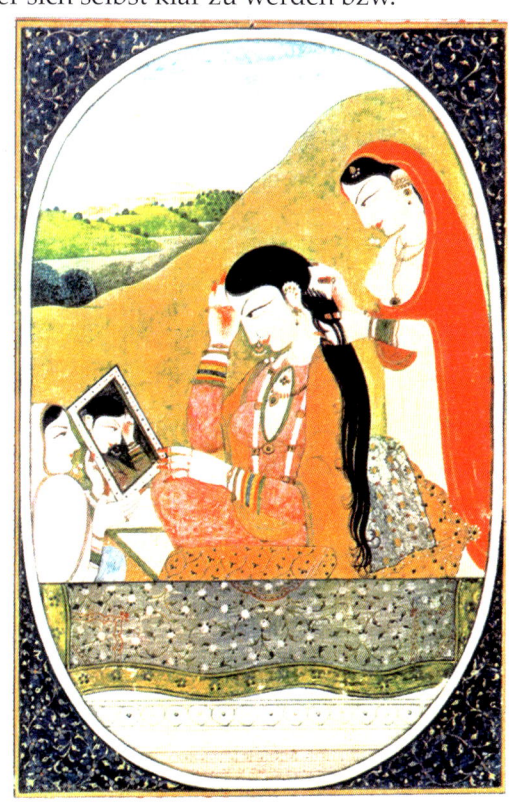

Besonders in den Wechseljahren ist Zufriedenheit ein besonders wünschenswerter Geisteszustand. Es kommt darauf an, sich darum zu bemühen, zerstörende Gefühle wie Neid, Gier, Ablehnung, Selbstbezogenheit, Eroberungslust, Verbitterung etc. zu überwinden. Es mag sein, dass wir uns dieser Gefühle gar nicht bewusst sind und deshalb Hinweise auf eine bessere Einstellung zum Leben nicht beachten. Werden wir uns aber der Bedeutung dieser Faktoren bewusst, können sie viel zu einer Verbesserung unserer persönlichen Eigenschaften beitragen. Um dieser negativen Gefühle Herr zu werden, geht es in erster Linie darum, Kontrolle über sie zu gewinnen. Mit unserem ganzen Herzen sollten wir danach streben, immer weniger Gedanken des Neides, des Zorns und der Furcht aufkommen zu lassen. Denn auch Gedanken sind Kräfte, die aufbauend, aber auch zerstörend wirken können.

Optimistische Frauen erwecken durch ihre ausgeglichene Fröhlichkeit und ihren Charme oft viel mehr Aufmerksamkeit als ihre eleganten, aber nur auf oberflächliche, körperliche Schönheit bedachten Geschlechtsgenossinnen, deren Mimik und Konversation oft Gier, Unzufriedenheit oder Neid ausdrücken.

Im Hinblick auf die emotionale Intelligenz ist positives Denken bzw. Optimismus „eine Haltung, die die Menschen davor bewahrt, angesichts großer Schwierigkeiten in Apathie, Hoffnungslosigkeit oder Depression zu verfallen. Und Optimismus zahlt sich im Leben aus, genau wie die eng mit ihm verwandte Hoffnung (es muss natürlich ein realistischer Optimismus sein – ein allzu naiver Optimismus kann verheerend sein)." (Daniel Goleman 1997, S. 117)

Es ist eine simple Wahrheit, dass wir, wenn wir uns stark, fähig und sicher fühlen, diese Eigenschaften tatsächlich entwickeln. Wir strahlen Kraft und Präsenz aus, agieren ohne Zaudern und bekommen deshalb meist auch noch von unserer Umwelt eine beflügelnde Rückmeldung. Neigen wir jedoch dazu, uns als langweilig oder dumm zu sehen, so besteht die Gefahr, es auch wirklich zu werden. Dies soll nicht heißen, dass man sich durch einen bloßen Akt der Vorstellung ewiges Glück sichern könnte. Positives Denken allein bringt keine Erfüllung; es kommt darauf an, aktiv an sich zu arbeiten. Mentale Probleme, die uns daran hindern, unser menschliches Potenzial voll zu entfalten, müssen erkannt und „bearbeitet" werden. Alle Yoga-Traditionen sind sich darüber einig, dass wir uns nicht einem „platten und unreflektierten, positiven Denken" (Anna Trökes) hingeben dürfen, „das alles mit einer Zuckerschicht zukleistert. Vielmehr lehrt uns die Yoga-Praxis – zum Beispiel, wenn wir uns auf den Kopf stellen –, die Dinge und Situationen buchstäblich auch einmal aus einem ganz anderen Blickwinkel zu betrachten. Und dadurch kann auch im Leidvollen plötzlich etwas Positives erscheinen, was uns Hinweis und Wegweisung sein kann." (Anna Trökes 2005, S. 38)

Um positiv denken zu können, müssen wir uns im Vertrauen üben, denn dies ist eine der größten Kräfte, die wir zu unserem Wohlbefinden einsetzen können. Wichtiger als das Vertrauen in andere Menschen ist das

Vertrauen in uns selbst, das darauf fußt, dass unsere Gedanken die Kraft sind, die unser Leben bestimmen und steuern. Selbstvertrauen heißt, überzeugt davon zu sein, positive Lösungen für jedes Problem finden zu können. „Optimismus und Hoffnung lassen sich, genauso wie Hilflosigkeit und Verzweiflung, erlernen. Beiden liegt eine Einstellung zugrunde, welche die Psychologen „self efficacy" nennen, die Überzeugung, man habe die Geschehnisse des eigenen Lebens im Griff und sei neu auftretenden Herausforderungen gewachsen. Man braucht nur irgendeine Kompetenz zu entwickeln, um das Selbstvertrauen zu stärken, das die Bereitschaft erhöht, Risiken einzugehen und sich anspruchsvollere Herausforderungen zu suchen. Besteht man diese Herausforderungen, so stärkt das wiederum das Selbstvertrauen. Diese Einstellung macht es wahrscheinlicher, dass man von den Fähigkeiten, die man besitzt, den besten Gebrauch macht – oder das tut, was nötig ist, um sich zu entwickeln." (Daniel Goleman 1997, S. 118 f.)

Eine positive Grundhaltung hilft also dabei, dass die Turbulenzen der Umstellungsphase eher gelassen an uns vorübergehen.

Dem Yoga zufolge kann sich innere Zufriedenheit nur im gegenwärtigen Augenblick, im Hier und Jetzt, manifestieren. Es gilt also, sich von der „Krankheit des Geistes" zu befreien, die darin besteht, immer an morgen zu denken oder am Vergangenen festzuhalten. In der Gegenwart zu leben ist die natürliche und gesunde Art, mit seinen Gefühlen zu leben.

In den Wechseljahren, in denen Frauen häufig unter Konzentrationsstörungen leiden und ihre Gedanken wie Schmetterlinge von einer Sache zur anderen flattern lassen, ist es auch wichtig, die Kunst der Konzentration, der geistigen Selbstbeherrschung zu erlernen. Es besteht eine Wechselwirkung zwischen Östrogenen, Stresshormonen und Botenstoffen des Nervensystems. Schwankt der Anteil der weiblichen Hormone im Blut, so kann das die Konzentration erschweren und zu gelegentlicher Zerstreutheit führen.

Es ist erwiesen, dass die Beherrschung der Gedanken und eine gute Konzentration zu einer glücklichen Lebenseinstellung verhelfen. Ist der Geist zerstreut, fehlt es uns auch an Lebensorientierung. Im Yoga bildet die Konzentration – zusammen mit den *Asanas*, der Atmung und der Meditation – die Grundlage für jedes erfolgreiche Üben. Eine große Rolle für die Konzentration spielt

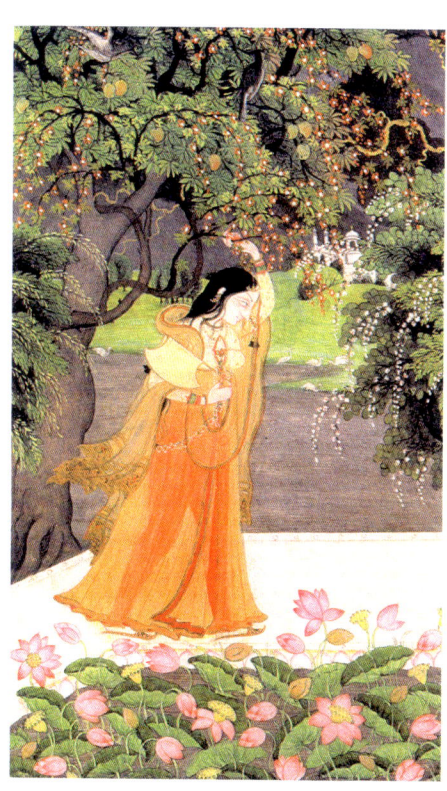

im Yoga die bewusste Atmung, weil sie uns zentriert, wach und aufnahmefähig macht. Indem wir bewusst ein- und ausatmen, sind wir stärker als sonst in der Gegenwart verhaftet. Durch die Konzentration auf den Atem lernen wir, dass das Leben mit allem, was es uns zu bieten hat, immer nur in der Gegenwart stattfindet. Der Atem „hat nur einen Weg: einatmen und ausatmen. Er kann einen Augenblick pausieren, aber er kann sich nicht vervielfältigen." (B. K. S. Iyengar)

Auch wenn das körperlich-seelische Gleichgewicht in dieser Periode durch Depressionen, Gedächtnisschwäche, Schlaflosigkeit, verstärkte Nervenanspannung, Reizbarkeit, Hitze- und Schwindelanfälle gestört ist, so ist die Menopause keine Krankheit, und es ist sinnvoll, sie in positivem Licht zu sehen, sodass man nicht am Verlust körperlicher Reize hängen bleibt oder sich in Selbstmitleid verstrickt ... Stattdessen sollte man sich stets vor Augen halten, dass düstere Gedanken nur ein Symptom des allgemeinen Zustandes sind, der vorübergeht und kontrolliert werden kann. Wichtig ist, die Menopause nicht als einen Verlust, sondern als einen Reifungsprozess zu erleben. Ist sie überstanden, findet ein außerordentlicher Zuwachs an neuen Energien statt.

Wie jede Trennung, jeder Abschied und jede Veränderung bewirkt auch das Herannahen der Wechseljahre eine Metamorphose, eine Veränderung im Leben. Die damit verbundene Ungewissheit verunsichert die Frauen in einer Phase, in der sie glaubten, ihren Platz im Leben gefunden zu haben. Doch ist die Trauer um das Vergangene, das Festhalten am Bestehenden in Wirklichkeit eine Selbsttäuschung, die uns an einer wirklichen Selbstbegegnung hindert. Obwohl der Abschied von der Phase der Jugend als mehr oder weniger schmerzhaft empfunden wird, berichten viele Frauen, die diesen Prozess hinter sich gebracht haben, immer wieder davon, wie sie sich gerade durch diese Befreiung von ihrem früheren Selbstbild eine Quelle neuer Energie und Lebensfreude erschließen konnten. Sie erkannten, dass Inspiration, Ruhe, Glück und Selbstverwirklichung nicht von außen, sondern nur von innen kommen können.

Viele Frauen finden in dieser Phase Zugang zur Spiritualität und sind auf der Suche nach dem wahren Selbst, das ja auch das eigentliche Ziel des Yoga darstellt. Yoga will bewirken, dass allmählich die eigenen Grenzen überwunden und die Lebensziele neu überdacht werden. Er vermag dem Leben der Frau in dieser Phase inneres Licht und neuen Glanz zu verleihen.

Ist das Licht des Yoga einmal angezündet, verlischt es nie mehr. Je intensiver Sie üben, desto heller wird die Flamme.

B. K. S. Iyengar

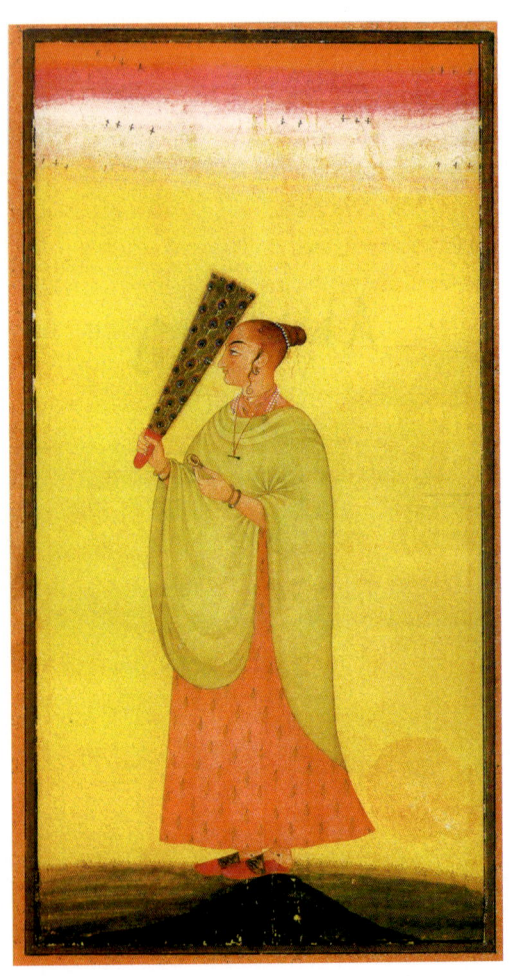

Wie der Yogi wendet sich die Yogini in der zweiten Lebenshälfte von ihren gesellschaftlichen Pflichten ab und verbringt diese Zeit als Einsiedlerin im Wald oder als heimatlose Pilgerin. Sie identifiziert sich nicht mehr mit ihrer sozial definierten Rolle, sondern begibt sich auf den Weg nach innen.

Die Notwendigkeit der Entspannung

Alle rennen, alle traben, alle tun sie irgendwas,
Alle wollen, alle haben einen Riesenfreizeitspaß,
Alle brauchen, alle tragen einen vorgeschrieb'nen Dress,
Alle hetzen, alle jagen, alle sind im Freizeitstress.
Alle laufen, alle schnaufen, alle strampeln, alle hampeln,
Alles regt sich und bewegt sich ringsumher:
Immer schneller, immer höher, immer weiter, immer mehr!

Reinhard Mey

Das Ideal der modernen Zeit besteht immer mehr darin, alles möglichst schnell und am besten gleichzeitig zu erledigen. Diese Gleichzeitigkeit wird zunehmend zu unserem Zeitmodell. Wie wirkt sich diese Entwicklung der Vergleichzeitigung auf unser Gehirn aus? Eine Frage, die sich viele Neurophysiologen derzeit stellen. Der Münchner Psychologe und Hirnforscher Ernst Pöppel beispielsweise behauptet: „Das Gehirn ist nicht beliebig plastisch." Mehrere Dinge könnten nicht mit der gleichen Konzentration getan werden wie eine einzelne Sache. Multi-Tasking sei für unser Gehirn nicht möglich, denn im „Zeitfenster und im Bewusstsein ist immer nur Raum für ein Thema." Der Preis für dieses gleichzeitige und hektische Erleben ist ein Verlust an Konzentration, Intensität und Tiefe. Was schnell und simultan geschieht, kann man höchstens an der Oberfläche erfassen. So geht das Leben an einem vorüber, ohne dass es in all seinen Farben und damit verbundenen Gefühlen erfahren wird.

Der Mangel an Erholung und Entspannung hat einen frühzeitigen Alterungsprozess zur Folge. Das Gefühl dauernder Überforderung frisst sich in Körper und Geist fest und bewirkt Disharmonie, Angst und Depression. Eine unnatürliche Lebensführung, ständige Überarbeitung, wenig Schlaf, Ärger, falsche Ernährung, der übermäßige Gebrauch von Medikamenten und Aufputschmitteln sind Faktoren, die uns in einen Sog der Desorientierung hineinziehen. „In einer Gesellschaft, die von uns erwartet, dass wir mit doppelter Geschwindigkeit leben, wird unsere Erfahrung durch Hektik und Sucht abgetötet. In solch einer Gesellschaft ist es nahezu unmöglich, in Beziehung mit dem eigenen Körper zu leben oder in Verbindung mit dem Herzen zu sein, ganz zu schweigen von der inneren Verbindung mit anderen oder mit der Erde, auf der wir leben. Stattdessen empfinden wir uns selbst als zunehmend isoliert und vereinsamt, abgeschnitten voneinander und vom natürlichen Netz des Lebens. Ein Mensch allein in seinem Auto, in seinem Haus, in seiner Telefonzelle; die Ohren mit dem Walkman zugestöpselt; und überall eine abgrundtiefe Einsamkeit und das Gefühl der Armut. Das ist das durchdringende Leiden in unserer Gesellschaft." (Jack Kornfield, 1995, S. 41)

Nervosität, Hektik, Ruhelosigkeit, Überreizung, Hyperaktivität, Missmut sind Zeichen unserer Zeit. Durch ständige Hast und Nervosität, die sich in Rauchen, oberflächlichem, stockendem, kurzem Atem, notorischem Reden und Konzentrationsmangel zeigen, bringen wir uns unweigerlich in einen Stresszustand, der in eine Krankheit münden kann. Wir alle erleben täglich die unterschiedlichsten Arten von Stress: der plötzliche Tod eines Angehörigen, Abbruch einer neuen Beziehung, Zeitdruck durch zu viele Termine, Verlust von Besitz, ein Gerichtsprozess, der Kauf eines neuen Hauses, Lärm, Kälte, Umweltverschmutzung, Streit mit Nachbarn, schlechtes oder unregelmäßiges Essen, Konsum von Alkohol, Kaffee, Tabak, Drogen etc. Alles, was uns aufregt, verursacht ein Ungleichgewicht und eine Fehlfunktion des vegetativen Nervensystems. „Ein Dichter sagte einmal, es seien gar nicht die großen Veränderungen, wie ein plötzlicher Tod, die uns zum Wahnsinn treiben, es sei der gerissene Schnürsenkel, wenn wir gerade in größter Eile sind." (Daniel Goleman 1998, S. 121)

Im medizinischen Sinn beinhaltet Stress eine natürliche Anpassungsreaktion auf eine äußere Belastung. Zunächst werden die körpereigenen Stresshormone Adrenalin, Noradrenalin und Cortisol ausgeschüttet. Sie versetzen den Körper in Alarmbereitschaft und bereiten ihn darauf vor, schnell reagieren zu können. Die Wirkung der Stresshormone, die den Körper nur kurzzeitig anregen sollen, kann den Körper schädigen, wenn der Stress über einen längeren Zeitraum anhält.

Grundsätzlich wird zwischen positivem (Eustress) und negativem (Distress)* unterschieden. Stressoren (Reize) gehören unverzichtbar zu unserem Leben. Sie sind lebenserhaltend. Ein klassischer Stressor ist die Gefahr. Die mit einer Gefahrensituation verbundenen Reize bewirken, dass unverzüglich Stresshormone ausgeschüttet werden, auf die das Herz-Kreislauf-System reagiert. Das Herz schlägt schneller, der Blutdruck verändert sich, die Atmung wird flach, und die Muskeln ziehen sich zusammen. Selbstverständlich können auch positive Stressoren die genannten Organreaktionen auslösen. Der ablaufende Grundmechanismus ist der gleiche.

Während positiver Stress uns kreativ und leistungsfähig macht, schwächt negativer Stress unsere Abwehrkräfte, weckt Gefühle der Unsicherheit, löst ein destruktives Suchtverhalten aus und kann zu einem Zusammenbruch des körperlichen und seelischen Gleichgewichts führen. „Obwohl positiver und negativer Stress zwei Aspekte des gleichen Sachverhalts sind, überwiegt zumeist eine der beiden Formen. Jeder Mensch muss seinen Weg finden, negativen Stress in positive Energie zu verwandeln." (B. K. S. Iyengar 2001, S. 160)

Die individuellen Stressauslöser sind vielfältig und werden von den Menschen unterschiedlich wahrgenommen. Das Ausmaß der Stressempfindung korrespondiert häufig mit den Ansprüchen, die man an sich selbst stellt.

---

* Beim negativen Stress (Distress) geht es um Reize, die als unangenehm, bedrohlich oder extrem belastend empfunden werden. Man fühlt sich den Anforderungen nicht gewachsen, steht ihnen hilflos als „Opfer" gegenüber.

Um die Grenzen der eigenen Belastbarkeit zu erkennen, ist das Erlernen und Üben einer Stressbewältigungsmethode (z.B. *Yoga-Nidra*) sehr wichtig.

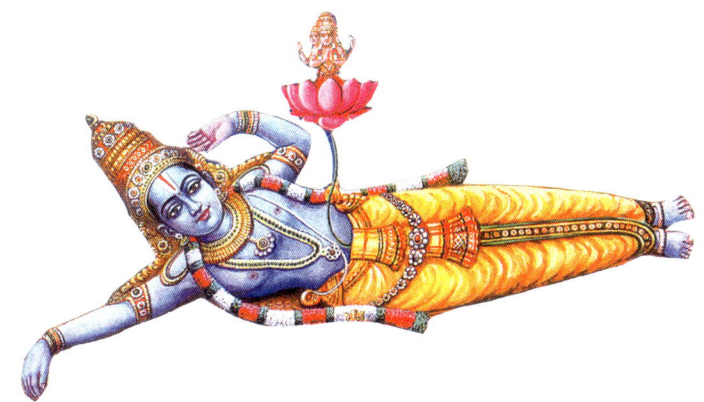

Ist der Mensch nicht in der Lage, in seinen Ruhe- bzw. Normalzustand zurückzukehren, bleibt sein Organismus ständig in einem Erregungszustand, was zu einem Burnout und – neben einer verminderten Leistungsfähigkeit – zu ernsthaften Gesundheitsproblemen führen kann.

Steht der Körper ständig unter Stress und die Erholungsphasen fehlen, erhöhen sich der Blutdruck und die Herzfrequenz, das Immunsystem wird geschwächt, und Körper und Seele werden krank. Beweise für gesundheitliche Auswirkungen vom Stress liefern Untersuchungen über Infektionskrankheiten, wie Erkältung, Grippe und Herpes. Bedingt durch eine dem Organismus widersprechende Lebensweise können Reizschwellen überschritten und im Organismus unspezifische Organreaktionen und körperliche Veränderungen ausgelöst werden. Beispiele sind „die zugeschnürte Brust" und „das aus dem Hals herausschlagende Herz".

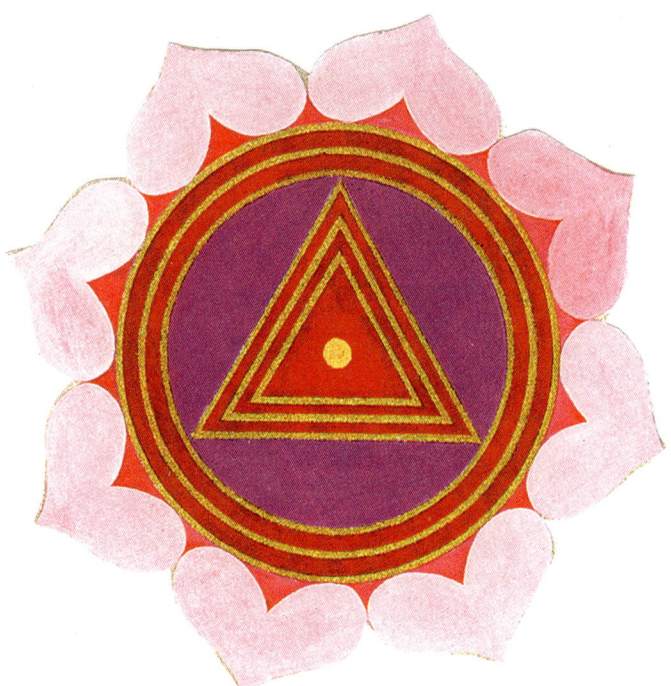

Natürlich ist es nicht möglich, das „Rad der Zeit" zurückzudrehen, aber wir können versuchen, im modernen, schnelllebigen Alltag die Fähigkeit zur Beschaulichkeit und die Empfänglichkeit für Gefühle nicht verkümmern zu lassen. Wir können die Zeit entschleunigen. Doch dafür müssen wir innehalten und lernen, das Leben so einzurichten, dass das Projekt „freie Zeit" auf die Bühne treten kann. Der erste Schritt, die Zeit sinnvoll zu nutzen, ist, die Konzentration auf das Wesentliche zu richten und mit allen Kräften ganz im Hier und Jetzt zu sein. Die Fähigkeit, sich ganz auf einen Gegenstand einzulassen, ist erlernbar – zum Beispiel durch Yoga.

Die Ursache für Anspannung liegt – nach Meinung des Yoga – in erster Linie im Geist. Haben wir Sorgen oder Kummer, sinkt unser Tonus*, und wir fühlen uns abgespannt oder erschöpft. Deshalb geht es dem Yoga zunächst darum, unseren Geist zu beruhigen, damit wir gelassener werden. Je entspannter wir sind, desto eher sind wir in der Lage, sowohl in der Muskulatur als auch in den Organen und Gefäßen ein Wohlgefühl zu erzeugen.

Unentbehrliche Grundlage jeder Yoga-Übung ist daher die Entspannung, die Abkehr von einem Zustand der übersteigerten Tätigkeit hin zu einem Zustand des seelisch-körperlichen Gleichgewichts. Entspannung ist kein träges Herumliegen, sondern aktive Erholung, während Trägheit mit Erschlaffung oder mit Ermüdungserscheinungen verbunden ist. Eine ausgewogene Mischung aus Spannung und Entspannung, aus Aktivität und Passivität sind notwendige Lebensbedingungen.

Hatha-Yoga mit seinen diversen Praktiken, die den Körper dehnen und entspannen, ist eine natürliche Weise, frei von Stress zu werden. Wenn man Yoga täglich übt, gehen sämtliche Stresshormone auf den Normalspiegel zurück. Schon nach 30 Minuten produziert der Körper Endorphine, die die Stimmung heben und den Stress vermindern. Durch die *Asanas* werden der Blutdruck und die Pulsfrequenz reduziert, was wiederum zu

---

*   Spannungszustand der Muskulatur

einem Absinken des Cortisol-Spiegels führt. Dies wird noch verstärkt, wenn man sich auf einen fließenden Atemrhythmus konzentriert. Die Verbindung von Atmung und Bewegung hat den Effekt, dass die Muskeln sich besser dehnen können und der Geist entspannter und zugleich frischer und aktiver wird.

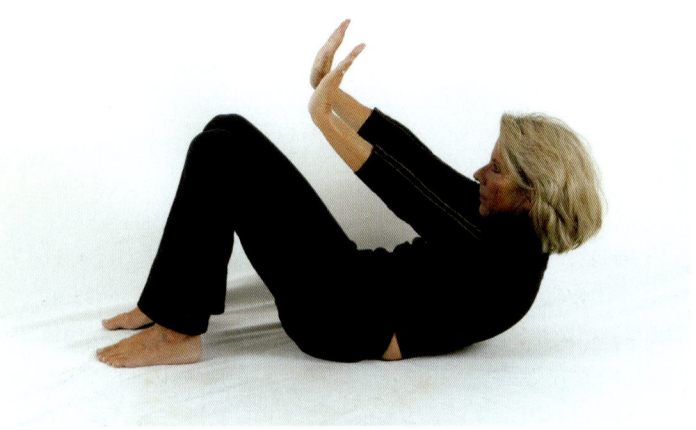

Wenn Sie regelmäßig Asanas üben, fühlen Sie sich in Ihrem Körper entspannt und glücklich.

Dr. David Frawley,
Sandra Summerfield Kozak

In Phasen emotionaler Belastung, wie den Wechseljahren, ist Entspannung von grundlegender Bedeutung. So manche Frau grübelt tagelang über längst vergangene Dinge oder macht sich über mögliche Probleme Gedanken, die noch in ferner Zukunft liegen. Bei manchen nimmt dieses Gedankenkarussell solche Dimensionen an, dass sie kaum noch zur Ruhe kommen. Sie wünschen sich nichts sehnlicher, als aus dem Stresszustand – auch „Beta"-Zustand genannt – in den entspannten „Alpha"-Zustand zu gelangen. Nur in diesem Zustand ist eine zielgerichtete Beeinflussung des Unbewussten möglich. Im Zustand der völligen Entspannung ist das Unbewusste formbar wie Wachs.

Yoga-Nidra

Wenn Sie in der Lage sind, den Zustand der Entspannung zu erreichen, vergeuden Sie keine wertvolle Lebensenergie. Ihr Geist ist frei von Stress und mit Gleichmut erfüllt.

B. K. S. Iyengar

Die in diesem Buch beschriebenen Entspannungsübungen basieren auf einer indischen Tradition, die man heute als *Yoga-Nidra** bezeichnet. Wörtlich aus dem Sanskrit übersetzt bedeutet *„Nidra"* Schlaf. Es handelt sich jedoch um einen dynamischen Schlaf, in dem man innerlich wach bleibt, denn auf einer tieferen Ebene ist noch Bewusstsein vorhanden. Aus diesem Grund kann man *Yoga-Nidra* auch als psychischen Schlaf oder Tiefenentspannung mit innerer Bewusstheit bezeichnen.

---

* Eine ausführliche Einführung in Theorie und Praxis des Yoga-Nidra finden Sie in: Ingrid Ramm-Bonwitt: Yoga Nidra - Der Schlaf der Yogis - Körper, Geist und Seele entspannen durch Visualisation

Yoga-Nidra ist eine Technik, bei der sämtliche Gedanken auf den eigenen Körper gerichtet sind. Man schaut nach innen, beobachtet die Hände, Arme, Füße, Beine, den ganzen Körper und spürt, wie die einzelnen Körperteile durch die Konzentration schwerer werden und wie sich die Muskeln entspannen. Durch diese konzentrierte Hinwendung lernt man, seinen Körper und seine Organe zu beherrschen, die Atmung zu beruhigen, sich zu entspannen und zu erholen.

Es handelt sich also um eine Methode der Entspannung auf autosuggestivem Weg, die durch Konzentration auf den Körper erreicht wird.

Beim *Yoga-Nidra* geht es zunächst darum, sich der einzelnen Körperteile bewusst zu werden. Das Bewusstsein wird durch Appelle in die verschiedenen Körperteile gelenkt. Die Übung vertieft den Kontakt mit dem Körper, dessen wir uns im Alltag oft gar nicht bewusst sind. Manche Regionen nehmen wir oft erst dann wahr, wenn starke Schmerzen auftreten. Das menschliche Bewusstsein kann die Welt jedoch nur über den Körper wahrnehmen. Deshalb ist es wichtig, dass man sein Körperbewusstsein schult. Das gelingt am besten, wenn wir flach auf dem Boden liegen und die Augen geschlossen sind.

Nach der Bewusstwerdung der einzelnen Körperteile folgt die Wahrnehmung des Atems, durch die sich die physische Entspannung weiter ausbreitet. Je mehr wir uns auf die Atmung konzentrieren, desto rhythmischer wird sie. Nach einiger Übungszeit werden wir bemerken, dass die Atmung harmonischer und automatischer und die Atemfrequenz niedriger wird. Wird die Atmung tief und geräuschlos, hat man das Gefühl, nicht mehr Luft, sondern Energie einzuatmen.

Es folgt die Entspannung auf der emotionalen Ebene, die man normalerweise mit gegensätzlichen Empfindungen wie Schwere und Schwerelosigkeit, Schmerz und Vergnügen, Freude und Traurigkeit hervorruft. Man lässt diese Gefühle so lebendig werden, dass sogar körperliche Reaktionen wie Schwitzen und Frieren eintreten können. Nach Ansicht der *Yogis* ist die Fähigkeit des Zurückrufens vergangener Erfahrungen ein Kriterium für das schöpferische Bewusstsein. „Durch das Wachrufen gegensätzlicher Empfindungen werden die beiden Hirnhemisphären dazu angeregt, harmonisch miteinander zu arbeiten. Auf diese Weise werden die in uns ruhenden Urtriebe gebändigt, und Funktionen, die normalerweise unbewusst ablaufen, lassen sich handhaben. Darüber hinaus entwickelt diese Übung eine bessere Kontrolle über unsere Gefühle. Das nochmalige bewusste Erleben tiefer Gefühle macht es möglich, sie aus dem Speicher zu entfernen, sodass die emotionale Ebene frei wird von Druck. Dann erst tritt die Entspannung ein." (Swami Satyananda Saraswati 2005, S. 80 f.)

Im Westen beschränkt man sich meistens auf das Hervorrufen der Schwerelosigkeit, der Schwere, der Wärme- oder Kälteempfindung. Durch Selbstbeherrschung ist man in der Lage, Körperempfindungen, die als unwillkürlich angesehen werden, selbst zu regulieren. Die innere Ruhe, hervorgerufen durch die physische Entspannung, kann in den einzelnen Körperteilen durch

Suggestion zum Beispiel ein Schweregefühl hervorrufen. („Mein rechtes Bein ist schwer, mein Oberkörper ist schwer.")

In der letzten Stufe geht es um die mentale Entspannung. Bilder, die universalen Charakter haben (Mond, Sonne, Meer, Blume etc.), werden ins Bewusstsein gehoben und rufen starke Assoziationen hervor. Das Visualisieren dieser Bilder wirkt nicht nur entspannend und trainiert das Vorstellungsvermögen, sondern ermöglicht, die tiefsten Schichten des Geistes anzusprechen und versteckte Inhalte aus dem Unbewussten ins Wachbewusstsein zu bringen. Dabei kann man auf bildhafte Vorstellungen, wie geometrische Formen, Licht- oder Farbeindrücke, oder aber auf gegenständliche Bilder, wie Landschaften, Menschen, Tiere etc., stoßen. Das Aufsteigen dieser Bilder ist keine gewollte Vorstellung, sondern Ausdruck unbewusster emotionaler Vorgänge, symbolische Verdichtung unserer Gefühlswelt.

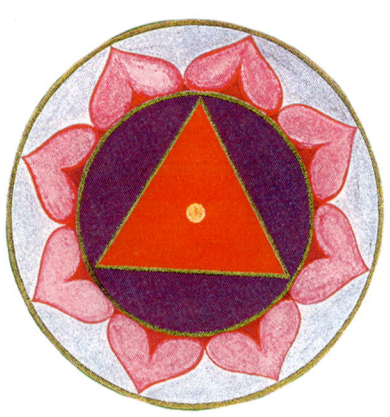

Die Wirkungen von *Yoga-Nidra* auf Körper, Geist und Seele sind sehr vielfältig, vor allem bei psychosomatischen Krankheiten wird es erfolgreich angewandt. Gehirnforscher haben durch wissenschaftliche Experimente herausgefunden, dass es im *Yoga-Nidra*-Zustand zu einer Verringerung der Herzfrequenz und des Blutdrucks kommt. Außerdem wird in dieser Entspannungstechnik der Hypothalamus beeinflusst, was eine positive Wirkung auf das gesamte vegetative Nervensystem hat. Im Gehirn werden sowohl entspannende als auch die Widerstandskraft stärkende Mechanismen ausgelöst.

Durch *Yoga-Nidra* kann auch eine entspanntere Einstellung gegenüber dem Schlaf gefunden werden. „Der Schlaf ist wie eine Taube, man muss nur die Hand ausstrecken. Greift man nach ihr, so fliegt sie davon", sagt der Schweizer Nervenarzt Paul Dubois. Anders ausgedrückt: Wir können uns zum Schlafen nicht zwingen, normalerweise geschieht es ganz von selbst. Ist ein Mensch schlafgestört, so führt das meist dazu, dass er diesem Thema besondere Aufmerksamkeit widmet und durch diese Fixierung erst recht nicht einschlafen kann.

Der Schlaf ist sowohl eine wichtige physiologische als auch eine vitale psychologische Notwendigkeit. Es ist erwiesen, dass ein chronisches Schlafdefizit das Risiko erhöht, körperlich oder seelisch zu erkranken. Während des Schlafes scheinen wir in unbekannte Tiefen vorzudringen, die unser bewusstes Ich niemals hätte erfahren oder berühren können.

Seit Jahren untersucht der Lübecker Psychologe

Jan Born auch die Rolle des Schlafs bei der Gedächtnisbildung. „Gesunder Schlaf hilft sicherlich auch beim Lernen", sagt Born: „Immerhin, Einstein war ein Langschläfer." Durch eine Verstärkung der im Tiefschlaf auftretenden Deltawellen wird die Gedächtnisleistung verbessert. Aus Experimenten wissen die Hirnforscher, dass Schlaf wichtig ist, wenn das Gehirn zuvor Gelerntes im Gedächtnis verankert. Ein wichtiger Teil der Gedächtnisbildung findet offenbar während der Tiefschlafphasen statt. Im Schlaf übt das Gehirn das Gelernte gleichsam weiter und verlagert die Gedächtnisinhalte dabei in feste Erinnerungsspeicher im Neokortex*. Während dieser Schlafphase sendet das Gehirn oszillierende elektrische Signale aus, die sogenannten Deltawellen. Verwehrte Born seinen Probanden den Deltaschlaf, so konnten sie sich am Morgen schlechter an zuvor Gelerntes erinnern als jene Versuchspersonen, die schlafen durften.

Während der Wechseljahre können sich die hormonellen Schwankungen auch auf den Schlaf auswirken. Wird eine Frau über längere Zeit mehrmals in der Nacht von Schweißausbrüchen aus dem Schlaf gerissen, so wird nicht nur die Freisetzung schlaffördernder Neurotransmitter gebremst, sondern auch das ohnehin anfällige Regulierungssystem für die Körpertemperatur beeinträchtigt. Hinzu kommt, dass sich während der Wechseljahre der Schlafrhythmus ändern kann. Manche Frauen haben Schwierigkeiten einzuschlafen, andere schlafen insgesamt weniger und wachen öfter auf als

---

*	Dies ist der stammesgeschichtlich jüngste Teil der Großhirnrinde. Beim Menschen bildet er den größten Teil des Großhirns.

früher. Auch dieses Phänomen ist auf hormonelle Ursachen zurückzuführen.

Im Falle von Schlaflosigkeit und Übernervosität eignet sich *Yoga-Nidra* ausgezeichnet. *Yoga-Nidra,* vor dem Schlafengehen durchgeführt, bewirkt, dass der Schlaf tiefer und erholsamer wird, weil die körperlichen, geistigen und emotionalen Spannungen vor dem Einschlafen aufgelöst wurden. „Die meisten Menschen schlafen, ohne vorher die drei gravierenden Spannungsarten, die sich in den Muskeln, dem Geist und in den Gefühlen befinden, aufzulösen. Sie gleiten also vom Beta-Zustand sofort in den Deltazustand hinein, ohne vorher die Alphaphase mit der Möglichkeit der völligen Entspannung zu durchlaufen. Das erklärt, warum so viele Menschen am Morgen müde und zerknirscht aufwachen. Auch während des Schlafs kann tiefe Entspannung nur dann entstehen, wenn sie die Alphawellen verstärken. Im Unterschied zum ungeübten Schlaf wird im *Yoga-Nidra* eine Zwischenstufe errichtet, auf der Alphawellen dominieren und somit tiefe Entspannung vorherrscht." (Swami Satyananda Saraswati 2005, S.181)

Schuld an Schlaflosigkeit kann auch sein, dass wir einfach zu lange aufbleiben. Obwohl wir fühlen, dass der Augenblick gekommen ist, ins Bett zu gehen, arbeiten wir weiter, telefonieren, sehen fern, lesen. Wenn wir dann endlich im Bett liegen, sind wir hellwach und können keinen Schlaf finden. Wir liegen stundenlang wach, denken, planen, drehen uns ruhelos hin und her, und so vergeht die Nacht, ohne dass wir uns erholen konnten.

Bei Schlafstörungen ist es auch wichtig, dass man sich

beim Zubettgehen auf die linke Seite legt, da in dieser Lage die Herzarbeit herabgesenkt wird. Außerdem sollte man nicht mit vollem Magen schlafen, da sich viele Säuerungs- und Giftstoffe bilden, die zu konfusen Träumen führen und den Schlaf beeinträchtigen.

Gesunder Schlaf bringt Glück, nährt den Körper, verleiht Stärke und Vitalität, gibt Wissen und spendet Leben.

Charaka-Samhita

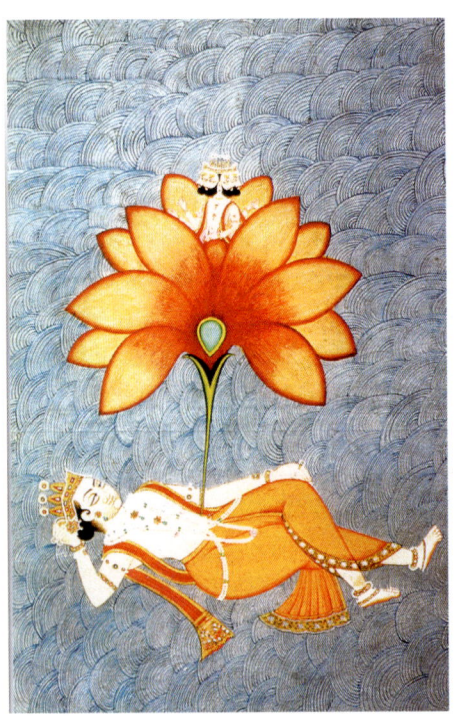

Regelmäßige Praxis des *Yoga-Nidra* in den Wechseljahren führt nicht nur dazu, dass Schlafstörungen behoben werden, dass sich die Konzentrations- und Lernfähigkeit erhöht, Hitzewallungen und Unruhezustände zurückgehen, sondern auch dazu, dass sich wieder vitale Gefühle einstellen und man sich plötzlich um Jahre verjüngt fühlt.

Vishnu im kosmischen Schlaf (Yoga-Nidra)

Positive Leitsätze

Ändere deine Gedanken, und du änderst deine Welt.

Norman Vincent Peale

Eine wichtige Rolle im *Yoga-Nidra* spielen die positiven Leitsätze *(Sankalpas)*. Mittels dieser Vorsatzformeln kann man sich quasi selbst hypnotisieren, Aufträge erteilen, die im tiefsten Entspannungszustand vom Unbewussten direkt umgesetzt werden. In der Tiefenentspannung wird die rechte mit der linken Gehirnhälfte verbunden und damit das bewusste Denken mit dem unbewussten Wissen verknüpft. Dadurch erhalten wir einen direkten Zugang zu unserer Kreativität sowie zu den brachliegenden Fähigkeiten. Zur gleichen Zeit können wir uns physisch und psychisch schneller regenerieren, als dies normalerweise der Fall ist. In diesem tiefen Entspannungszustand haben Autosuggestionen, wie „Ich schaffe das" oder „Ich bejahe mich selbst", eine viel stärkere Wirkung als im normalen Wachbewusstsein.

Es kommt bei den *Sankalpas* darauf an, Eigenschaften anzusprechen, die zur Erreichung einer größeren Vollkommenheit wünschenswert sind. Daher sollten Begriffe wie Selbstvertrauen, Selbstsicherheit, Toleranz oder Aufgeschlossenheit bei der Formulierung eines *Sankalpas* Verwendung finden.

Es ist wichtig, dass das *Sankalpa* klar und positiv ist. Eine Formulierung wie „Ich will nicht ängstlich sein" sollte nicht in einem *Sankalpa* verwendet werden. Das

Wort Angst löst eine negative, beunruhigende Assoziation aus. Stattdessen soll eine positive Form, wie zum Beispiel „ich will mutig sein", gefunden werden.

In den Wechseljahren könnte das *Sankalpa* heißen: „In jedem Alter ist das Leben ein unbegrenztes Abenteuer". Der Mensch ist so alt, wie er sich fühlt – das ist ein Sprichwort, das sich mit absoluter Richtigkeit auf Frauen in den Wechseljahren anwenden lässt. In dem Augenblick, in dem die Frau den Glauben an ihre innere Jugend verliert, sich alt fühlt und entsprechende Gewohnheiten annimmt, wird sie rascher altern. Die jugendliche Frische ist nicht nur abhängig von der Beweglichkeit des Körpers, sondern auch von der des Geistes. Beim *Yoga-Nidra* wird das *Sankalpa* vor der physischen Entspannung und noch einmal nach der geistigen Entspannung ausgesprochen.

Regeln für das Sankalpa

* Nur positive Begriffe verwenden.
* Die Sätze sollten kurz und einfach sein, weil sie dann um so tiefer ins Unbewusste eindringen.
* Das *Sankalpa* sollte nicht ständig gewechselt werden. (Nur durch Wiederholung reift es.)
* Keine sofortigen Ergebnisse erwarten.
* Die Leitsätze können auch mit bildhaften Vorstellungen assoziiert werden, weil das Unbewusste besser auf Bilder reagiert als auf Worte.

Meditation

Meditation bedeutet, dass die Gedanken dich nicht ablenken. Wenn die Gedanken nicht beachtet werden, bleibst du im Zustand der Meditation, frei von Gedanken.

Ramana Maharshi

Vielen Frauen wird mit der Zeit bewusst, dass es neben den Körperübungen und Atemtechniken, die den Körper geschmeidig, stark und gesund erhalten, noch etwas anderes zu entdecken gibt, das dem Bedürfnis entspricht, die uns allen innewohnende spirituelle Natur kennenzulernen. Die Wechseljahre sind ein idealer Zeitpunkt, sich für einen Moment vom Leben zurückzuziehen, um sich seinem wahren Selbst zu nähern. Waren die vergangenen Jahrzehnte überwiegend vom Aufbau einer wirtschaftlichen Existenz und der Sorge um die Familie geprägt, so geht es in dieser Phase mit all ihren Launen und Widersprüchlichkeiten darum, seine Gedanken zu ordnen und sich darüber klar zu werden, welcher der vielen Stimmen, die im Innern durcheinanderreden, man eigentlich folgen soll. Meditation kann helfen, den Geist von unerwünschten Gedanken und Gefühlen zu reinigen und Abstand von ihnen zu bekommen. Natürlich ist es nicht leicht, sich von Denkgewohnheiten, auf die wir schon unser ganzes Leben festgelegt sind, zu befreien. Meditation ist eine langwierige Übung, die viel Aufmerksamkeit erfordert und nach und nach ein neues Wahrnehmungs-

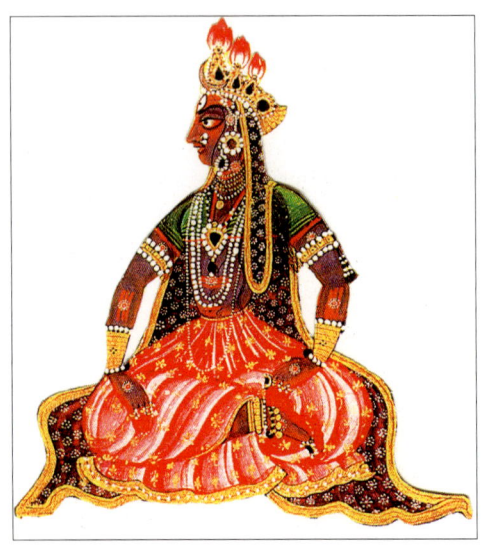

vermögen und eine größere Sensibilität erzeugt.

Forschungsergebnisse zeigen, dass die Meditation die Leistungsfähigkeit des Gehirns schon nach kurzer Zeit verbessert und langfristig sogar zur Bildung neuer Synapsen*im Gehirn führt. Für eine am Massachusetts General Hospital in Boston durchgeführte Untersuchung wurden zwanzig Teilnehmer mit einer Meditationspraxis von sechs Stunden pro Woche ausgewählt. Bei ihnen zeigte sich eine gegenüber der Kontrollgruppe bemerkenswerte stärkere Ausprägung bestimmter Hirnregionen, die vor allem für das analytische Denken, die Auffassungsgabe und das Gefühl zuständig sind. Die Verdickung, kennzeichnend für die Bildung neuer Synapsen, sind gegenläufig zu der üblicherweise mit zunehmendem Alter einhergehenden Ausdünnung dieser Hirnbereiche. Die Wissenschaftler gehen deshalb davon

---

* Synapsen sind Kontaktstellen zwischen Nervenzellen, über die die Erregungsübertragung von einer Zelle auf die andere stattfindet. Dieser Informationsaustausch über die Synapsen ist die Voraussetzung für das Funktionieren des Gehirns.

aus, dass man diesem altersbedingten Prozess durch Meditation gezielt entgegenwirken kann.

Die Meditationstechniken des Yoga zählen zu den ältesten und ursprünglichsten. Bereits in den *Upanishaden* ist von diesen Techniken die Rede. *Patanjali*, von dem man annimmt, dass er vor dem 2. vorchristlichen Jahrhundert gelebt hat, sammelte diese Meditationstechniken und fasste sie im *Yoga-Sutra* zusammen.

Die darin enthaltenen Sutren gelten als praktische Grundlage für die Selbsterkenntnis und Selbstverwirklichung. Sie sind Hilfsmittel, den Geist zu klären, zu transformieren und zu verändern. Nicht durch das Suchen in weiter Ferne, sondern durch Wendung nach innen können wir Einblick in unser Innenleben bekommen. *Patanjali* definierte den Yoga als „*Citta-Vrtti-Nirodha*", das heißt als einen inneren Zustand, in dem die geistigen und seelischen Bewegungen zur Ruhe kommen. Der Yoga selbst wird oft mit diesen Wörtern gleichgesetzt. In diesem Zustand hat sich der Geist *(Citta)* von den Fesseln der Zeit und den Konditionierungen *(Vrtti)* gelöst und ist allmählich zur Ruhe *(Nirodha)* gekommen. Dieser neue Geist, den sich der *Yogi* nach langer Übungspraxis aneignet, wird als „ein aus der Meditation geborener Geist" *(Dhyana-Citta)* bezeichnet.

Innerhalb des Yoga entstand in den darauffolgenden Jahrhunderten eine Fülle von Meditationsformen. „Das erklärt sich einerseits durch die Evolution des Yoga über einen so langen Zeitraum hinweg, in dem er sich immer wieder erneuerte und damit auch immer wieder Neues hervorbrachte. Andererseits scheinen die Meister des Yoga mit ihrer äußerst genauen und verfeinerten Beobachtungsgabe zu dem Schluss gekommen zu sein, dass auch die beste Meditationstechnik nicht für alle Menschen gleichermaßen geeignet ist." (Anna Trökes 2004, S. 54) Die Meditationsformen, die aus der Yoga-Tradition entstanden waren, beeinflussten wiederum jene, „die sich später im Kontext des *Buddhismus* entwickelten, und zwar in Tibet, in China (als Chan), in Japan (als *Zen*) und in Sri Lanka (als *Vipassana*). All diese Meditationsformen, die heute gerne mit der Yoga-Praxis kombiniert werden, sind also in der Nachfolge der früheren Yogameditationen entstanden. Sie haben in den Ländern, in denen sie sich entfaltet haben, ganz eigene Formen und Rituale entwickelt. Das gilt besonders für das *Zen*." (Anna Trökes 2004, S. 52)

Vorbedingung für die Meditation ist die Konzentration, durch die man das rastlose Denken zur Ruhe bringt. Jeder beliebige Gegenstand kann als Konzentrationsmittel Verwendung finden. Durch die Konzentration auf einen bestimmten Gegenstand bringt man das rastlose Denken zur Ruhe. Es macht keinen Unterschied, womit sich das Denken beschäftigt. Wenn unser Denken beschäftigt ist, haben wir das Gefühl, tätig und lebendig zu sein. Die Angst vor dem Nichtsein ist die Ursache jener rastlosen Denktätigkeit. Ein beschäftigter Geist ist weder frei noch unbefangen.

Patanjali spricht von der „Aufhebung der Gedankenwirbel", die als Vorbedingung für die Meditation gilt.

Diese Aufhebung ist nicht als Stumpfheit des Geistes zu betrachten, sondern als ein Zur-Ruhe-Kommen seiner rastlosen Tätigkeiten. Das Mentale soll sich nicht mehr durch tausend Äußerlichkeiten ablenken lassen, sondern sich ganz auf eine Sache besinnen.

Im Zustand der Konzentration kommt es bereits zu einer Ruhigstellung des „Denkorgans", das heißt des Körpers, der Sinne und des Mentalen. Indem der *Yogi* Konzentration übt, bekommt er Zugang zu sich selbst, er kehrt zu einem Zustand zurück, in dem er wieder wie ein „unbeschriebenes Blatt" ist. Dabei löst er sich nicht nur innerlich von seiner Umgebung, sondern vor allem von seiner eigenen Person (Ichempfindung) und befreit das Denkorgan von seinen natürlichen Aktivitäten und jeder spontanen Äußerung.

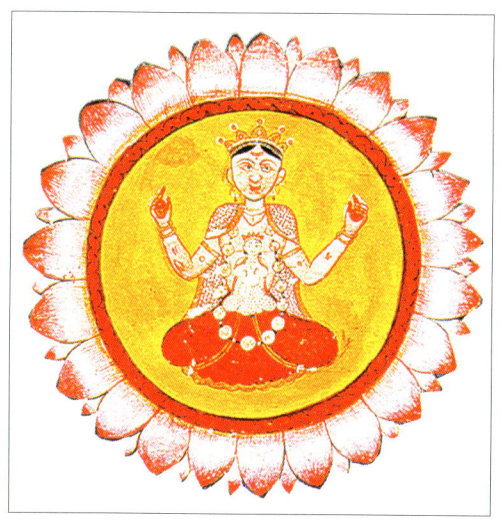

Es gibt im Yoga die verschiedensten Mittel, die Gedanken am Abschweifen zu hindern. Hierzu gehören beispielsweise die Konzentration auf den Atem, die Fixierung auf einen bestimmten Gegenstand mit geöffneten Augen *(Trataka)* und mit geschlossenen Augen *(Antara-Trataka)* oder auch die Fixierung auf die Nasenspitze *(Nasikagra-Drishti)*.

Bei der Konzentration kommt es darauf an, den Geist auf einen Punkt zu sammeln. *Ekagrata* ist der Sanskritbegriff für die Einpunktartigkeit der Konzentration, die nach Swami Vivekananda mit zwölf Sekunden einpunktartiger Konzentration beginnt, das heißt mit der Fähigkeit, sich zwölf Sekunden auf ein Objekt zu konzentrieren. Die Konzentration geht in die Meditation über, wenn die Einpunktartigkeit zwölf mal zwölf Sekunden aufrechterhalten werden kann. Bei dieser Konzentration handelt es sich um einen bewussten Verzicht der gewohnheitsmäßigen Gedankenverbindungen. Es geht darum, sich von den Assoziationen zu lösen und die Zerstreutheit zu überwinden.

Yoga ist die Fähigkeit, sich ausschließlich auf einen Gegenstand, eine Frage oder einen anderen Inhalt auszurichten und in dieser Ausrichtung ohne Ablenkung zu verweilen. Dann scheint in uns die Fähigkeit auf, etwas vollständig und richtig zu erkennen.

Yoga-Sutra

Große Disziplin und psychische Stärke sind erforderlich, um sich wenige Minuten auf ein Objekt zu konzentrie-

ren. Die Konzentration wird jedoch nicht durch Willensanstrengung erreicht, sondern durch physische und psychische Gelöstheit. Angestrengte Willensanspannung
führt zur Verkrampfung und vorzeitigen Ermüdung. In
der Sammlung des Geistes liegt das Geheimnis jeder er-
folgreichen Aktivität. Im täglichen Leben gilt es, sich nur
auf eine Handlung oder einen Gegenstand zu konzentrieren und alle anderen auszuschalten. Das, was wir tun,
sollen wir voll und ganz tun, und nichts anderes. Gelingt
uns dies, so können wir auch unsere Präsenz – uns selbst
und den anderen gegenüber – intensivieren.

Du kannst dir nicht beibringen, aufmerksam zu sein. Aber du
kannst dir bewusst machen, dass du unaufmerksam bist. Und
wenn du dir bewusst bist, dass du unaufmerksam bist, bist du
aufmerksam.

Krishnamurti

Nichts, was während der Meditation hochkommt, soll
verdrängt oder analysiert werden. Für einen harmonischen Fortschritt in der Meditation ist es besonders
wichtig, dass man alles so registriert, wie es ist. Die
Selbstbeobachtung umfasst sowohl das Beobachten
der Gedanken- und Gefühlsbewegungen als auch das
sorgfältige Studium unserer Körperfunktionen, wie der
Muskelbewegungen, des Pulsschlags, des Atemvorgangs
und so weiter.

Die Wissenschaft vom Yoga geht davon aus, dass
alle Impulse, Gedanken, Gefühle und Bedürfnisse, die
nicht abgeschlossen sind, weiterhin unterschwellig in

uns wirken und unsere Aufmerksamkeit auf sich ziehen. Gedanken, Gefühle und Bedürfnisse verschwinden nicht, wenn wir sie verdrängen. Alles, was unterdrückt wird, kommt auf Umwegen immer wieder zurück, oft getarnt bis zur Unkenntlichkeit. Die nicht akzeptierten Gefühle und Bedürfnisse „gehen in den Untergrund" und äußern sich indirekt durch Verstimmungen oder unser Verhalten. Die Folge ist, dass wir mit uns uneins werden und unzufrieden sind. Während der Meditation kommt man diesen unerledigten Konflikten sehr nahe. „Was wir sehen, wenn wir uns in der Selbstbeobachtung üben, ist oft genau das, was wir uns nie anschauen wollten. Es lässt uns vielleicht unwillig zurückschrecken: körperliche Grenzen und Schwächen, finstere Gedanken, unerfüllte Bedürfnisse, schmerzhafte Erfahrungen, unliebsame Einstellungen, Aggressionen, Gefühle der Einsamkeit und der eigenen Unzulänglichkeit, ‚graue Nebel' und ‚schwarze Löcher'. Bestimmt tauchen aber auch unvermutete Kräfte und Energien auf, die wir dann erst einmal freudig bestaunen. Alles ist möglich, wenn wir in der Stille Zugang zu den Tiefen und Untiefen unseres Geistes finden. Die höchste Kunst besteht darin, dass wir uns in unserem Sosein akzeptieren. Dazu gehört auch – und das ist vielleicht das Schwerste –, sich nicht mit den Schokoladenseiten unserer selbst zu identifizieren." (Ingrid Ramm-Bonwitt 2006 a, S. 142)

Sind die Geistestätigkeiten zur Ruhe gekommen, beginnen wir, uns selbst wirklich kennenzulernen. Die Loslösung von den *Vrttis,* den Konditionierungen, führt zu tiefer innerer Ruhe. Der Geist erreicht einen Zustand, in dem er keinerlei Eindrücke aufweist. Er ist klar, offen und völlig transparent. Im Sanskrit bezeichnet man die Freiheit vom Geist und all seinen inneren und äußeren Störungen als „transzendentales Alleinsein" *(Kaivala)*.

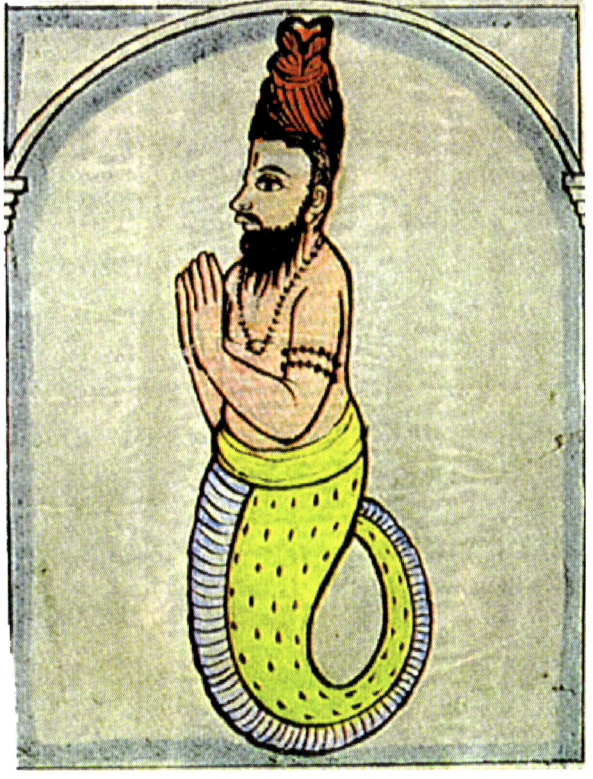

Patanjali, der Verfasser des Yoga-Sutra, bezeichnet den Yoga als Cit-ta-Vrtti-Nirodha, als einen inneren Zustand, in dem seelisch-geistige Bewegungen zur Ruhe kommen.

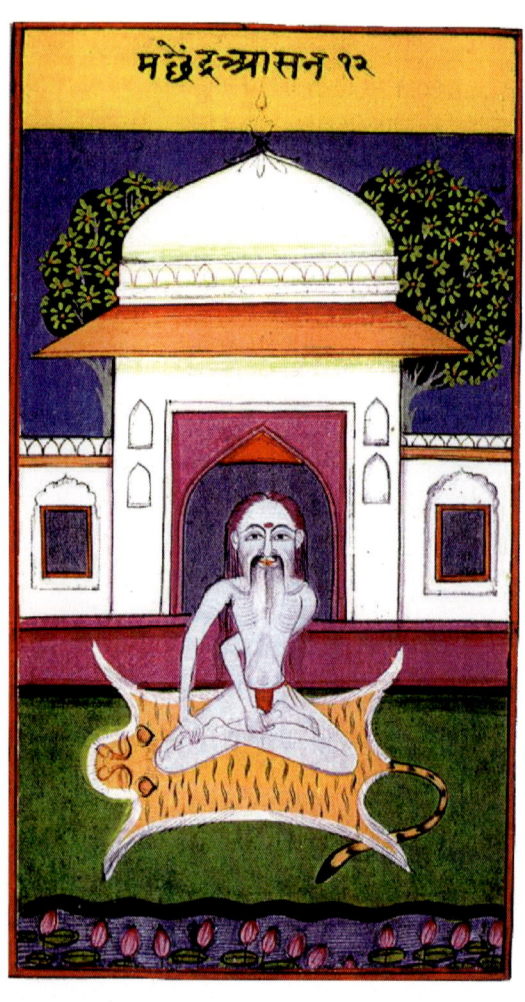

महेंद्रासन १२

*Für den Hatha-Übenden ist der Körper nicht einfach lebende Materie,
sondern eine geheimnisvolle Brücke zwischen spirituellem und körperlichem Sein.*

Sri Aurobindo

Hatha-Yoga

Lebensbejahende Philosophie

Ohne Meditation, ohne der Welt zu entsagen,
bleibe in Gesellschaft deiner Gefährtin zu Haus.
Vollkommenes Wissen ist nur zu erlangen,
wenn man die Freuden der Sinne genießt.

Saraha

Die in diesem Buch beschriebenen Körper-, Atem- und Entspannungsübungen entstammen dem *Hatha-Yoga*, dessen Wurzeln im *Tantrismus* liegen. *Tantra* lässt sich aus dem Wort „tan" ableiten, was „ausbreiten, vermehren" bedeutet. Mit *Tantra* lässt sich also all das bezeichnen, wodurch Wissen vermehrt oder entwickelt wird.

Obwohl der *Tantrismus* an keine bestimmte Religionsform gebunden ist, fand er doch seinen klarsten Ausdruck im *Hinduismus* und *Buddhismus*, deren philosophische Terminologie vom Streben des Menschen nach Vollendung durch die kosmische und psychische Einheit bestimmt ist.

Es ist bis heute nicht geklärt, welche der beiden tantrischen Traditionen die ältere ist, die des *Hinduismus* oder die des *Buddhismus*. Es ist wahrscheinlich, dass Methodik und Idee des *Tantrismus* auf eine viel ältere, gemeinsame Wurzel zurückgehen, die nicht direkt an diese beiden Hochreligionen gebunden war. Bereits im Yoga und in der vedischen Philosophie sind die Grundideen des *Tantrismus* zu finden. Somit ist der *Tantrismus* quasi das Endprodukt eines langen Entwicklungsprozesses, der im 8. Jahrhundert zu einem gesamtindischen Phänomen wurde. Das historisch Bedeutsame am *Tantrismus* besteht darin, dass Kulte, die bisher nur bei den nichtarischen Völkern und in den untersten Schichten ihre Anhänger hatten, allmählich auch Eingang in die sogenannten „höheren Religionen" fanden, die ihnen eine tiefsinnige philosophische Grundlage gaben.

Zwischen den beiden Hauptströmungen des *Tantrismus* gibt es zahlreiche Gemeinsamkeiten, Verwandtschaften und Querverbindungen, die sich aus zeitlichen und räumlichen Analogien ergeben haben.

Anders als andere Yoga-Formen fordert der *Tantrismus* keine radikale Weltabkehr, sondern bejaht eine spirituelle Bewusstseinserweiterung innerhalb der diesseitigen materiellen Existenz. Während andere spirituelle Ideologien materielle Wünsche als negative Verhaftungen und Hindernisse auf dem Weg zum höheren Bewusstsein betrachten, akzeptiert der *Tantrismus* diese als die primäre treibende Kraft im Universum. Der *Tantriker* geht nicht den Weg des Asketen, wie es in den anderen Yoga-Disziplinen üblich ist, sondern er bedient sich der Leidenschaften und Illusionen, die ihn an das Leben fesseln, und benutzt sie als Werkzeuge. Sämtliche Aspekte des irdischen Lebens, wie Essen, Trinken, Schlaf und Sexualität, werden integriert. In jeder Handlung sieht der *Tantriker* eine Gelegenheit, sich mit dem kosmischen Leben zu verschmelzen. Im *Hevajra Tantra* heißt es: „Was andere als Fessel betrachten, ist im *Tantra* die Quelle für die Befreiung." Der *Tantrismus* ist davon überzeugt, dass alle Energien als heilig zu betrachten sind und beim Streben nach Erleuchtung nutzbringend eingesetzt werden können. „Die meisten spirituellen Pfade versuchen, höhere Werte zu kultivieren, indem sie die Schattenseiten der Existenz strikt meiden. Hingegen versteht der *Tantrismus* Gut und Böse als einander ergänzende Pole des Lebens, die nicht getrennt voneinander existieren können. Deshalb leugnen die *Tantrikas* – so werden die Praktiker des *Tantrismus* genannt – auch nicht die „niedere" Natur des Menschen – die „Dämonen" der Psyche: Angst, Wut, Eifersucht, sexuelles Verlangen usw. Für sie ist die Sexualität keineswegs nur ein unumgängliches Hindernis, das die Befreiung oder Erleuchtung erschwert, sondern ein integraler Bestandteil des Lebens und ein wichtiges Werkzeug spiritueller Transformation. Die metaphysische Grundlage für die Welt- und lebensbejahende Sichtweise ist die tantrische Anschauung, dass die konkrete Welt, die sich ständig verändert *(Samsara)*, und die höchste Wirklichkeit *(Nirvana)* aus der Sicht des Erleuchteten ein und dasselbe sind oder, anders ausgedrückt, dass transzendente Wahrheit und relative Wahrheit im Augenblick der Erleuchtung eins werden." (Georg Feuerstein 1996 S. 72 f.)

Der *Tantrismus* macht nicht den psychologischen Fehler, sich nur auf den Aspekt des Positiven zu konzentrieren, weil das Ignorieren des dunklen Aspekts bedeuten würde, den Menschen wehrlos der dunklen Seite der Natur und seines Wesens zu überantworten. Er muss die beiden Seiten ganz erkennen, akzeptieren und integrieren. Alle Gegensätze haben ihren Ursprung ineinander und existieren bzw. wirken wechselseitig aus dem anderen. Tugend lässt sich nur im Gegensatz zum Laster erkennen; man würde den Tag nicht als Tag erkennen ohne die Nacht. Die Annahme des Negativen deutet schon auf dessen Gegenteil, das Positive, hin.

In diesem Zusammenhang ist ein Hinweis auf die Unausgeglichenheit des westlichen Denkens von Interesse, das dazu tendiert, immer nur eine Seite zu betonen, also eine Sache oder eine Situation als eindeutig positiv oder negativ zu bezeichnen. Es können aber Situationen im Leben auftreten, in denen eine positive Haltung nicht passend ist und zu unerfreulichen Ergebnissen führt, während eine negative Einstellung den Notwendigkeiten des Falles gerecht wird. Das Gleichgewicht erfordert, dass jede der beiden Kräfte zur rechten Zeit und am rechten Ort mit Flexibilität gehandhabt wird.

Der Name *Hatha* weist auf die tantrische Lehre hin, auf die der *Hatha-Yoga* aufgebaut ist. Im *Tantrismus* symbolisiert *„Ha"*, das männliche Prinzip, die positive Energie, die Sonne *(Surya)*, das Licht, die Kreativität, die Intuition und die Aktivität. *„Tha"*, das weibliche Prinzip, symbolisiert die negative Energie, den Mond *(Chandra)*, das Kühle, die Reflexion und die Passivität. Sonne und Mond werden als die Prinzipien betrachtet, die der Existenz zugrunde liegen. Der Mond, als das Prinzip der Stille und des höheren Bewusstseins steht für den Gott *Shiva*; die Sonne verkörpert *Shakti*, das Feuer der Zerstörung und die ungeheure Kraft des Wandels. Nach Auffassung des *Hatha-Yoga* vereinigt der menschliche

Körper in sich die negativen und positiven Energien des weiblichen und männlichen Prinzips, die durch die yogischen Techniken stimuliert und ins Gleichgewicht gebracht werden. Erst dann, wenn der Mensch diese beiden Polaritäten in sich harmonisiert, vermag er einen Zustand des Gleichgewichts zu erreichen und über sein begrenztes Vorstellungsvermögen hinauszukommen.

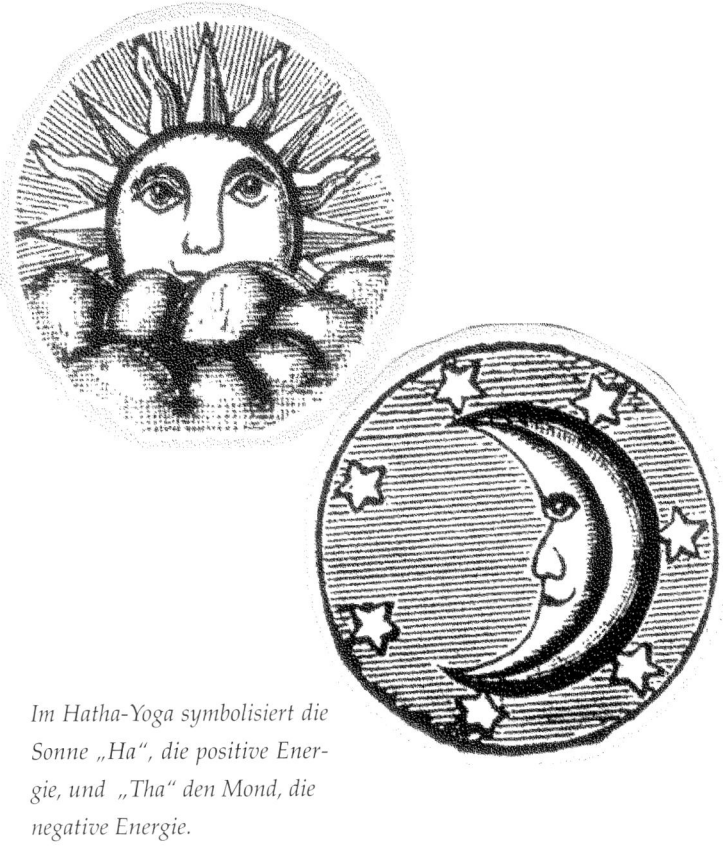

Im Hatha-Yoga symbolisiert die Sonne „Ha", die positive Energie, und „Tha" den Mond, die negative Energie.

Die Einheit von Sonne und Mond entspricht der Verschmelzung des göttlichen Paares. „Die Dialektik der Gegensätze ist das Lieblingsthema der *Tantriker*, die auf die Vereinigung der Gegensätze zielen und damit die Rückkehr zur ursprünglichen Einheit wiedererlangen wollen. Die Verbindung der Gegensätze wird in den tantrischen Texten als *Maithuna* (Vereinigung) bezeichnet. Diese Vereinigung, die traditionsgemäß von einem *Guru* vorbereitet wurde, vollzieht sich heute meist durch Sublimierung auf geistiger Ebene und wird durch entsprechende Götterpaare oder Symbole dargestellt." (Ingrid Ramm-Bonwitt 2006 b, S. 236) Nur durch die Verschmelzung der Polaritäten kann die letzte Wirklichkeit erfahren werden. Diese Vereinigung stellt im *Hatha-Yoga* eine wichtige Grundlage für die Übungspraxis dar; denn nur auf diese Weise können wir erfahren, dass Yoga Freude *(Bhoga)* ist.

Abbildung rechts: Radha und Krishna
Um die Aufhebung der Gegenpole am sinnfälligsten darzustellen, bedient sich der Tantrismus häufig sexueller Symbolik; denn nichts kann die Verschmelzung der Gegensätze so bildhaft zum Ausdruck bringen wie ein Paar in sexueller Vereinigung. Überall in der hinduistischen und buddhistischen Kunst findet man das zur mystischen Einheit verbundene göttliche Paar. Diese erotischen Darstellungen sind auch ein Symbol dafür, dass der erleuchtete Mensch zugleich männlich und weiblich ist.

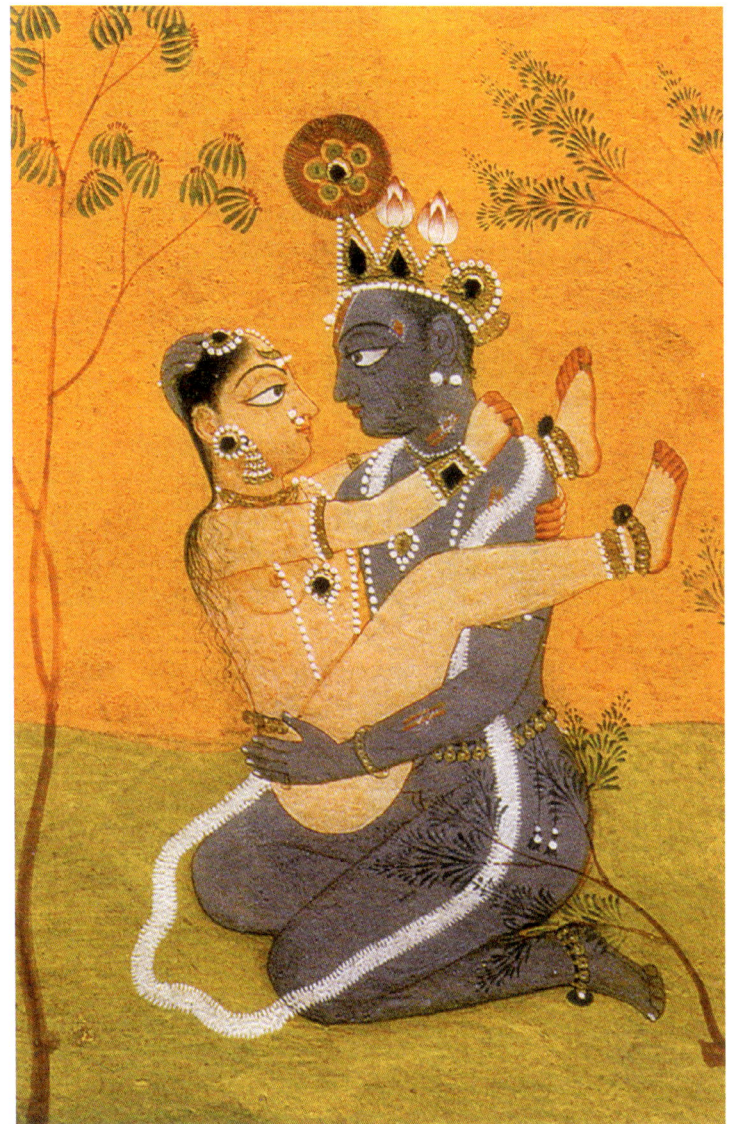

Verehrung der Frau

Die Frau erschafft das Universum,
sie ist der Körper dieses Universums selbst.
Die Frau ist der Halt der drei Welten,
sie ist die Essenz unseres Körpers.
Es gibt keine andere Seligkeit
als die von der Frau gestiftete.
Es gibt keinen anderen Weg
als den, den die Frau uns öffnen kann.
Ob gestern, heute oder morgen, es gab nie
und wird nimmer anderes Glück geben
als die Frau, weder Königreich
noch Pilgerfahrt, noch Yoga, noch Gebet,
noch magische Formel (Mantra), noch
Askese, noch Erfüllung gäbe es,
die nicht von der Frau gespendet.

Shaktisangama-Tantra

Ob als Weisheitsgefährtinnen *(Prajna)* im buddhistischen *Tantrismus* oder als eine Inkarnation der kosmischen Energie *(Shakti)* im hinduistischen *Tantrismus* – die Frau leistet mit ihren besonderen Stärken und Fähigkeiten einen besonderen Beitrag zur spirituellen Entwicklung. Der tantrische *Buddhismus* und der hinduistische *Shaktismus* teilen die Verehrung von Göttinnen bzw. die Sicht der Frau als die Verkörperung weiblicher Gottheiten. Beide Bewegungen neigen zu der Ansicht, dass das Universum aufgrund weiblicher Kreativität entstanden ist. Der *Tantrismus* feiert den Kosmos als eine Manifestation des Göttlichen, als ein Spiel der weiblichen Seite Gottes. Beide Religionen fordern in ihren Schriften Respekt vor Frauen und drohen denjenigen Strafen an, die dieses Gebot missachten.

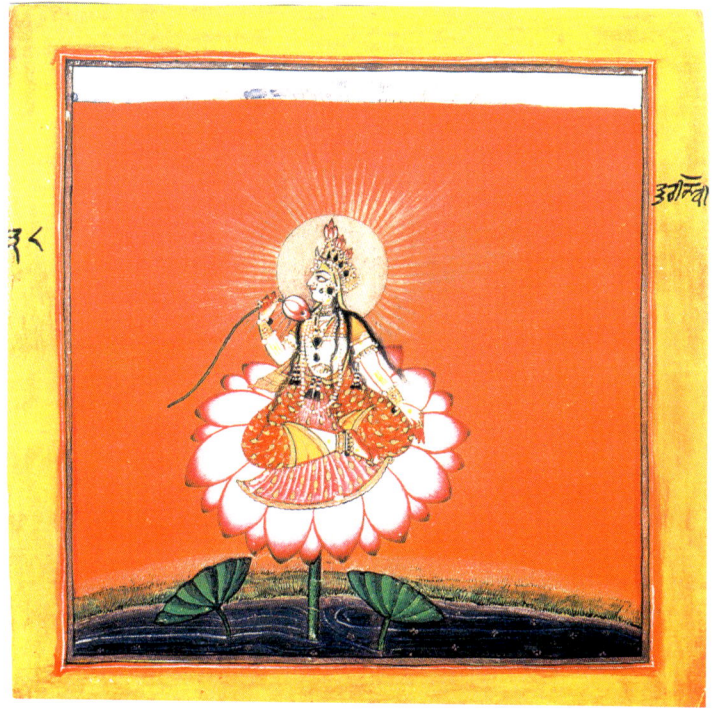

Devi, die Göttin oder „die Strahlende", auf einer Lotosblüte sitzend. Im Tantrismus verkörpert jede Frau, ob alt oder jung, schön oder hässlich, gut oder böse, Devi. Sie ist die absolute Frau, die kosmische Mutter. (Punjab, Basohli, 17. Jh.)

sonderen tantrischen Gelübde, in dem sich der männliche *Tantriker* verpflichtet, Frauen niemals zu schmähen oder herabzusetzen. An einer Stelle des *Kaulavalinirnaya* heißt es:

Man sollte eine Frau nicht schlagen,
und sei es auch nur mit einer Blume,
selbst wenn sie hundert Missetaten begangen hat.

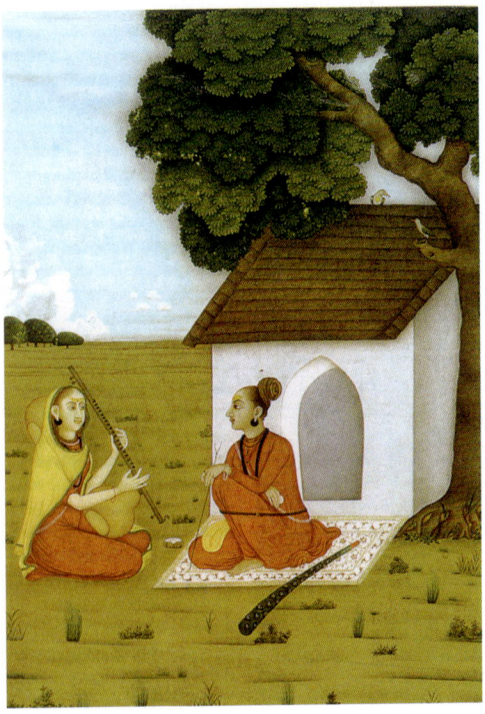

Yogini und Schülerin (Bengalen, 18. Jh.) Dieses Bild, das einen weiblichen Guru mit ihrer Schülerin darstellt, deutet darauf hin, dass Yoga und der spirituelle Weg nie allein den Männern vorbehalten war.

In den tantrischen Texten werden die *Yogini* oder die Heldinnen *(Vira)* als Frauen dargestellt, die gewillt sind, sich den Herausforderungen des tantrischen Pfades zu stellen, um die Perlen der Erleuchtung zu gewinnen. Fortschritte auf diesem Weg führen zu übernatürlichen Kräften *(Siddhis)* und zur Erkenntnis der ihnen innewohnenden Göttlichkeit. Die tantrische Literatur zeichnet ein Bild von mutigen und selbstbewussten Frauen, die sich Ehrfurcht und Bewunderung verschaffen. Da Frauen an jedem Aspekt der tantrischen Praxis beteiligt waren, übernahmen sie – den Männern in Weisheit, magischen Kräften und spiritueller Erfahrung völlig gleichberechtigt – Verantwortung und religiöse Leitung.

Die Identifikation der Frau mit der Göttin, der kosmischen Energie, gibt ihr ein unerschütterliches Selbstbewusstsein, den „göttlichen Stolz", der sie zu körperlicher und geistiger Abenteuerlust inspiriert. Grundlage ihrer Beziehung zu einem Mann ist die leidenschaftliche Hingabe an dieselben spirituellen Ziele und Ideale. Sucht sie nach einem Gefährten, geht es ihr darum, in dieser Beziehung ihre religiösen Ideale von Ganzheit und Harmonie zu erfüllen. Da die *Yogini* auf das Wohlwollen der Männer nicht angewiesen sind, beschreibt die tantrische Literatur sie als der männlichen Wertschätzung gegenüber völlig unbekümmert. „Der Sinn der Frauen für Freiheit von männlicher Autorität wurde auch durch die Tatsache bestärkt, dass sie in ihrem religiösen Fortschritt von männlicher Zustimmung weder in Theorie noch in Praxis abhingen. Kein männlicher Klerus versperrte ihnen den Weg und auch kein Versprechen metaphysischen

Vorteils durch Unterwerfung unter männliche Autorität. Frauen konnten selbstbestimmt der tantrischen Lehre nachgehen. Sie mussten nur von einem *Guru* angenommen werden, und dieser *Guru* konnte ein Mann oder eine Frau sein. Dieser Furchtlosigkeit, die frei war von Unterwürfigkeit, entsprachen auch die tantrischen Partnerschaften. Die Frauen mussten keine Beziehungen zu Männern eingehen, um sich selbst zu bestätigen, ihr soziales Ansehen oder die moralische Ordnung aufrechtzuerhalten. Dies gab der Frau die Freiheit, Beziehungen nur zum Zweck ihrer eigenen Erleuchtung einzugehen." (Miranda Shaw 1997, S. 91)

Während in den buddhistischen *Tantras* das Weibliche den passiven Pol der transzendenten Weisheit *(Prajna)* darstellt, bildet in den hinduistischen *Tantras* der weibliche Aspekt den dynamischen Pol. Das weibliche Prinzip oder *Shakti*, das durch die Göttin *Devi* personifiziert wird, „erschafft in Verbindung mit dem männlichen Prinzip – wobei das männliche dem weiblichen Prinzip immer zweitrangig und untergeordnet ist – den Kosmos, indem es seine Kraft zur Wandlung einsetzt." (Agehananda Bharati 1977, S. 174) In den hinduistischen *Tantras* liegt die gesamte Aktivität aufseiten der *Shakti*, der Liebenden, während die männliche Gottheit völlig passiv bleibt.

Shiva ist der ruhende Pol, der auf dem Gipfel des eisigen Weltenberges in tiefster Kontemplation verharrt. *Shakti* ist die feurige Kurtisane der Weltillusion *(Maya)*, die alles in Bewegung bringt, erhält und wieder auflöst. Mit unzähligen Schleiern und Hüllen, einer schöner oder schrecklicher als der andere, umtanzt sie den meditierenden *Shiva*. Da *Shiva* nur der stumme Beobachter ist, *Shakti* aber die Kraft selber, beten ihre Verehrer ausschließlich die Große Göttin *(Mahadevi)* an. In all ihren Erscheinungen, sei es als die mütterliche *Parvati*, die unnahbare *Durga* oder als die schwarze grauenerregende *Kali*, wird sie von den Hindus verehrt. „Alles wird ihr als zu ihr gehörend zu Füßen gelegt, jeder Schrecken und jede Angst. Außer ihr gibt es keine Kraft, die mit alldem fertig werden könnte. Nur das Licht des Bewusstseins, auch das Gebet, Verehrung, *Mantra*-Singen und Andacht, kann den unberechenbaren Fluss der *Shakti*-Energie kanalisieren, kann sie zähmen und verwandeln. Im inneren Mikrokosmos des Menschen ist es ähnlich wie mit den Naturgewalten. Dunkle, unberechenbare Leidenschaften steigen aus brodelnden Tiefen auf, und die Sexual- und Triebgewalt kommt so manchem vor wie eine nicht zu bändigende Riesenschlange. Da hilft kein Unterdrücken oder Wegrennen. Ebendiese Triebgewalt gilt es, vom Licht des Geistes erhellt, zu nutzen, um Ausgeglichenheit und Lebensfreude wiederherzustellen. Das Bild des *Vishnu*, der gelassen auf der Weltenschlange ruht, oder des *Krishna*, der auf dem Haupt einer Schlange tanzt, will besagen, dass allem Sein diese schöpferisch-zerstörerische *Shakti*-Kraft zugrunde liegt. (Ohne sie ist auch *Shiva* kraftlos, hässlich, ja praktisch tot.) Sigmund Freud nannte die alles durchdringende Vitalkraft ‚Libido' und wusste, dass man sie nicht einfach unterdrücken kann." (Wolf-Dieter Storl 2002, S. 184 f.)

113

In tantrischen Kreisen durchzieht die Verehrung von
Frauen den gesamten Alltag des Mannes. Die Göttlichkeit der Frau bedeutet, ihr zu geben, was sie verlangt.
Im Grunde besteht das Herzstück des *Tantrismus* darin,
„zu den unergründlichen Tiefen der Frau vorzudringen,
die in der realen alltäglichen Frau verborgen sind … Sie
ist die Göttin, das heißt die Inkarnation einer letzten
kosmischen Energie, lebendig und gegenwärtig, selbst
wenn sie es nicht weiß. Nicht nur der Mann muss seine
Haltung ändern, sondern auch die Frau, die sich ihres
Mysteriums im Allgemeinen nicht bewusst ist. Für den
Tantriker stellt sich das Mysterium der Frau in ihrer selt-
samen, irrationalen und unberechenbaren Natur dar, die
für ihn unbegreiflich ist. Doch ihr wahres Mysterium ist
das des Lebens, denn ob Mann oder Frau, unser aller
Leben hat im Mutterleib begonnen." (André van Lysebeth 1990, S. 182 f.)

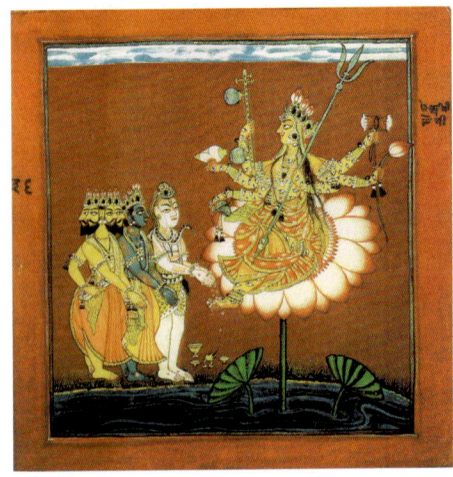

Die tantrische Göttin
Indrakashi und ihre
göttlichen Verehrer
Shiva, Vishnu und
Brahma
(Punjab, Basohli, 17. Jh.)

Geschichte und Mythologie

In den einschlägigen Quellen des Hatha-Yoga vermischen sich Geschichte und Mythos innig miteinander.

Mikel Burley

Bereits in der Harappa-Kultur (bzw. in der Indus-*Sarasvati*-Kultur, wie man sie jetzt nennt), deren Höhepunkt sich zwischen ca. 2500 und 2000 v. Chr. datieren lässt, fand man in ikonografischen Darstellungen die im *Hatha-Yoga* praktizierten Körperstellungen. Sogar der Gott *Shiva* wurde als Gott mit drei Gesichtern, auf einem niedrigen Thron sitzend, in einer charakteristischen Yoga-Stellung mit gekreuzten Beinen gezeigt.

Nach Ansicht einiger Forscher liegen die Ursprünge des *Hatha-Yoga* mehrere tausend Jahre zurück. So behauptet der indische Sanskritforscher Shriman T. Krishnamacharya, dass die erste authentische Quelle der *Yoga-Korunta* sei, eine 1500 Jahre alte Handschrift. „Der Stil, in dem diese abgefasst ist, scheint eher von einer mündlichen Überlieferung geprägt, die dem klassischen Sanskrit voranging und möglicherweise bis 5000 Jahre alt ist." (Beryl Birsch, zitiert in Mikel Burley 2005, S. 30) Andere Forscher nehmen an, dass der *Hatha-Yoga* irgendwann zwischen dem 9. und 10. Jahrhundert entstanden ist.

Die gesamte alte Literatur Indiens, von den *Tantras*, über die *Puranas* bis hin zu den Veden, beschreiben die im *Hatha-Yoga* dargestellten Körperhaltungen, ohne jedoch das Wort *Hatha* zu erwähnen.

Der Begriff *Hatha-Yoga* ist mit dem Namen eines Asketen verknüpft: *Gorakshanatha* („Hüter des Lichts"), der Begründer des *Kanaphata-Yogi-Ordens,* entlockt fast jedem Inder ein Gefühl der Ehrfurcht und Bewunderung. Er gilt als die große spirituelle Persönlichkeit in der bekanntesten Yoga-Strömung aller Zeiten, der der shivaitischen *Nath-Yogins.* Er soll in enger Beziehung zum tantrischen *Buddhismus* und *Hinduismus* gestanden haben. Er verwirklichte eine Synthese zwischen den Elementen des tantrischen *Buddhismus* und denen des shivaitischen

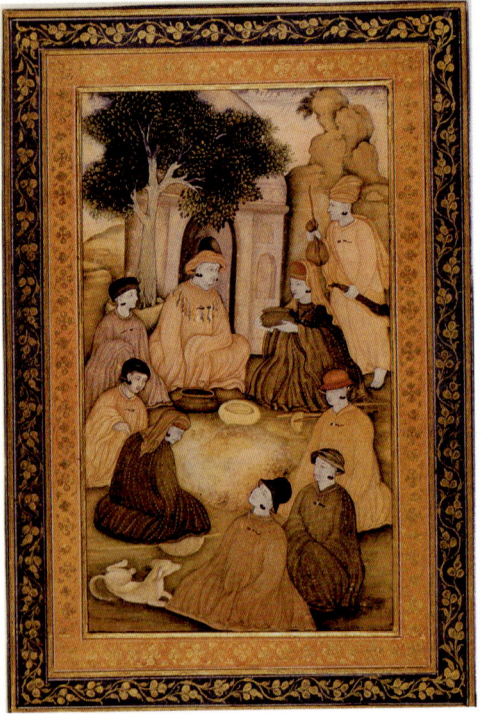

Kanaphata-Yogi (17. Jh., Jaipur) Viele Yogis führen sich auf Gorakshanatha zurück und nennen sich Goraknati oder Kanapatha-Yogi. Die zweite Bezeichnung knüpft sich daran, dass man ihnen bei der Initiation die Ohren durchbohrt und riesige Ohrringe darin befestigt.

Tantrismus, der Magie, der Alchemie und des Yoga. Die Literatur der *Kanaphata-Yogis* enthält eine Anzahl von Texten, wie *Hatha-Yoga-Pradipika*, *Gheranda-Samhita* und *Shiva-Samhita*.

Bis heute besitzt *Gorakshanatha* den Status des größten Meisters. Allen *Nath-Yogins* gilt er als Gottheit und größter *Guru* zugleich. Über die geschichtliche Persönlichkeit dieses Mannes ist fast nichts bekannt, außer dass er zwischen dem 9. und 12. Jahrhundert nach Christus gelebt haben soll. Vieles deutet darauf hin, dass er in Bengalen geboren ist. Jeder Teil Indiens beansprucht ihn jedoch als Sohn seines Volkes.

Zu den bekanntesten Legenden über seine Geburt zählt folgende:

„Der große Matsyendranatha besaß die Fähigkeit, zu fliegen und auf dem Wasser zu gehen, hatte aber keine Schüler. Er pflegte jeden Tag eine kleine Menge für seinen Lebensunterhalt an den Türen der Dörfer zu erbetteln und kam so eines Tages zu dem Haus einer reichen Familie. Er wusste nicht, ob die Besitzer des Hauses reich oder arm waren, erhielt aber erlesene Speisen aus der Hand der Hausherrin, die ihm jedoch sehr bedrückt erschien. Darum fragte er sie nach dem Grund ihrer Traurigkeit. Sie antwortete ihm: ‚Nicht nur heute bin ich traurig, sondern schon seit langer Zeit.'

Abermals nach dem Grund ihres bedauerlichen Zustandes gefragt, erzählte ihm die Frau von ihrer Not. Sie hätte noch kein Kind bekommen und so gerne wenigstens eines gehabt.

*Zu ihrer Verwunderung versicherte ihr darauf Matsyendrana-
tha: ,Ach, das ist ganz einfach. Ich gebe dir ein wenig Asche.
Du brauchst sie nur zu essen, und nach einiger Zeit wirst du
ein Kind gebären.'*

*Tief beeindruckt gab sie dem Yogin seine Speise und ging
mit den erstaunlichen Neuigkeiten zu ihren Nachbarn. Die
Freunde aber lachten sie aus und behaupteten, dass alle Yo-
gins nur Schurken seien und man ihnen nicht trauen solle.
So zweifelte sie nun an den Anweisungen des Yogin und warf
die Asche, anstatt sie zu sich zu nehmen, auf einen großen
Haufen Heu.*

*Zwölf Jahre später aber kam Matsyendranatha wieder an dem
Haus dieser Familie vorüber und bat abermals um Almosen.
Als die Hausherrin die Tür geöffnet hatte, fragte er sie: 'Mutter, wie geht es deinem Kind?' – ,Meinem Kind?' fragte sie
erstaunt. ,Ich habe niemals ein Kind geboren.' – ,Aber du
wolltest so sehnsüchtig ein Kind haben, und ich gab dir die
Asche, die du verzehren solltest.'*

*Die Frau musste zugeben, dass ihre Freunde ihr Zweifel an
dem Versprechen des Yogin in die Ohren gesetzt hatten und
sie daher die Asche weggeworfen hatte. Sie zeigte Matsyendranatha den Heuhaufen, auf den sie die heilige Asche geworfen
hatte. Ohne ein Wort zu sprechen, zerteilte der Yogin das
Heu. Darunter saß ein wunderschöner zwölfjähriger Junge.
Er meditierte und atmete völlig normal und ruhig.*

Die unglückliche Frau wollte nun, auf eindrucksvolle Weise ihrer Dummheit belehrt, den kleinen Yogin als ihren Jungen zu sich nehmen, aber Matsyendranatha sagte einfach: ‚Nein.' Der Junge, dessen Name Gorakshanatha war, folgte fortan Matsyendranatha und lebte zusammen mit dem großen Yogin, der nun einen Schüler hatte. Er lehrte den Gorakshanatha das spirituelle Leben und die Meditation und gab seinem Schüler bald große okkulte und spirituelle Kräfte.“ (Zitiert in Jyotishman Dam 1998, S. 81 f.)

Aus dieser Legende geht demnach hervor, dass *Matsyendranatha* als ein *Guru Gorakshanathas* gilt. Die Verbindung zwischen *Matsyendranatha* und *Gorakshanatha* gleicht der idealen Verbindung zwischen Meister und Schüler. Denn um in die esoterischen Lehren des Yoga eingeweiht werden zu können, musste man nicht nur entsprechende geistige Voraussetzungen mitbringen, sondern man benötigte vor allem einen befähigten Meister.

Matsyendranatha soll zur Kaste der „*Kaivarttas*“, der Fischer, gehört haben. Das Symbol des Fisches und des Fischers tritt in zahlreichen Kulturen im Zusammenhang mit einer Offenbarung auf. Die neue „Offenbarung“ mündete in eine Erneuerungsbewegung, die sich gegen alle Äußerlichkeiten, wie Schriftgelehrsamkeit, Rituale und dogmatische Arroganz, wandte. Diese Reformbewegung, die von *Gorakshanatha* und *Matsyendranatha* ins Leben gerufen wurde, führte die Menschen zur Essenz des Yoga und verschaffte den Yoga-Lehren eine breite Basis im Volk.

Gorakshanatha und *Matsyendranatha* zeigten ihren Schülern Methoden, Selbsterkenntnis zu erlangen und das eigene Schicksal positiv zu gestalten. Somit konnten die Menschen ihr Geschick selbst in die Hand nehmen und Verantwortung für ihr Leben im Hier und Jetzt übernehmen.

Nach einer Überlieferung soll *Matsyendranatha* die Offenbarung direkt von *Shiva* erhalten haben. Der Mythos spricht von einem Initiationsgespräch zwischen *Shiva* und seiner Frau *Parvati*, der Schwester der *Ganga* (Ganges) und der Tochter des Himalaja. Es heißt, dass *Shiva* sich eines Tages mit seiner Gattin auf eine einsame Insel zurückzog, um sie in der Yoga-Disziplin zu unterweisen. *Parvati* war dabei eingeschlafen, aber ein mächtiger Weiser namens *Lokeshvara* („Herr der Welt"), der sich in einen Fisch verwandelt hatte, war zum Glück in der Lage, die Belehrungen unbemerkt zu belauschen, die eigentlich für die Ohren *Parvatis* bestimmt gewesen waren. Statt seine schläfrige Frau wies er nun den Fisch, der aufgrund dieser Episode auch *Matsyendranatha* („Herr der Fische") genannt wird, in die Geheimnisse des Yoga ein. Er besprengte ihn mit Wasser, und sogleich nahm der Fisch menschliche Gestalt an. *Shiva* erteilte ihm die Erlaubnis, die Lehre des *Hatha-Yoga* unter den Menschen zu verbreiten. *Masyendranatha* seinerseits weihte *Gorakshanatha* in den *Hatha-Yoga* ein.

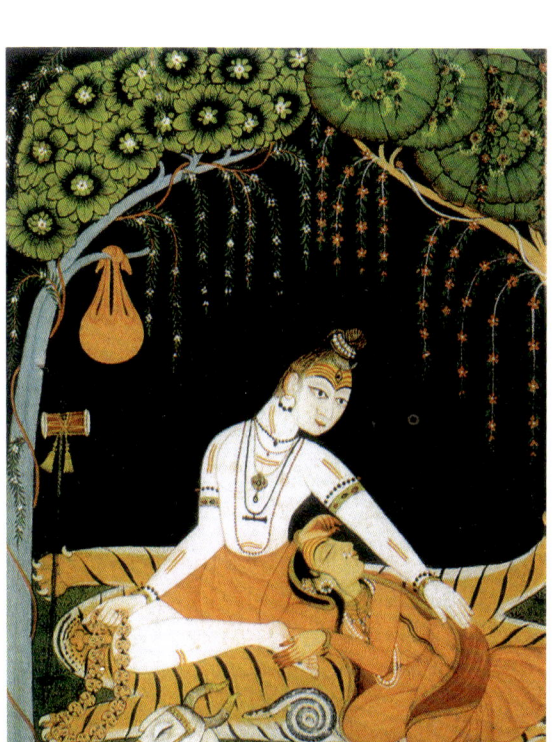

Shiva mit seiner Gemahlin Parvati
Parvati akzeptierte Shiva als Guru, der sie die Yoga-Dis-
ziplin lehrte. Shiva seinerseits nahm Parvati als Lehrmeis-
terin an und würdigte ihre spirituellen Kräfte und tiefen

Die Legende zeigt, dass die überlieferte Lehre letzten
Endes nicht menschlichen, sondern göttlichen Ursprungs
ist. Als der eigentliche Verkünder des *Hatha-Yoga* gilt *Shi-*
va, der „große *Yogi*" (*Maha-Yogi*) oder der „große Gott"

Mahadeva. Folglich steht der *Hatha-Yoga* vor allem in der shivaitischen Tradition. „Durch diese ‚Genealogie des Wissens', bis zu göttlichen Ursprüngen zurückgeführt, erhält der Ursprung des *Hatha-Yoga* vor allem aber auch eine symbolische Deutung." (Mikel Burley 2005, S. 92)

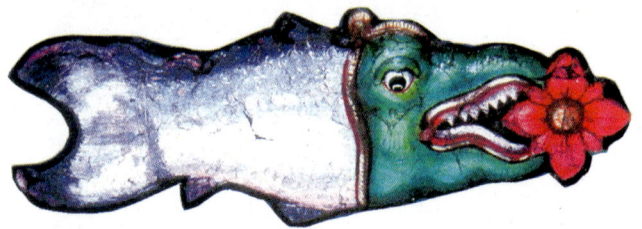

Nach einer Legende hörte der Weise Lokeshvara, der sich in einen Fisch verwandelt hatte, Shivas Unterweisungen in den Yoga zu. Mit offenem Maul stand er ganz still im Wasser, um an den Geheimlehren des Yoga teilzuhaben.

So verkörpert *Shiva* das „höchste Selbst" *(Paramatman)* und *Parvati*, seine Frau, das „individuelle Selbst" *(Jivan-atman)*. „Da es Ziel und Schicksal jedes Individuums ist, seine wahre Identität als transzendentes Selbst zu erkennen, betrachtet der *Yogin* sich als diesem Selbst vermählt – zumindest so lange, bis er weiß, dass er dieses Selbst ist. Aus der Perspektive der egoverhafteten Persönlichkeit sind wir daher alle *Parvatis*, aus der Perspektive des Absoluten hingegen sind wir *Shiva*. *Shiva* ist unwandelbare Quelle, *Parvati* dynamische Energie *(Shakti)*, und nur die Perspektive, unter der diese erscheint, entscheidet darüber, welche der Aspekte hervortritt. Wenn *Parvati* für das individuelle Selbst *(Jivanatman)* eintritt,

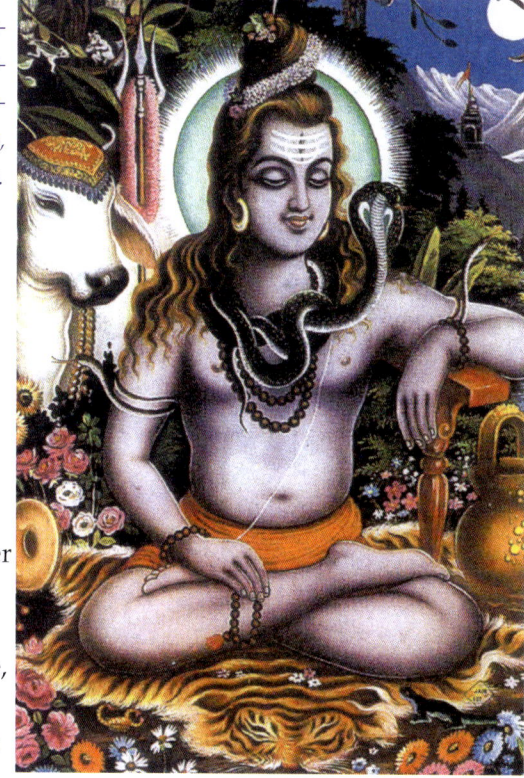

Shiva, der Maha-Yogi, gilt im Hatha-Yoga als Ursprung der Lehre, als höchster Guru.

dann unter einem bedeutsamen lebenspraktischen Aspekt: Dass sie während der Erteilung des Wissens einnickt, legt nahe, dass auch wir im Alltag nicht wach genug sind, um die Stimme unseres wahren Selbst zu hören." (Mikel Burley 2005, S. 92 f.)

Wollte man in den Yoga-Texten das mythische Material vom historischen trennen, würde man auf große Schwierigkeiten stoßen. In der gesamten Erlösungsliteratur Indiens besteht die Aufgabe der Geschichte und des Mythos darin, die ewige Wahrheit zu verkünden: die der Identität von *Shiva* und *Shakti*.

Obwohl Shiva und Parvati zwei verschiedene Gottheiten darstellen,
symbolisieren sie den dynamischen und statischen Aspekt des Göttlichen.
Shiva ist das Selbst, das Absolute,
und Parvati die Aktivität,
die Energie.

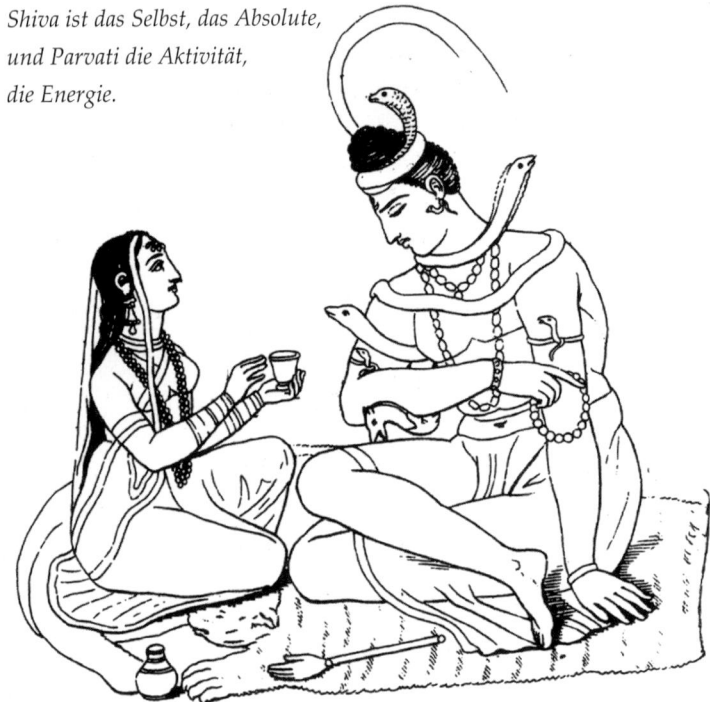

Der *Hatha-Yoga* erfreute sich im Mittelalter in ganz Indien großer Beliebtheit, weil er im Gegensatz zum klassischen Yoga allen sozialen Schichten zugänglich war.
Die Anhänger und Anhängerinnen des tantrischen *Hatha-Yoga* kamen aus den unterschiedlichsten sozialen
Schichten und Lebensräumen. Nach 1500 n. Chr. verlor
der *Hatha-Yoga* an Popularität, da sich nun wieder die
orthodoxen Strömungen durchsetzten und das Üben
des Yoga an eine gewisse Kastenzugehörigkeit geknüpft

war. Nur wenige der Traditionslinien existierten weiter. Im Zeitraum von 1600 bis 1900 ist der *Hatha-Yoga* gewissermaßen in Vergessenheit geraten. Im 20. Jahrhundert erfuhren der *Hatha-Yoga* und andere Yoga-Formen dann eine enorme Wiederbelebung, die damit zu erklären ist, dass sich die Inder – infolge der Kolonialisierung durch die Engländer – wieder auf ihre Kultur besonnen hatten. Auch das Interesse westlicher Indologen, Philosophen, Psychiater und Psychologen am Yoga trug zu seiner Renaissance bei.

In Europa wurden der *Hatha-Yoga* und der klassische Yoga des *Patanjali* um 1930 bekannt. Das große Interesse an Yoga und Psychologie, das bereits zu dieser Zeit bestand, spiegelt die Situation des modernen Menschen wider, die von einer tief greifenden Desorientierung geprägt ist. Die Tatsache, dass die Menschen derartig sehnsüchtig nach der geistig-seelischen Hilfe greifen, welche die indischen Yoga-Lehren bereithalten, zeigt, wie tief das geistige Bedürfnis nach der Einheit von Körper, Geist und Seele ist. Man hofft, in Indien eine seelisch-geistige Heimat zu finden, einen Ort der Zuflucht, um dem pragmatischen Rationalismus des westlichen Denkens zu entgehen. So haben Schriftsteller, Kulturanalytiker und Philosophen ihren eigenen Indien-Mythos von einem Land des spirituellen Strebens und ganzheitlichen Lebens geschaffen. Um die Jahrhundertwende suchten theosophische Sekten, Anthroposophen und Indien-Reisende wie Hermann Graf von Keyserling sowohl praktisch als auch theoretisch in die Lehre des Yoga einzudringen. C. G. Jung zeigte später aus kulturanalytischer und tiefenpsychologischer Sicht, „wie dieses Interesse aus der Not einer durch die Zivilisation erdrückten Psyche entspringt. Das Bedürfnis, die verschütteten Lebensquellen der eigenen Seele, den inneren Menschen am Leben zu erhalten, treibt den Westen zum Indien des Yoga, so lautet die Analyse Jungs." (Veena Kade-Luthra: Sehnsucht nach Indien 2006, S. 29) Der westliche Mensch „kenne seine Seele nicht, die sich selbstmörderisch gegen ihn empört."(C. G. Jung in: Veena Kadre-Luthra: Sehnsucht nach Indien 2006, S. 190)

Wenn es einen Ort auf der Erde gibt, wo alle Träume lebendiger Menschen seit den ersten Tagen, da der Mensch den Traum des Lebens zu träumen begann, eine Heimat gefunden haben, dann ist es Indien.

Romain Rolland

In den 1960er-Jahren wurde der *Hatha-Yoga* zu einer äußerst populären Methode in der westlichen Welt, entwickelte sich jedoch schnell zum „esoterischen Turnspaß", der die psychologischen und geistigen Zusammenhänge außer Acht ließ. Mittlerweile ist der *Hatha-Yoga* in Bereichen wie Körperkultur und Stressbewältigung ein selbstverständliches Element und hat (laut einem Bericht im Spiegel vom Oktober 2005) als „Gymnastik mit dem spirituellen Überbau" mittlerweile in Deutschland vier Millionen Anhänger. Volkshochschulen und nahezu jedes Fitnesscenter bieten heute *Hatha-Yoga*-Kurse an. Dabei konzentrieren sich viele Schulen auf den Fitnessaspekt und die gesundheitsfördernde Wirkung. Daher ist bewusst darauf zu achten, die geistige Komponente nicht zu sehr zu vernachlässigen, weil der *Hatha-Yoga* sonst zu einem „Lifestyle-Produkt" degradiert werden könnte.

Der Körper als Werkzeug

Der Yogi betrachtet seinen physischen Körper als Instrument auf dem Weg zur Vollendung.

Swami Devananda

Im Westen verbindet man den *Hatha-Yoga* meist mit Körperübungen und verschiedenen Entspannungstechniken. Obwohl der *Hatha-Yoga* über Methoden verfügt, körperliche Fitness zu erlangen und das Nervensystem zu stärken, gilt er traditionell als ein umfassendes System körperlichen und geistigen Trainings. Für den *Tantriker* ist „Heiligkeit" nur in einem „göttlichen Körper" zu realisieren. Der Körper ist das geeignetste Werkzeug, um den „Tod zu besiegen".

Für den *Hatha-Yogin* ist der Körper Tempel seines geistigen Lebens, und seine Aufgabe sieht er darin, diesen Tempel zu verschönern, ihn gesund und rein zu erhalten. „*Hatha-Yoga* ist in letzter Konsequenz ein Pfad zum vollkommenen Selbst-Gewahrsein und als solcher nicht bloß auf die Vervollkommnung des Körpers ausgerichtet. Er umfasst alles, was moderne Yoga-Schulen lehren, geht aber gleichzeitig weit über deren therapie-

und körperorientierten Ansatz hinaus." (Mikel Burley 2005, S. 7)

Im *Hatha-Yoga* kommt dem Körper eine Bedeutung zu, die in der Geschichte der Spiritualität wohl einzigartig ist. Der Körper und die ihm innewohnende Lebenskraft *(Prana)* sind beim *Hatha-Yoga* die Schlüssel, mit denen die Türen zu einem mystischen, geistigen Zustand geöffnet werden können. Durch die Praktiken soll der Leib verklärt werden, um „Unsterblichkeit" zu erlangen. Der *Hatha-Yoga* ist damit ein „Weg des Körpers" *(Kaya-Sadhana)*.

Der Körper wird als eine Quelle tiefster Weisheit gesehen, als eine Möglichkeit, sich selbst zu erforschen und zu erfahren. Indem man einen Dialog mit seinem Körper beginnt, fängt man nicht nur an, sich selbst kennenzu-

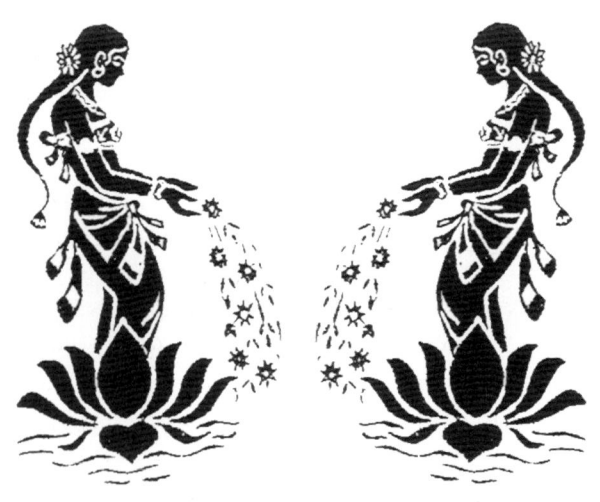

lernen, sondern auch, mit dem gesamten Universum in Kontakt zu treten. Dem *Yogi*, dem es gelingt, seinen Körper mit Hilfe der Körperstellungen *(Asanas)*, der Muskelkontraktionen an Schlüsselstellen des Körpers *(Bandhas)*, der Hand- und Körperhaltungen *(Mudras)* und der Atemübungen *(Pranayama)* zu kontrollieren, wird auch in der Lage sein, Geist und Emotionen zu beherrschen. Diese Techniken lehren den Schüler, sich des Körpers als Ganzen besser bewusst zu werden, ohne ihn vom Geist und von den Einflüssen der Sinne zu trennen. Die geheime Botschaft des *Hatha-Yoga*, dessen Ziel es ist, den Yoga-Schüler zur physischen, psychischen und spirituellen Harmonie zu führen, kann nur durch die intuitive Wahrnehmung aufgenommen werden.

Hatha-Yoga kann nicht im Sinne einer gymnastischen Übung praktiziert werden. Die seelischen Vorgänge müssen voll integriert sein. Darin liegt das Besondere, wenn man ihn mit westlichen Übungsformen, seien sie körperlicher oder geistiger Art, vergleicht. Die Übungen müssen mit Konzentration und Innerlichkeit ausgeführt werden. Durch meditative Ausführung der Körper- und Atemübungen entsteht eine innere Kraft, die mit rein äußerlicher Nachahmung nicht erreicht werden kann. Aus dieser Sicht wird auch der rituelle Charakter des Yoga verständlich, der bei Indern noch traditionell erhalten ist. Das typisch Indische des Yoga kann dem westlichen Menschen erst dann in seinem tieferen Sinn offenbar werden, wenn er den Zusammenhang von Körperhaltung und Atemübung verinnerlicht hat.

Von der Wortbedeutung her kann man *Hatha-Yoga*

auch als den „Yoga der gewaltsamen Anstrengung" be-
zeichnen. Der Ausdruck „gewaltsam" ist aber eher im
Sinne von „intensiv" zu verstehen, also dass wir uns für
alles, was wir im Leben erreichen wollen, mit ganzem
Herzen einsetzen müssen. Für den *Hatha-Yogi* soll der
Körper gesund, stark, stabil und ausdauernd sein, damit
er zu einer Quelle für Lust und Freude werden kann.
Diese beiden Begriffe – Lust und Freude – stehen in der
Geschichte spiritueller Techniken das erste Mal an zen-
traler Stelle. Nur im Zustand der Freude *(Bhoga)* kann
Gott wirklich erfahren werden; denn Gott ist für den
Hatha-Yogin gleichbedeutend mit Freude.

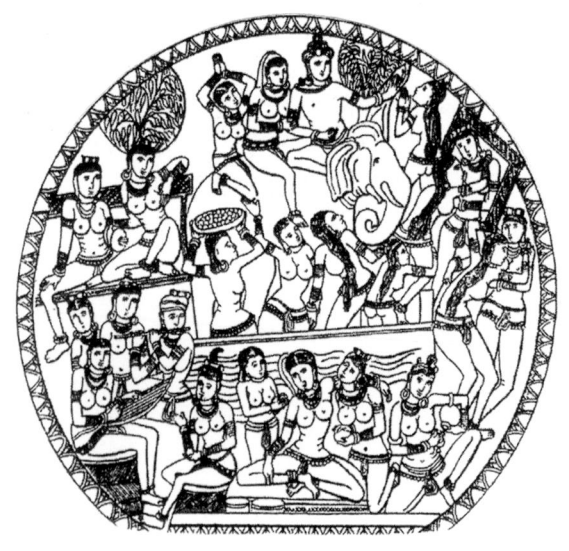

Bhoga– das glückselige Spiel des Daseins

Hatha-Yoga verfeinert nicht nur Körper und Sinne, sondern kann auch als Weg betrachtet werden, der Seele und Körper miteinander in Berührung bringt, als eine spirituelle Kunst. Die Beherrschung dieser Kunst erfordert Zielstrebigkeit, Talent, Ausdauer, Einsatz, Intuition, Kreativität und Konzentration. „Fast jeder kennt Yoga als Philosophie oder als Weg, doch nur wenige wissen, dass Yoga auch eine Kunst ist … Künste gibt es in mancher Form, darunter die nützlichen Künste, die Heilkünste, die schönen Künste, die darstellenden Künste und so weiter. Die Kunst des Yoga umfasst alle diese Ebenen und ist somit die grundlegende Kunst. Durch Yoga kommt der Mensch in Berührung mit der Seele. Jedes *Asana* (Stellung) hat eine exakte geometrische und architektonische Struktur; also ist es auch eine schöne Kunst. Yoga bringt dem Übenden Gesundheit und Glück; also ist es sowohl eine Heilkunst als auch eine nützliche Kunst. Wenn die Schönheit und Harmonie von Zuschauern bewundert werden, wird Yoga auch zu einer darstellenden Kunst." (B. K. S. Iyengar 1991, S. 180 f.)

Solange der Körper nicht frei ist, kann auch der Geist nicht frei sein.

B. K. S. Iyengar

Lebensenergie

Prana ist der Lebenshauch aller Wesen im Universum. Er ist die Nabe im Rad des Lebens. In ihm hat alles seinen Grund. Er ist Sein und Nichtsein und die Quelle aller Erkenntnis …
Daher sucht der Yogi sein Heil in Prana.

B. K. S. Iyengar

Der *Hatha-Yoga* beschäftigt sich hauptsächlich mit dem Fließen und Vermehren der Lebensenergie *(Prana)*, die einen wichtigen Schlüssel zum spirituellen Wachstum darstellt. Alle yogischen Techniken dienen der Stimulierung und Harmonisierung dieser Lebensenergie *(Prana)*, die durch jede physische und psychische Spannung, durch übermäßige Anstrengung oder auch durch unzureichende Erholung gehemmt werden kann. Demzufolge steigert das Loslassen von physischen und psychischen Spannungen den *Prana-Fluss*.

Energie ist die Vitalkraft unserer Existenz und durchdringt sowohl unsere innere Welt als auch die äußere Welt der Erscheinungen. Jeder Mensch bringt seine Energie durch Gefühle, Verhalten, Körperhaltungen, Gesichtsausdruck und Stimmlage zum Ausdruck. Energie lebt in unserer Atmung. Wenn diese sich verändert, verändern sich auch unsere Gefühle und Wahrnehmungen. Wird unsere Energie von heftigen Emotionen überlagert, nimmt sie ab, was sich in körperlicher und geistiger Unausgeglichenheit äußert. Unsere Kraft kann sich nur dann entfalten, wenn wir von solchen Blockaden befreit sind.

Der *Yogi* ist bestrebt, die lebenswichtigen Organe in gesundem Zustand zu erhalten, damit sie nur ein Minimum an Energie benötigen. Statt diese Energie schlummern zu lassen, spornt er sie durch die anregende Wirkung der Atemübungen und *Asanas* zur Aktivität an und lenkt sie bewusst dorthin, wo er einen zusätzlichen Energieaufwand wünscht. Wird die Energie zum Geist geführt, befähigt sie ihn, die Dinge auf einer höheren Ebene wahrzunehmen.

Prana ist die Erscheinungsform der *Shakti*, der weiblichen kosmischen Energie, die sich nach Ansicht des tantrischen Yoga in den einzelnen *Chakras* manifestiert. Diese Energiezentren werden entlang der Wirbelsäule, von unten nach oben aufsteigend, mit einer wachsenden Zahl von Lotosblättern dargestellt, und zwar vier, sechs, zehn, zwölf, sechzehn, zwei und schließlich tausend. Der tausendblättrige Lotos befindet sich – laut tantrischer Texte – bereits außerhalb des Körpers, genau über dem Scheitel, und symbolisiert den Schritt zum kosmischen Bewusstsein, in dem alle Dualität aufgehoben ist. Die *Chakras* wurden von den *Yogis* auch als „Wirbel des Lebens" beschrieben. Später verglich man sie mit neuronalen Netzen oder Hormonsystemen. So wird das unterste *Chakra*, das Wurzelzentrum (*Muladhara-Chakra*), mit den Nebennieren in Verbindung gebracht, das zweite, das Sakralzentrum (*Svadhisthana-Chakra*), mit den Geschlechtsdrüsen, das dritte, das Nabelzentrum (*Manipura-Chakra*), mit der Bauchspeicheldrüse, das vierte, das Herzzentrum (*Anahata-Chakra*), mit der Thymusdrüse, das fünfte, das Halszentrum (*Vishuddha-Chakra*), mit der

Schilddrüse und das sechste, das Stirnzentrum *(Ajna-Chakra)*, mit der Epiphyse (Zirbeldrüse). Für das siebte *Chakra*, das Scheitelzentrum *(Sahasrara-Chakra)*, gibt es keine körperliche Entsprechung, da es als Stätte des höchsten Bewusstseins angesehen wird. Es ist ein rein „philosophisches Konzept", das „jenseits jeglicher Erfahrungsmöglichkeit liegt". (C. G. Jung)

Die *Chakras* sind als Durchgangspunkte für die Nervenbahnen *(Nadis)* von großer Bedeutung. Als die zwei wichtigsten *Nadis* werden in der hinduistisch-tantrischen Literatur *Pingala* und *Ida* genannt, die – vom Naseneingang ausgehend – entlang der Wirbelsäule verlaufen. *Pingala* beginnt am rechten, mit der Sonnenenergie in Verbindung stehendem, Nasenloch und *Ida* am linken, das mit der Mondenergie in Verbindung steht. Der *Yogi* zielt auf die Vereinigung der beiden, in den flankierenden *Nadis* fließenden, Kräfte, die in der *Sushumna*, einem hohlen Kanal in der Wirbelsäule, zur Feuerenergie der *Kundalini*-Glut verschmelzen. Das Aufsteigen der Schlüssel-Energie, der *Kundalini-Shakti*, die symbolisch als aufgerollte Schlange im untersten Beckenboden dargestellt wird, bewirkt die Entfaltung einer inneren Hitze oder mystischen Wärme sowie eine Dynamisierung der psychischen Kräfte und Potenzen, eine Verwandlung der erdgebundenen physischen Kräfte und Triebe in spirituelle Energien. Der *Kundalini-Yoga* will dem Meditierenden seine physischen und psychischen Energien bewusst machen und eine Wandlung und Erhebung des Menschen auf eine höhere Stufe des bewussten Daseins bewirken, das nicht mehr von der Bindung an die Objektwelt gezeichnet ist.

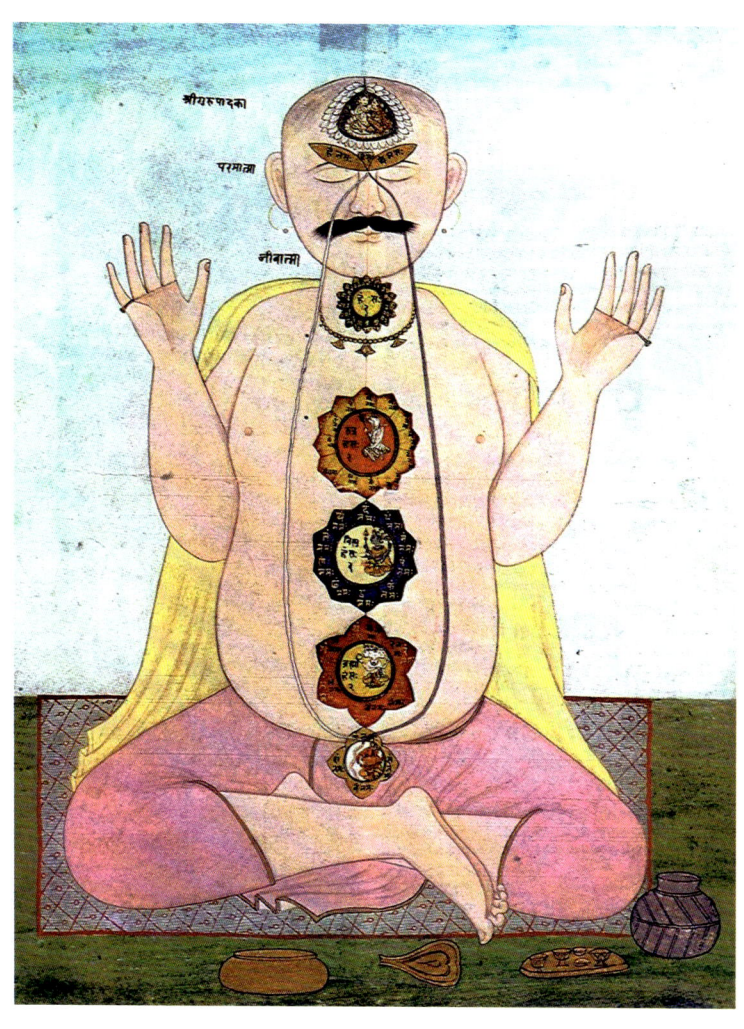

Die sechs Chakras und die zwei wichtigsten Nadis – Pingala (rechts) und Ida (links) –, die, vom Naseneingang ausgehend, entlang der Wirbelsäule verlaufen. (Kangra, ca. 1820)

Die klassischen Anweisungen, die *Kundalini* zu wecken, berufen sich auf die Mittel des *Hatha-Yoga*. So heißt es z. B. vom Drehsitz *(Matsyendrasana)*, dass er die *Kundalini* weckt, und dass bei der Durchführung von *Pashimottanasana* (Vorwärtsbeuge im Sitzen) der Atem durch den Kanal der *Sushumna* fließt.

Außerdem sind es die *Bandhas* und vor allem die *Mudras*, welche die *Kundalini* sowohl wecken als auch ihren Aufstieg nach oben unterstützen. Schließlich kann der Übende noch mittels ausgewählter *Mantras* innere Schwingungen erzeugen, welche die *Kundalini* aktivieren.

Jahrhundertelang war die Erweckung der *Kundalini* geheimnisumwittert, denn sie wurde nur den Schülern vermittelt, die sich ihrer als würdig erwiesen hatten.

Heute oft angebotene Kurse, bei denen *Chakras* angeblich „geöffnet" und danach wieder „verschlossen" werden, führen nicht wirklich zum angestrebten Ziel, wenn die Teilnehmer keine rigorose und langjährige Yoga-Disziplin hinter sich haben. Nur in einigen Ausnahmefällen wird tatsächlich eine Erweckung der *Kundalini* erzielt. Die *Kundalini* auf die richtige Weise zu erwecken ist eine seltene Leistung, für die *Yogis* oft ihr ganzes Leben lang üben. Sie ist mit Gefahren verbunden, weil sie zu einer Unbeständigkeit in der Gefühlswelt und zu geistigen Verwirrungen führen kann. Nur in jahrelanger Vorarbeit, durch „yogische Lebensweise" und die Betreuung durch einen erfahrenen, vertrauensvollen Meister kann es zu einer gefahrlosen Erweckung der *Kundalini* kommen.

Bevor sich die *Yogini* um die Erweckung der *Kundalini* kümmert, sollte sie sich zunächst um die Entwicklung innerer Ruhe und Meditationskraft bemühen sowie die einzelnen *Chakras* stärken, was durch die Konzentration auf das spirituelle Herzzentrum *(Ajna-Chakra)* erreicht wird. Ist dann nach langer Yoga-Praxis noch immer der Wunsch nach der Erweckung der *Kundalini* in ihr wach, mag sie sich um einen geeigneten Meister bemühen, ohne dessen Hilfe man sich niemals an das „Unternehmen" *Kundalini-Yoga* heranwagen sollte.

Es gibt heute eine ganze Reihe naturwissenschaftlicher Erklärungen für das Erwachen des „inneren Feuers". So fasst der tschechische Wissenschaftler und Autor Bentov „den *Kundalini*-Effekt als ‚sensomotorisches Kortex-Syndrom' " auf und beschreibt die körperlichen Symptome als ein Sich-Lösen von Stress, das jeder, der regelmäßig und tief meditiert, irgendwann einmal durchleben wird. Er sagt: „Allgemein sollte man diese Symptome als positives Zeichen der Normalisierung des Körpers betrachten". Er definiert die bewusstseinserweiternde Komponente als eine Weiterentwicklung des Nervensystems, das, seiner Ansicht nach, noch nicht den Endpunkt seiner Evolution erreicht hat und dessen verborgene Potentiale so erweckt werden." (Berufsverband Deutscher Yogalehrer 2000, S. 109) Alles, was bisher über die *Kundalini* gesagt wurde, basiert jedoch auf unbestimmten Vermutungen und konnte wissenschaftlich noch nicht bewiesen werden.

Bei den in diesem Buch beschriebenen Übungen geht es darum, dass die Lebensenergie *(Prana)* ohne Blockaden durch die Energiezentren *(Chakras)* fließen kann, um so die Gesundheit zu erhalten oder zu verbessern. Durch die Stimulation der *Chakras* wird die Lebensenergie aktiviert, und ein Wohlbefinden von Körper, Geist und Seele stellt sich ein. Wird der Energiefluss zum Beispiel durch Stress, negative Gedanken und Emotionen daran gehindert, durch die *Nadis* zu fließen, die mit dem autonomen Nervensystem in einer interaktiven Beziehung stehen, kann die Gesundheit beeinträchtigt werden. Blockierungen der Lebensenergie zeigen sich gewöhnlich in einer flachen Atmung, in einer eingeschränkten Beweglichkeit, in einer mangelnden Lebendigkeit im Ausdruck und in Muskelverspannungen, die zu regelrechten „Muskelpanzern" anwachsen können. Emotionale Energie ist dann als zurückgehaltene Energie im Körper gestaut und steht nicht mehr für körperliche und geistig-seelische Aktivitäten zur Verfügung. Zu energetischen Blockaden mit niedriger Ladung zählen Symptome wie Niedergeschlagenheit, Antriebslosigkeit, sexuelle Probleme, Apathie oder Stoffwechselstörungen. Bei hoher energetischer Ladung sind neurotische Verhaltensweisen, wie unbewusstes Getriebensein, Stress- und Angstsymptome anzutreffen.

Da der Körper ein energetisches System darstellt, steht er auch, wie es Alexander Lowen formuliert, „in dauernder energetischer Wechselbeziehung zu seiner Umgebung. Man besorgt sich seine Energie nicht nur aus der Nahrungsverbrennung, sondern wird auch dann erregt und aufgeladen, wenn man mit positiven Kräften in Kontakt kommt. Ein strahlender schöner Tag, ein schöner Anblick, ein glücklicher Mensch – all das kann stimulierend wirken. Düstere und bewölkte Tage, Hässlichkeit oder deprimierte Menschen haben eine negative Wirkung auf unseren Energiespiegel, scheinen ihn im wahrsten Sinn des Wortes zu deprimieren, das heißt niederzudrücken. Wir alle reagieren sensibel auf die Kräfte oder Energien, die uns umgeben, aber sie wirken nicht auf alle Menschen in gleicher Weise ein. Ein stärker aufgeladener Mensch wehrt negative Einflüsse besser ab. Gleichzeitig beeinflusst er andere Menschen positiv, besonders wenn der Erregungsgungsfluss in seinem Körper ungehindert und voll strömt. Mit einem solchen Menschen zusammen zu sein ist eine Freude, und das spüren wir alle intuitiv." (Alexander Lowen 2002, S. 55 f.)

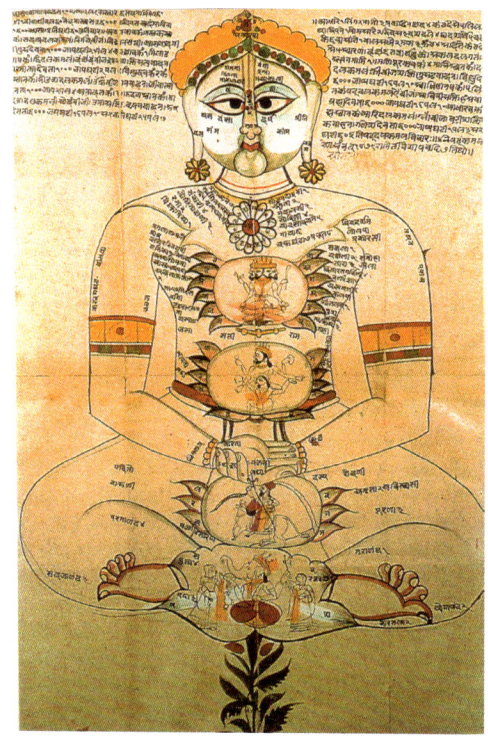

Der subtile Körper (Rajasthan)

Asanas,
die Symbolsprache der Yogis

Asanas sollen gleichermaßen die Qualitäten Stabilität (Sthira)
und Leichtigkeit (Sukha) haben.

Yoga-Sutra

Seit frühester Zeit spielen Symbole eine große Rolle.
Symbol bedeutet Sinnbild, also ein Zeichen, das für etwas (einen Sinn) steht, was über sich hinaus auf einen
höheren Zusammenhang weist. Der moderne Mensch,
der in einer Flut von Wörtern ertrinkt, hat mehr und
mehr die Fähigkeit verloren, auf Symbole zu reagieren.
Rationalismus und Wissenschaftsgläubigkeit haben ihn,
so glaubt er wenigstens, von abergläubischen und irrationalen Elementen befreit. „Der Mensch der Gegenwart
hat nach Paul Ricoeur die Fähigkeit verloren, Symbole
zu erleben. Die direkte vitale Erfahrung des Symbols ist
für ihn unmöglich geworden, aber es gibt immer noch
die Fähigkeit zu interpretieren: ‚Wenn wir die großen
Symbole der Heiligen nicht mehr erleben können, können wir sie doch interpretierend neu verstehen.' Unsere
Aufgabe ist dem französischen Philosophen zufolge daher, eine Hermeneutik zu betreiben, die es uns erlaubt,
mit fortschreitender Erhellung der Bedeutungen den
Reichtum des symbolischen Universums wahrzunehmen, wenn auch auf andere Weise als unsere Vorfahren.
Die Symbole sind jedoch keineswegs vom Horizont des

gegenwärtigen Menschen verschwunden; ihre soziale, psychologische Bedeutung hat weiterhin Bestand." (Natale Spineto 2003, S. 225)

Das Symbol basiert auf der Fähigkeit des Menschen, Impulse aus der Umwelt aufzunehmen und sie in seiner Innenwelt zu verarbeiten. Die Symbol-Funktion kann als die Fähigkeit des Menschen betrachtet werden, einer Wirklichkeit Sinn zu geben, den es sonst nicht gäbe. Für Mircea Eliade öffnet sich über das Symbol „die transzendente Wirklichkeit dem Menschen, ohne ihr Mysterium preiszugeben, wodurch ihre Unantastbarkeit bewahrt bleibt." (Natale Spineto 2003, S. 234)

Da sich Symbole als geeignetes Mittel erweisen, das Unsichtbare und Unbegrenzte auszudrücken, kann man mit ihrer Hilfe auf einem inneren Prozess der Reinigung zur Vervollkommnung gelangen.

Für den Inder sind Symbole Teile der Natur, die er nicht mit dem Kopf, sondern mit dem Herzen zu verstehen versucht. Sein Kontakt mit der Natur ist nicht verloren gegangen und damit auch nicht die starke emotionale Energie, die diese symbolische Verbindung bewirkt.

Die *Asanas* (Körperstellungen) des *Hatha-Yoga* beziehen sich auf Tiere, mythologische Gottheiten, weise Menschen, allgemeine Symbole, Pflanzen, Mineralien, Seinszustände, Gegenstände oder Werkzeuge. Diese symbolischen Körperhaltungen können auch bestimmte Bewusstseinszustände darstellen. Umgekehrt können diese Haltungen auch zu den Bewusstseinszuständen führen, die sie symbolisieren. Jedes *Asana* vermittelt

eine physische, psychische und spirituelle Botschaft.
Die Kenntnis der Symbolik bietet die Möglichkeit, mit
dem archetypischen Urgrund in Verbindung zu treten,
aus dem die *Asanas* entstanden sind.

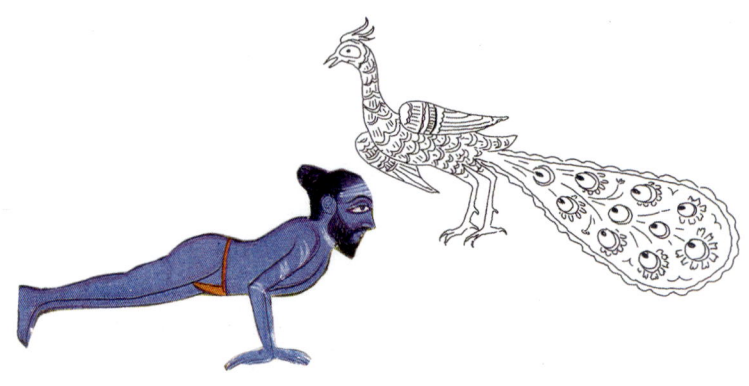

Viele Asanas sind Symbole für verschiedene Tiere. So symbolisiert die Haltung des Pfaus (Mayurasana) den Sieg über alles Giftige, die Fähigkeit, Negatives in Positives zu verwandeln.

Asana wird meistens mit Körperhaltung übersetzt. Die
Wurzel des Wortes *Asana* ist „as" und bedeutet „der
Sitz". Dieses „Sitzen" bezeichnet jedoch eher einen Zustand als eine Körperhaltung. Es geht nicht so sehr um
die äußere Haltung, sondern vielmehr um die Geistesverfassung, in der man das *Asana* einnimmt. Bei den
Asanas werden sowohl Elastizität und Konzentration als
auch Kraft und Anstrengung gefordert.

Bei den *Asanas* geht es um
- das Erfahren der dem Menschen innewohnenden Lebensenergie,
- das Ruhigwerden der psychischen Bewegungen,
- die Kräftigung des Körpers,
- das Loslassen des Ego,
- den störungsfreien Durchfluss der *Kundalini* (Energie) und
- den Zugang zu einer spirituellen Dimension.

Die *Asanas* ermöglichen es der Frau, sich der Wechselwirkung zwischen ihrem Körper und den Vorgängen in ihrem Geist, insbesondere ihrem allgemeinen Lebensgefühl, bewusst zu werden. Sie erkennt, dass sich Emotionen im Körper niederschlagen und sich in Körperhaltungen und entsprechenden muskulären Verspannungen manifestieren können. Andererseits stellt sie womöglich fest, dass bestimmte *Asanas* verschiedenartige Gefühle und Stimmungen auslösen. Diese Entdeckung, die sich die moderne körperorientierte Psychotherapie zunutze macht, bietet ihr auf ihrer Selbsterforschungsreise interessante Einsichten.

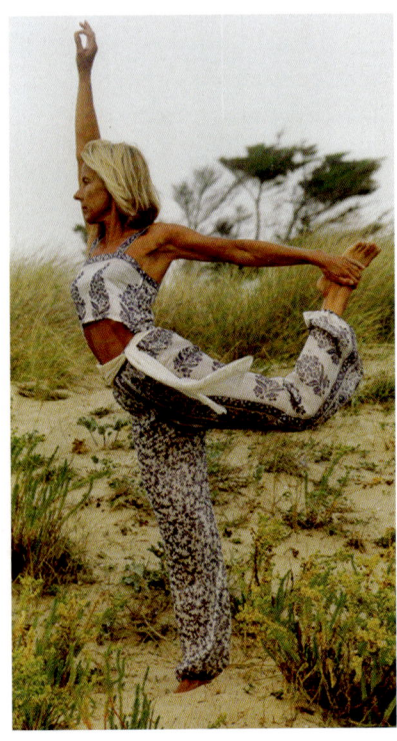

Wir können die Asanas auch als einen Spiegel benutzen, der unbewusste Verhaltensweisen und Konditionierungen enthüllt. Mit Asanas als Spiegel sehen wir auch den Wandel, den wir in uns erfahren wollen, damit wir uns besser und freier fühlen.

Dr. David Frawley,

Nach der Yoga-Philosophie setzen sich negative Erfahrungen und Emotionen, wie Angst und Wut, nicht nur im Unbewussten, sondern auch in den Knochen und im Nervengewebe fest. „Diese psychischen Gifte schlummern dort nicht einfach, sondern stimulieren und hemmen unser Verhalten. Als karmische Faktoren nehmen wir sie auch ins nächste Leben mit. *Asanas* können solche aufgestauten Spannungen aus vergangenen Erlebnissen lösen. Sobald wir die Vergangenheit aus dem Körper und dem Geist entfernt haben, werden wir flexibler und haben mehr Energie. Wir verbinden uns wieder mit unserer natürlichen, unbegrenzten Quelle der Lebenskraft." (Dr. David Frawley, Sandra Summerfield Kozak 2003, S. 51)

Hindernisse beim Ausführen der *Asanas* bestehen in einer falschen Ernährung, in der gewaltsamen Anstrengung und in einer übertriebenen Laschheit.

Bei den *Asanas* arbeiten Körperliches und Geistiges ineinander in einer selten vollkommenen Weise. Die Verschmelzung von Körper und Geist kann nach C. G. Jung zu „bewusstseinstranszendenten Ahnungen" führen. „Im Osten, wo diese Ideen und Praktiken entstanden sind und wo seit vier Jahrtausenden eine ununterbrochene Tradition alle nötigen geistigen Voraussetzungen geschaffen hat, ist der Yoga, wie ich mir leicht denken kann, der adäquate Ausdruck und die lückenlos passende Methodik, Körper und Geist so zusammenzuschmelzen, dass sie eine schwer zu beschreibende Einheit bilden und damit eine psychologische Disposition schaffen, die bewusstseinstranszendente Ahnungen ermöglicht." (C. G. Jung 1979, S. 575)

Bei den *Asanas* kommt es darauf an, das Mentale mit sämtlichen Funktionen des körpereigenen Rhythmus in Einklang zu bringen. Der körperliche Rhythmus ist sehr langsam und funktioniert fast gänzlich ohne unseren Willen. Die mentale Fähigkeit, die sehr schnell und oberflächlich ist, hat ihren Ausgangspunkt auf der Ebene der Sinne und der Erinnerung, die sich in Gedanken und Taten niederschlägt. Durch die Sinne, durch die wir die Welt um uns herum erleben, werden oft mehr Eindrücke aufgenommen, als Geist und Emotionen verarbeiten können. Um den Zustand des Gleichgewichts zu erhalten, muss das Mentale, das ständig dazu neigt, sich zu zerstreuen, konzentriert werden. Durch die *Asanas* wird die Beziehung des Mentalen zum Körper verbessert. Die bei den *Asanas* aufgewandte Kraft der Konzentration und Imagination versetzt den Körper in eine Art „Bereitschaft zum Zuhören". Diese Empfänglichkeit führt zu einer Entspannung des Körpers und macht ihn aufnahmefähig für seine eigenen Botschaften. Die Wendung nach innen, das Sich-in-den-Körper-Hineintasten, erlaubt uns, völig loszulassen und sich aus der lauten, atemberaubenden Außenwelt in die stille Innenwelt des eigenen Wesens zurückzuziehen.

Asanas spiegeln auch unser Denken und unsere Absichten wider. Man könnte sie als „gedankenvolle" oder „achtsame" Übungen bezeichnen.

Dr. David Frawley,
Sandra Summerfield Kozak

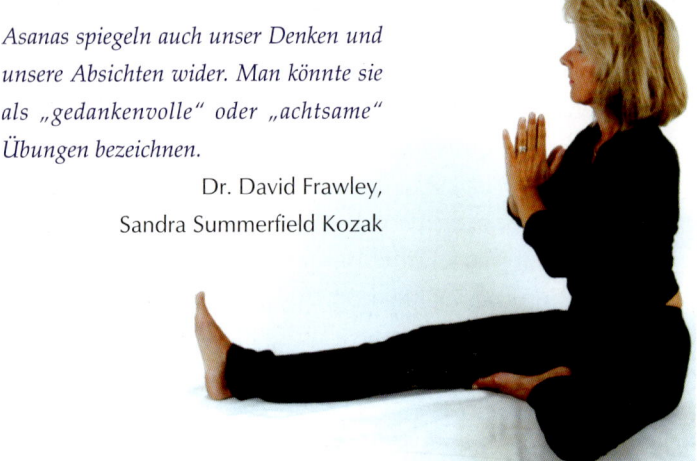

Die *Asanas* führen zu einer vertieften Körpererfahrung und darüber hinaus zu einer bewussten, lebendigen Daseinserfahrung. Je genauer wir unseren Körper erspüren, desto bewusster erleben wir auch unsere Umgebung, bis wir schließlich so transparent werden, dass es zwischen außen und innen keine Trennung mehr gibt.

Der Fortschritt für das Üben von *Asanas* besteht nicht darin, dass die Praktizierende von den einfachen Haltungen zu den schwierigen übergeht, sondern darin, dass sie ihr Körperbewusstsein immer mehr vertieft.

Es kommt darauf an, dass man in den *Asanas* das seelische Gleichgewicht sucht. Die Vereinigung der geistigen Bewegung mit der langsamen, natürlichen Bewegung des Körpers bewirkt einen allmählichen Zustand des Gleichgewichts und der Einheit. „Zunächst stellen wir eine Beziehung des Mentalen zum Körper her. Das ist *Asana*. Die großen Anweisungen zu *Asana* weisen in diese Richtung. Es ist nicht allein der Körper, der die Befriedigung des Mentalen herbeiführt, es ist vor allem das Bewusstsein des Körpers, die Beziehung zwischen Geist und Körper. Im *Asana* folgt man dem Körper und nicht dem Geist. Man entscheidet sich für eine Sache, und man übt aus der Erfahrung des Augenblicks. Man übt entsprechend den Rückmeldungen, die man vom Körper erhält. So findet man das Gleichgewicht zwischen zwei Gegensätzen. Man kann das Gleichgewicht nicht finden, wenn man immer nur eine Richtung verfolgt. Wenn man auf dem Fahrrad ständig nach rechts fährt, fährt man im Kreis. Jedes Ding besitzt sein Gegenteil. Man muss die beiden Extreme üben, um den Punkt des Gleichgewichts zu finden. Aus diesem Grunde macht man beispielsweise im *Hatha-Yoga* anschließend an eine Übung, in der man sich öffnet, sofort eine Übung, in der man sich schließt . . .

Andere Prinzipien von *Asana* weisen in dieselbe Richtung. Das erste besteht darin, den Raum zu beachten.

Das heißt, man soll nicht einfach hintereinanderweg üben. Zwischen zwei identischen Bewegungen muss man eine Unterbrechung, ein Innehalten, einen Raum schaffen. Man nimmt jedes Mal aufs neue Kontakt zur Atmung auf; dann sind alle Bewegungen, selbst solche, die sich wiederholen, neu. Die Übung des *Hatha-Yoga* ist ein Pulsieren zwischen aktiv und passiv. Man macht etwas, und gleich darauf ist man wieder passiv. Man kann von der Passivität ausgehend aktiv werden, und umgekehrt. Man muss dazwischen innehalten, weil sonst die folgende Bewegung eine banale und automatische Wiederholung der vorübergehenden ist – das wäre dann kein Yoga mehr." (Gerard Blitz 1990, S. 84 f.)

Patanjali, der Verfasser des *Yoga-Sutra* definiert den Yoga als einen inneren Zustand, in dem die seelisch-geistigen Vorgänge zur Ruhe kommen *(Yoga-Citta-Vrtti-Nirodha)*. Ein wichtiges Gesetz der *Asanas* ist die Regungslosigkeit, die einen Stillstand jeglicher Bewegung des Geistes, der Atmung und der Muskeln darstellt. Nach *Patanjali* sollte das *Asana* fest, stabil *(Sthira)* und ruhig sein. Außerdem ordnet er ihm noch das Attribut *Sukha* zu. *Sukha* heißt als Substantiv Freude, Glück, und als Adjektiv heißt es angenehm oder bequem. „Die Positur wird vollkommen, wenn die Anstrengung bei ihrer Ausführung verschwindet und es keine Bewegung im Körper mehr gibt. Und ihre Vollendung wird erreicht, wenn der Geist sich ins Unendliche verwandelt." (Mircea Eliade 1977, S. 61)

Wenn Körper und Geist in vollkommener Harmonie sind, wirken die *Asanas* meditativ und geistig. Dieses

Stadium wird häufig auch als „dynamische Meditation"
bezeichnet.

Alle *Asanas* besitzen hinsichtlich ihrer energetischen
Qualitäten *(Gunas)* unterschiedliche Eigenschaften. So
sind *Asanas*, die mit viel Kraftaufwand gehalten werden
müssen, von ihrer Wirkung her anregend und erwär-
mend *(Rajas)*. *Asanas*, die auf dem Loslassen beruhen,
oder diejenigen, in denen man sich ganz zurückzieht
(Umkehrhaltungen), sind *Tamas*, also beruhigend und
kühlend. Die Sitzhaltungen, in denen Körper und Geist
völlig zur Ruhe kommen, gelten als *Sattva*, als ausglei-
chend. Ziel des Yoga ist es, diesen *Sattva*-Zustand in allen *Asanas* zu erreichen und *Tamas* und *Rajas* zu dämpfen. Um in den sattvischen Zustand der Harmonie zu
gelangen, muss zuvor die physische und psychische
Trägheit *(Tamas)*, die
gewöhnlich die Ursa-
che von Energieman-
gel, Depressionen und
Übergewicht ist, durch
dynamische *Asanas* ab-
gebaut werden.

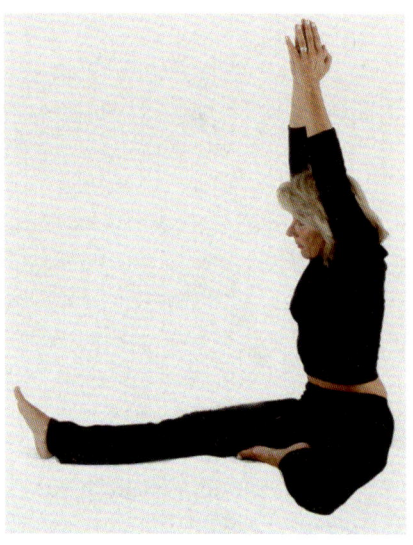

*Das Hauptziel der Asanas
besteht nach dem klassischen
Text „Hatha-Yoga-Pradipika"
darin, die nervöse Aktivität
(Rajas) zu verringern, damit
wir ungestört meditieren
können.*

In der zweiten Phase geht es darum, durch entspannende *Asanas Rajas* zu lindern und Nervosität abzubauen. In der dritten Phase schließlich wird durch ruhige und konzentrierte Meditation *Sattva* gesteigert. „Wir müssen uns von *Tamas* (latentes Potenzial) über *Rajas* (aktive Nutzung) zu *Sattva* (vollständige Meisterschaft) entwickeln." (Dr. David Frawley, Sandra Summerfield Kozak 2003, S. 40)

Jedes *Asana* wird in vier verschiedene Phasen unterteilt:
- Vorbereitungsphase
- Haltephase
- Lösungsphase
- Nachspürphase

Es bedarf einer gezielten Vorbereitung, damit das *Asana* wirklich angenehm, fest und ohne Anstrengung sein kann. Die Haltephase, in der jede Körperbewegung, jede Bewegung des Geistes und die Atmung zum Stillstand kommen, ist ein Zustand, der schwer zu beschreiben ist. Man kann ihn nur erleben. Befindet man sich in ihm und möchte man darin bleiben, weil man sich glücklich fühlt, hat man das *Asana* entdeckt. Das *Asana* sollte langsam und bewusst gelöst werden, damit die Wirkungen nicht zerstört werden. Die Nachspürphase dient dazu, die muskuläre Ermüdung zu verringern und um sich zu sammeln.

Der *Hatha-Yoga* kennt unzählige Variationen von *Asanas* – gemäß der unterschiedlichen Schulen, die im

Laufe der Jahrhunderte von Yoga-Meistern entwickelt wurden. Viele indische Meister behaupten, dass es so viele *Asanas* wie Menschen gibt, und berufen sich dabei auf *Shiva*. Dieser suchte 84 Stellungen von 84 Millionen *Asanas* aus, und von diesen werden zwei gewählt; die vollkommene Stellung *(Siddhasana)* und der Lotossitz *(Padmasana)*."

Die *HathaYoga-Pradipika* beschreibt 15, die *Gheranda-Samhita* 32 und die *Shiva-Samhita* 84 *Asanas*. B. K. S. Iyengar beschreibt in seinem *Hatha-Yoga*-Klassiker „Licht auf Yoga" 200 *Asanas*.

Die *Asanas* stellen eine einzigartige Möglichkeit dar, Körper, Geist und Seele zu harmonisieren. Das systematische Strecken und Lockern des Körpers, Dehnung und Gegendehnung kräftigen und entspannen Körper und Geist. Außerdem stärken sie die Gesundheit und die Vitalität. Bereits eine Auswahl von wenigen *Asanas* führt bei regelmäßiger Übung zu einer größeren Geschmeidigkeit und vermehrter Leistungsfähigkeit. Sie sorgen für eine gute Blutzirkulation, eine tiefe und richtige Atmung, eine geregelte Verdauung, einen gesunden Schlaf und ein stabiles Nervensystem. Schließlich sind sie auch eine Form der Meditation, weil sie voraussetzen, dass der Geist konzentriert ist.

Die Auswahl der in diesem Buch beschriebenen *Asanas* wurde speziell unter dem Aspekt ihrer Wirksamkeit für die Frau in den Wechseljahren getroffen. Frauen, die regelmäßig, das heißt täglich, die *Asanas* ausführen, werden in Bezug auf Gesundheit, Lebenskraft und

Asanas, die bewusst mit Körper und Geist gemeinsam arbeiten, lösen im Körper und im Energiesystem tiefgreifende Veränderungen aus.

Dr. David Frawley, Sandra Summerfield Kozak

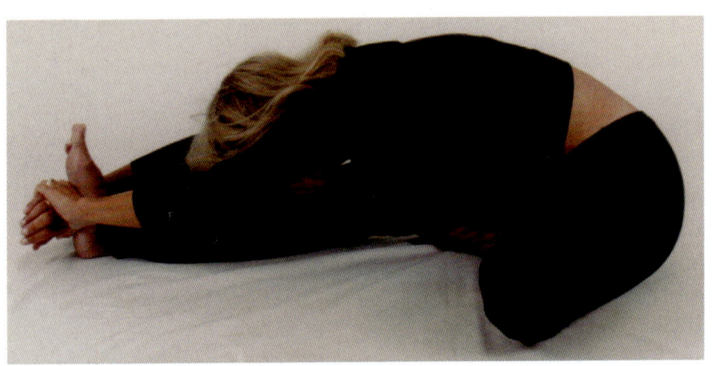

Aussehen gewinnen und diesen Gewinn auf Jahre hinaus erhalten. In Indien – dem Heimatland des Yoga – sagt man, dass jedes beherrschte *Asana* eine Neugeburt ist und dass sich nach neun Monaten ernsthafter Übung der Körper völlig erneuert.

In den Wechseljahren, in denen der Verlust des Monatsrhythmus ein Gefühl der Orientierungslosigkeit hervorrufen und unerklärliche Ängste auslösen kann, stellt die regelmäßige Praxis der *Asanas* eine wertvolle Orientierungshilfe in Bezug auf den inneren Rhythmus dar und hilft zudem auch, die eigene Trägheit zu überwinden. Zudem stärken die *Asanas* den Körper, so dass die unvermeidlichen Nebenerscheinungen der Wechseljahre weniger Unbehagen bereiten.

Pranayama

Lass den Yogin zu einem schönen, ruhigen Platz oder in eine Klause gehen und den Lotossitz einnehmen. Dort, auf einem Sitz aus Gras, sollte er damit beginnen, den Atem zu zügeln. Diese Übungen sollten vier Mal täglich praktiziert werden, erstens früh am Morgen bei Sonnenaufgang, zweitens in der Mitte des Tages, drittens bei Sonnenuntergang und viertens um Mitternacht.

Shiva-Samhita

Die natürliche Fortsetzung des *Asana* ist *Pranayama*, die Wissenschaft vom Atem. Die Regungslosigkeit des Körpers, die wir nur nach langer Vorbereitung erreichen, bewirkt auch einen Stillstand jeglicher Bewegung des Geistes, der Muskeln und des Atems. „Wenn die Regungslosigkeit absolut ist, so ist das *Asana*. Wenn sich die Wirkung von *Asana* zeigt, wenn man aus diesem Zustand des Glücks, aus dieser Regungslosigkeit, dieser Einfachheit und Behaglichkeit, heraustritt, dann hat man nur noch den einen Wunsch – sich ganz mit etwas zu verbinden, was noch feiner ist, und zwar dem Strom des Atems. Wir nehmen Kontakt mit der Mitte unseres Seins auf. Die natürliche Atmung spiegelt den Rhythmus des Körpers wider, und das nennen wir *Pranayama*. Das Gewahrsein des Kommens und Gehens des Atems vertieft die Wirkung von *Asana*. Man gelangt vom *Asana* zum *Pranayama*, bis sich der Atem schließlich von selbst reduziert und zur Stille und Meditation führt." (Gerard Blitz 1990, S. 87)

Pranayama, der bewussten Atemlenkung, wird im *Ha-*

tha-Yoga deshalb eine so große Bedeutung beigemessen, weil für die *Yogis* der Atem unmittelbarer Ausdruck des Lebens ist. Die indischen *Yogis* sind der Ansicht, dass mit der Einatmung nicht nur Sauerstoff, sondern auch Lebensenergie *(Prana)* aufgenommen wird. Mithilfe der Atmung vermag der *Yogi Prana* in seinem ganzen Körper zu verteilen, so zu beherrschen, dass er es zum größten Nutzen für seinen Organismus einsetzt.

Durch bewusste Atmung wird der Körper mit Sauerstoff und Energie versorgt, wodurch die körpereigene Abwehr angeregt und das Gehirn besser durchblutet wird. Schnelles, oberflächliches Atmen führt dazu, dass zu wenig Sauerstoff ins Gehirn gelangt und Schadstoffe nicht ausgestoßen werden können. Müdigkeit, Stress und Schwächung des Immunsystems sind die Folge.

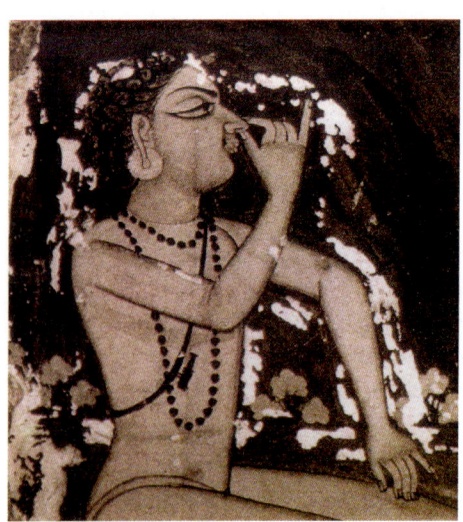

Durch Atembeherrschung erreichen wir Gedankenbeherrschung, durch Gedankenbeherrschung treten wir in den ursprünglichen paradiesischen Zustand
Ramana Maharshi

Verbunden mit den *Asanas* entsteht durch die bewusste Atmung Kraft, Ausdauer und Beweglichkeit. Der Geist wird ruhiger und zugleich frischer und aktiver.

Der Atem muss selbstvergessen werden und ohne jede Anstrengung fließen. Der Atemrhythmus wird harmonisiert durch die drei Momente: Einatmung *(Puraka)*, Ausatmung *(Recaka)* und Luftanhaltung *(Kumbhaka)*. Die Übergänge zwischen Einatmen, Ausatmen und Atempause sollten so sanft wie möglich erfolgen, damit Atem und Geist zu einem ausgewogenen Rhythmus gelangen. Auch Atempausen dürfen nicht willkürlich bestimmt werden, sondern man soll abwarten, bis wirklich der Drang zur erneuten Einatmung kommt.

Pranayama hat nicht nur die Atemkontrolle zum Ziel, sondern strebt auch die Unbeweglichkeit des Atems *(Kevala-Kumbhaka)* mittels des Atemanhaltens bei vollen *(Antara-Kumbhaka)* oder leeren Lungen *(Bahya-Kumbhaka)* an.

Die Atmung sagt viel über den körperlich-seelischen Zustand des Menschen aus. Es ist offensichtlich, dass gerade in der Atmung körperliche und seelische Vorgänge miteinander verwoben sind. Geraten wir außer uns, wird unsere Atmung sehr oberflächlich und rasch. Nervöse Spannung, Gereiztheit und Wut sind mit einer ruhigen, tiefen Atmung unvereinbar. Andererseits können wir durch die Beruhigung unserer Atmung viel zu unserer Selbstbeherrschung, aber auch zu einer bewussten Konzentration und Meditation beitragen. Wird der Atem ruhig, werden auch unsere Gedanken ruhig. An der Art unserer Atmung können wir also ablesen, wie wir uns gerade fühlen.

Unregelmäßiges Atmen ist ein Zeichen von Stress.

B. K. S. Iyengar

Die Bedeutung der bewussten Atmung für die physische und psychische Gesundheit wird heute auch durch wissenschaftliche Untersuchungen bestätigt. Nach Auffassung des Psychiaters und Neurologen David Servan-Schreiber fördert die Atmung, wenn sie mit positiven Gefühlen wie Liebe, Freude und Dankbarkeit verbunden ist, die „Kohärenz", das heißt das Gleichgewicht zwischen dem Herzen und dem emotionalen Gehirn. „Wie Forscher des Heart-Math Institute in einer im American Journal of Cardiology veröffentlichten Studie zeigten, genügt schon die Erinnerung an ein angenehmes Gefühl oder auch nur eine gedachte Szene, um sehr schnell einen Übergang von einem chaotischen Herzschlag zu Kohärenz auszulösen. Dies wirkt sich rasch auf das emotionale Gehirn aus, dem dieses Stabilität signalisiert, dass physiologisch alles in Ordnung ist … Lässt man sich hingegen von negativen Gedanken und Sorgen ablenken – die normale Tendenz bei einem sich selbst überlassenen Gehirn –, verringert sich die Kohärenz binnen weniger Sekunden, und Chaos macht sich breit. Überlässt man sich dem Zorn, nimmt das Chaos unmittelbar und explosiv zu, und auf dem Bildschirm zeichnet sich eine fast bedrohlich wirkende gezackte Linie." (David Servan-Schreiber 2004, S. 72 f.)

Jede Aktivität, die wir mit einer bewussten Atmung verbinden, ist eine konzentriertere und intensivere. Das Interesse, das die *Yogis* von jeher der Atmung zuwandten, ist daher verständlich. Grundlage der Atemschulung im Yoga ist die natürliche, gelöste Basisatmung in vollkommener Entspannung.

Bevor man mit den Übungen, die zur bewussten Atemlenkung führen, beginnt, sollte man zunächst zu seiner natürlichen Atmung finden, die aus dem natürlichen Fluss von Ein- und Ausatmung besteht. Beim sogenannten „gesunden" Atem liegt der Akzent auf der Ausatmung, die doppelt so lange dauern soll wie die Einatmung. Je gründlicher wir ausatmen, umso größer wird der Anteil an Frischluft in unserer Lunge sein.

Während wir bei normaler Atmung kurz einatmen, pausieren und wieder rasch ausatmen, akzentuiert die „yogische Atmung" diesen natürlichen Atemvorgang. Sie kontrolliert und dehnt die Ein- und Ausatmungen sowie die Pausen dazwischen bewusst aus.

Wegen seiner tief greifenden Wirkung auf den Geist wird *Pranayama* oft als Methode der geistigen Beruhigung vor der Meditation ausgeführt.

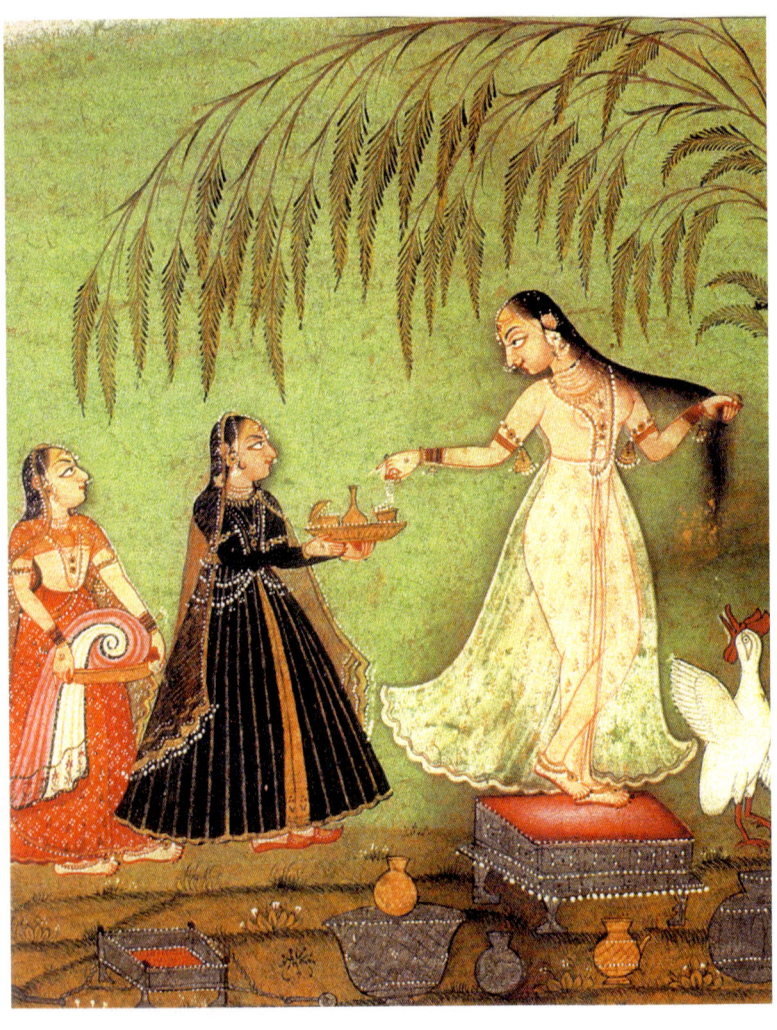

Gesunde Ernährung

Die drei Eigenschaften

Gutes Essen reinigt den Organismus, verleiht Stärke und Energie fördert die Gesundheit und klares Denken, erhält das Leben.

Upanishaden

Schon die alten Weisen Indiens haben darauf hingewiesen, dass unser körperliches und geistiges Wohlbefinden von der Qualität und Quantität unserer Ernährung abhängen. Man solle ein bestimmtes Maß an Nahrung zu sich nehmen, und dies richte sich beim Einzelnen nach der Kraft seines „Verdauungsfeuers" (*Agni*), also der dem Körpersystem innewohnenden Hitze.

Angi oder *Pitta* ist für die Transformation verantwortlich, während *Vata* (Luft) die ‚Aufgabe der Verteilung' übernimmt. „Daher ist für eine gesunde Lebensweise das reibungslose Funktionieren von beiden, *Agni* und *Vata*, von entscheidender Bedeutung. Es ist wichtig, dass *Agni* auf angemessene Weise im System aufrechterhalten wird. Gemeinsam sind *Agni* und *Vata* für Erschaffung (sie entnehmen der Nahrung die Essenz), Erhaltung (Verteilung) und Zerstörung (Beseitigung von Abfallprodukten) verantwortlich. Zusammen mit *Agni* ‚kocht' *Vata* die Nahrung, verteilt die Essenz und beseitigt, was nicht benötigt wird. *Agni* und *Vata* sind daher der Schlüssel für eine gute Gesundheit. (A. G. Mohan 2003, S. 50)

Schlechte Ernährung gehört zu den häufigsten Ursachen für Verdauungsstörungen, d.h., es werden zu viele Weißmehlprodukte, fettige Nahrungsmittel und Süßigkeiten verzehrt und zu wenig Obst, Gemüse und Flüssigkeit. Auch Stressfaktoren, wie Schlaflosigkeit, Erschöpfungszustände und Ängste, können sich auf die Verdauung auswirken.

Das Verdauen einer Mahlzeit sollte – gemäß indischer Auffassung – nicht mehr als sieben Stunden in Anspruch nehmen (höchstens zwei Stunden im Magen und fünf Stunden im Dünndarm). Im Dünndarm werden der Nahrung die Nährwerte entzogen. Die verbleibende Schlacke wird in den Dickdarm weitergeleitet und wandert langsam dem Mastdarm und dem Ausgang zu. Diese Schlacken sollten so rasch wie möglich ausgeschieden werden, denn nach ungefähr zwölf Stunden entwickeln sie gefährliche Gifte. Die Gasentwicklung nimmt dem Darm die Spannkraft, wodurch ein höchst unangenehmer Druck auf das Sonnengeflecht entsteht.

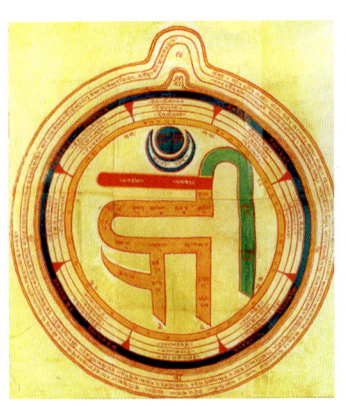

Diese Selbstvergiftung durch Darmträgheit ist einer der wichtigsten Faktoren im Prozess der vorzeitigen Alterung.

Nach der ajurvedischen Lehre werden die Stärke und Qualität des Verdauungsfeuers unter anderem vom Lauf der Sonne und den Jahreszeiten beeinflusst.

Mittags ist die Verdauungskraft am stärksten, morgens und abends am schwächsten. In der Hitze des Sommers kann man weniger essen als in der Kälte des Winters. Frühjahr und Herbst sind Zeiten der Umstellung, Anpassung und Reinigung. Entschlackungskuren sollte man daher am besten in diesen Jahreszeiten machen.

Die Weisen Indiens teilten die Nahrungsmittel in reine *(Sattva)*, in aufputschende, erregende *(Rajas)* und schwere *(Tamas)* ein. Diese drei Eigenschaften, die als *Gunas* bezeichnet werden, umfassen jegliche Existenz, alles Geschehen – und daher auch unsere Nahrung.

Der Yoga-Praktizierende sollte sich an der sattvischen Ernährung orientieren. Sie besteht aus Getreide, Vollkornbrot, frischem Obst und Gemüse, frischen Säften, vollwertiger Milch, Joghurt, Butter und Käse, Hülsenfrüchten, Sojaprodukten, Nüssen, Mandeln, Samen, Honig und Kräutertee. Diese leichten Nahrungsmittel erhöhen die Kraft des „Verdauungsfeuers". Frisches Obst und Gemüse sind unsere besten Vitamin- und Mineralquellen. Zudem regen frische Produkte unseren Körper an, Enzyme zu produzieren, die als Katalysatoren im Körper wirken und verschiedene Körperfunktionen auslösen. Rohes Gemüse und Obst enthalten (neben Enzymen, Mineralien und Vitaminen) Ballaststoffe, die für die Verdauung wichtig sind. Frisch gepresste Obst- und Gemüsesäfte stimulieren ebenfalls die Lebenskraft und steigern unsere Vitalität.

Obst und Gemüse sind kondensiertes Sonnenlicht.
Wer Obst und Gemüse isst, nimmt in indirekter Weise Sonnen-
licht auf.   Aivanhov

Rohe Nüsse und Samen gehören zu den Lebensmitteln, welche die meisten vitalen und lebensstärkenden Kräfte besitzen. Die Nüsse sollten jedoch nie geröstet, sondern roh gegessen werden, da durch das Rösten die Enzyme getötet und die Vitamine zerstört werden. In richtiger Kombination versorgen uns Nüsse und Samen mit Eiweiß von höchster Qualität. In vielen Kulturen werden sie seit ältester Zeit dazu benutzt, die Sexualkraft zu erhalten, wiederherzustellen und zu erhöhen.

Sattvisches Essen verleiht Energie, hat einen angenehmen Geruch und erweckt die Lebensgeister. Zudem liefert es die optimale Grundlage zum Aufbau gesunder und leistungsfähiger Körpergewebe.

Zur rajasischen Nahrung gehören Stimulanzen, wie Kaffee und Tee, scharfe Gewürze sowie Fisch, Eier, Salz und Schokolade. Eine rajasische Nahrung überreizt den Körper und macht den Geist unruhig.

Die tamasische Nahrung besteht aus Fleisch, Alkohol, Tabak, künstlichen Süßigkeiten, Zwiebeln, Knoblauch und fermentierten Lebensmitteln, wie beispielsweise Essig. Die *Tamas*-Nahrung vergiftet den Körper, weil seine Ausscheidungsorgane durch die Einnahme der Stimulanzen erheblich gestört werden. Die Abwehrkräfte schwinden, der Geist wird trüb, Trägheit, Lustlosigkeit, schlechte Laune, Stress, Konzentrationsprobleme und innere Unruhe treten ein. Die tamasische Nahrung putscht den Körper auf, versorgt ihn aber nur mit einer Scheinenergie. Diese Nahrung führt letzten Endes zu einer Störung des physischen Gleichgewichts, was wiederum zu emotionalen Störungen führt. Dadurch, dass bei jeder emotionalen Erregung Adrenalin ans Blut abgegeben wird, werden die Ausscheidungsvorgänge unterbro-

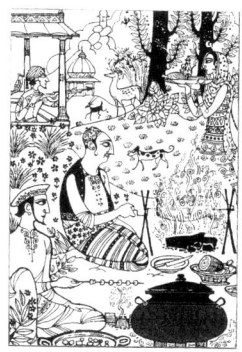

chen, das heißt, die Vergiftung und die damit verbundenen emotionalen Störungen nehmen zu. „Tamasische Substanzen, wie Alkohol und Fleisch, sind schwer und schwächend. Der Begriff ‚Junkfood' ist noch relativ neu, aber solche Gerichte sind zweifellos tamasisch. In der heutigen Zeit muss alles sehr schnell gehen, auch das Kochen und das Essen. ‚Junkfood', Konserven und fertig verpackte Lebensmittel haben einen negativen Einfluss auf unseren Körper. Nach einer sattvischen Mahlzeit ist unser Geist genauso unaufmerksam wie vor dem Es-

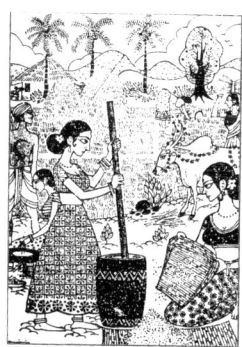

sen, aber nach rajasischen oder tamasischen Mahlzeiten ist er benommen und träge. Es ist also gleichermaßen wichtig, den Geist gesund und den Körper wohl ernährt zu halten." (B. K. S. Iyengar 2001, S., 159)

Ernährung in den Wechseljahren

Mit zunehmendem Alter kommt der Körper mit immer weniger Nahrung aus, braucht aber mehr Vital- und Nährstoffe als früher. Die Lebensmittel sollten möglichst naturbelassen sein, sodass die Kraft von Sonne und Licht optimal zur Steigerung des Wohlbefindens beitragen kann.

Um eine Gewichtszunahme zu vermeiden, ist unter anderem auch eine Korrektur des Speiseplans nötig. Ganz oben auf dem Speiseplan sollten pflanzliche Lebensmittel, wie Kartoffeln, Vollkornbrot, Reis, Nudeln sowie frisches Obst und Gemüse, stehen. Sie enthalten kaum Fett, aber reichlich Vitamine, Mineral- und Ballaststoffe.

Dagegen sollte der Verzehr von Fleisch und Wurstwaren deutlich eingeschränkt werden, weil er mit dazu beitragen kann, Herz-Kreislauf-Erkrankungen zu begünstigen. Fisch ist empfehlenswert, aber nur als Frischfisch; er enthält nicht nur wichtige Fettsäuren, sondern auch wertvolles Jod. Milch- und Milchprodukte (möglichst fettarm) sollten auf keinem Speiseplan fehlen. Begrenzt werden sollte auch der Verzehr von Eiern auf zwei Stück pro Woche.

Grundlage für eine gesunde Ernährung sind Obst und Gemüse, die nicht nur Stoffwechselerkrankungen vorbeugen, sondern auch das Risiko für Herz-Kreislauferkrankungen und Krebs senken. Tropen- oder Südfrüchte, wie Ananas oder Papaya, die große Mengen an Enzymen enthalten und den Stoffwechsel in Gang halten, sind als „Fatburner" bekannt, weil sie die Pfunde zum Schmelzen bringen. Melonen, Mangos und Grapefruits leisten ebenfalls gute Dienste beim Abbau überflüssiger Pfunde.

Eine Reihe von Früchten und Gemüsearten, die einen großen Vorrat an sogenannten Phytoöstrogenen enthalten, können der Frau in den Wechseljahren helfen, die Hormonumstellung, insbesondere die Hitzewallungen, besser zu verkraften. Diese Phytoöstrogene, mit deren Hilfe sich Hormonmangel-Zustände abfangen lassen, ohne dass die bedrohliche Wirkung von Östrogen (Erhöhung des Risikos einer Krebserkrankung) in Kauf genommen werden muss, sollen nach neueren Studien ähnliche Wirkungen haben wie die vom Körper selbst produzierten Hormone. Die Phytoöstrogene werden von den Darmbakterien in Sexualhormone umgewandelt, sodass der Körper über die Ernährung Hormondefizite ausgleichen kann. Reich an Phytoöstrogenen sind Sojaprodukte, die in und nach den Wechseljahren auf keinem Speisezettel fehlen sollten. Auch Vollkornprodukte, wie Roggen, Leinsamen, Haferflocken, Vollkornreis, und bestimmte Gemüse- und Obstsorten, wie grüne Bohnen, Datteln, Kartoffeln, Karotten, Paprikaschoten, Kirschen, Äpfel, Rhabarber, rote Bete, Weißkohl, Gurken, Fenchel, Petersilie, Knoblauch, getrocknete Erbsen, Mais, Tomaten, Knoblauch, Oliven und Auberginen, haben einen besonders hohen Anteil an Phytoöstrogenen.

In den letzten Jahren ist das Olivenöl wegen seiner gesundheitsfördernden Wirkung in den Blickpunkt der

Ernährungsmedizin gerückt. Olivenöl, das viel Vitamin E enthält und reich an wertvoller Ölsäure ist, hebt den Anteil des „guten" (weil gefäßschützenden) HDL-Cholesterins im Blut an und hilft zugleich, das schädliche LDP-Cholesterin (verantwortlich für Gefäßablagerungen) zu verringern.

Neue Studien belegen, dass bestimmte Fischöle (Omega-3-Fettsäuren) nicht nur eine positive Wirkung auf das Herz-Kreislauf-System haben, sondern auch depressive Stimmungen lindern. Untersuchungen deuten darauf hin, „dass ein Zusammenhang zwischen Depressionen und zu niedrigen Werten von Omega-3 im Organismus besteht. So besitzen etwa deprimierte Patienten geringere Reserven an Omega-3 als gesunde Personen. Und je niedriger diese Reserven sind, desto stärker sind die Symptome. Was noch mehr beeindruckt: Je mehr Omega-3 in der üblichen Ernährung von Menschen enthalten ist, desto geringer ist ihre Tendenz, deprimiert zu sein." David Servan-Schreiber 2004, S. 167) Omega-3-Fettsäuten sind in Fisch (Lachs, Sardine, Thunfisch, Makrele), Schalentieren, Mandeln und Walnüssen sowie in manchen Pflanzenölen (Sojaöl, Walnussöl, Rapsöl) enthalten.

Wichtig für den Knochenstoffwechsel ist eine ausreichende Versorgung mit Vitamin D, Kalzium und Kalium. Vitamin D hilft dem Körper, das in den Lebensmitteln enthaltene Kalzium aufzunehmen, stimuliert dessen Verwertung für den Knochenbau und verhindert, dass zu viel Kalzium über den Urin ausgeschieden wird. Gute Vitamin-D-Quellen sind Milch- und Milchprodukte, Seefisch, wie Lachs und Hering, sowie Pilze.

Obwohl Vitamin D unter Einwirkung des Sonnenlichts vom Körper selbst produziert wird, ist es selbst bei einer ausgewogenen gesunden Ernährung kaum möglich, die bei erhöhtem Osteoporoserisiko geforderte Einnahme von 1200 bis 1500 mg Kalzium täglich zu gewährleisten. Es wird daher die Einnahme eines hochwertigen Kalziumpräparats empfohlen, mit dem sich der Bedarf decken lässt. Ist in dem Präparat auch Vitamin D3 enthalten, wird sichergestellt, dass das Kalzium vom Körper optimal aufgenommen wird.

Auch die Einnahme von Vitamin E ist in den Wechseljahren sehr wichtig, weil es nicht nur den Östrogenspiegel stabilisiert, sondern auch gegen Reizbarkeit, Herzklopfen, Schlafstörungen und emotionale Labilität wirkt. Reich an Vitamin E sind Weizenkeimöle, Sonnenblumenöle, Vollkornprodukte, Sojabohnen, Erdnüsse, Haferflocken und Weizenkeime. Auch Sesam enthält eine reichliche Menge an Vitamin E, weshalb man es in Indien als *„Rasayana"* (Lebensverlängerer) bezeichnet.

Vermieden werden sollten Kombinationen aus Weißmehl, Fett und Zucker, wie sie in Torten, Kuchen, mit Marmelade gefülltem Schmalzgebäck oder einem Menü aus Cola, Hamburger und Pommes frites vorkommen. Ebenfalls ungünstig ist die Kombination von Fett und Alkohol. Gegen ein Glas Wein zum Essen ist nichts einzuwenden. Sowohl Rot- als auch Weißwein unterstützt die Magen-Darm-Funktion, verbessert die Ausscheidung von Giftstoffen über die Nieren, schützt die Gefäße und regt die Hormonproduktion und den Kalziumwechsel an. Andere alkoholische Getränke sollten jedoch gemieden und Kaffee nur in Maßen getrunken werden, da bereits vier Tassen die Kalziumausscheidung über die Nieren steigern.

Wichtig ist, darauf zu achten, ausreichend Flüssigkeit zu sich zu nehmen. Wasser, Kräuter- und Früchtetees sowie verdünnte Frucht- oder Gemüsesäfte (am besten frisch gepresst) sind besonders geeignet.

Vitamine, Mineralstoffe und Spurenelemente

Vitamine sind lebensnotwendige Substanzen, die der Körper nicht selbst herstellen kann, die aber zur Aufrechterhaltung der Gesundheit notwendig sind. Bereits ein geringer Mangel kann zu Folgeerkrankungen führen. In den Wechseljahren sind Vitamin A, Vitamin B und die Vitamine C, D und E von großer Bedeutung.

Mineralstoffe (Kalzium, Kalium, Phosphor, Magnesium, Natrium, Phosphor u.a.) sind für die Stoffwechselvorgänge und für den Aufbau und Erhalt von Knochen, Zähnen und Bindegewebe unentbehrlich. Spurenelemente werden in kleinsten Mengen benötigt und sind im Allgemeinen in der Nahrung ausreichend vorhanden.

An der folgenden Übersicht können Sie das Vorkommen, die Mangelerscheinungen und den Nutzen ersehen.

Vitamin	Vorkommen	Nutzen	Mangelerscheinungen
A	Leber, Vollmilch, Butter, Eigelb, Sahne, Käse, Margarine, Karotten, Spinat, Grünkohl, Paprika, Tomaten, Feldsalat, Aprikosen, Brokkoli, Pollen, Petersilie	erhöht die Abwehrkräfte, erhält die Sehschärfe, unterstützt die Funktion der Haut, hat Einfluss auf die Fortpflanzungsorgane	Lichtempfindlichkeit, Nachtblindheit, trockene Haut, sprödes Haar, Haarausfall, Zahnverfall, Steinbildung in den Harnwegen
B 1 (Aneurin)	Vollkorngetreide, Vollreis, Weizenkeime, Nüsse, gekeimte Körner und Sprossen, Hülsenfrüchte, Kartoffeln, Spargel, Haferflocken, Zitronen, Ananas, Rettich, Karotten, Milchprodukte, Nüsse, Sonnenblumenkerne, Honig, Erbsen, Linsen, Erdnüsse, Schweinefleisch	reguliert den Kohlenhydratstoffwechsel, beeinflusst die Nervenfunktion und Herz- und Darmtätigkeit	Nervosität, Gedächtnis- und Konzentrationsschwäche, Leistungsabfall, Schlafstörungen, Reizbarkeit, emotionale Instabilität, Appetitlosigkeit, Depressionen, vermindert die Widerstandskraft gegen Infektionen

Vitamin	Vorkommen	Nutzen	Mangelerscheinungen
B 2 (Riboflavin)	Milch, Milchprodukte, Grünblattgemüse, Äpfel, Aprikosen, Orangen, Pflaumen, Spinat, Nüsse, Kartoffeln, Vollkorngetreide, Hülsenfrüchte, Erbsen, Brokkoli, Geflügel, Fisch, Soja, Bierhefe, Pilze, Nüsse, Pollen	wichtig für den gesamten Stoffwechsel, besonders für die Energiegewinnung und den Aufbau des roten Blutfarbstoffs, für die Gesundheit der Haut und den Sehvorgang	trockene Haut, Ekzeme, glanzlose, brüchige Fingernägel, Lichtempfindlichkeit, Augenjucken, nichtinfektiöse Bindehautentzündung
B 3 (Niacin)	Fleisch, Fisch, Kartoffeln, Eigelb, Bierhefe, Weizenkeime, Hülsenfrüchte, Vollreis, Äpfel, Möhren, Nüsse	beteiligt am Fett, Eiweiß-, Kohlenhydratstoffwechsel, bedeutend für die Funktion des Nervensystems und die Haut	Nervosität, Müdigkeit, Appetitlosigkeit, Hautentzündungen, starke Verhornung, Einrisse der Mundwinkel

Vitamin	Vorkommen	Nutzen	Mangelerscheinungen
B 5 (Pantothensäure)	Blumenkohl, Pilze, Wassermelonen, Weizenkeime, Eigelb, Tomaten, Leber, Niere, Bierhefe, Weizenkleie	wichtig für den Fettstoffwechsel, die Funktionstüchtigkeit der Leber, verhindert Haarausfall und vorzeitiges Ergrauen der Haare, Infektionsschutz, festigt das Bindegewebe	Leberstörungen, übermäßige Haarfettung, Schädigung der Schleimhäute, frühzeitiges Ergrauen der Haare, Hautentzündungen, schlechte Wundheilung, Übergewicht, Arthritis und steife Gelenke, Depressionen
B 6 (Pyroxin)	Getreide, Vollkornbrot, Vollreis, Meeresfische, Leber, Grünkohl, Kartoffeln, Blumenkohl, Milch, Birnen, Bananen, Haferflocken, Hummer, Erbsen, Fenchel, Mais, Avocados	wichtig für den Eiweißstoffwechsel (Aminosäuren) und die Bildung von Hämoglobin, unterstützt die Funktion der Nervenzellen	Nerven- und Schlafstörungen, Blutarmut (Anämie), Akne und Ekzeme, Muskelschwund

Vitamin	Vorkommen	Nutzen	Mangelerscheinungen
B 12 (Cyanocobalain)	Meeresfische, Leber, Sardinen, Heringe, Eier, Milch, Milchprodukte, Niere, Rindsleber, pflanzliche Lebensmittel enthalten kein Vitamin B 12	wichtig für die Funktion der Nerven, den Zellaufbau, die Blutbildung und das hormonelle Gleichgewicht	nervöse Störungen, Anämie, brennende Zunge, Schwindel, Erschöpfungszustände, Depressionen
Vitamin C (Askorbinsäure) (Askorbinsäure)	frisches Obst und Gemüse, besonders reich sind Zitronen, Orangen, Kiwis, Äpfel, Tomaten, Johannisbeeren, Melonen, Paprikaschoten, Erdbeeren, Sauerkraut, Kartoffeln, Kohl, Gurken, Brokkoli, Petersilie, Fenchel	stärkt die Abwehrkräfte, schützt gegen freie Radikale, steigert die Leistungsfähigkeit, stärkt die Abwehr der Knochenmarktätigkeit und Bildung der roten Blutkörperchen, wichtig für die Elastizität des Bindegewebes	anfällig für Infektionen, Müdigkeit, Zahnfleischerkrankungen, Störungen der Knochentätigkeit, Darmkrankheiten, erhöhte Blutungsbereitschaft, Kopfschmerzen, Herzklopfen, Stress, frühzeitige Alterung

Vitamin	Vorkommen	Nutzen	Mangelerscheinungen
Vitamin D (Calciferol)	Fisch (Hering, Lachs, Thunfisch, Sardinen, Makrelen), Eigelb, Butter, Margarine, Hefe	fördert die Aufnahme von Kalzium und Phosphor in Zähnen und Knochen, stabilisiert das Knochengerüst, den Kreislauf, das Immunsystem, die Hormonbildung	Zahn- und Knochenerkrankungen (Osteoporose), Rachitis, Ekzeme, Gelenkrheumatismus
Vitamin E (Tocopherol)	naturbelassene kaltgepresste Pflanzenöle, vor allem Weizenkeimöl, Vollkornprodukte, Sojabohnen, Erdnüsse, Eigelb, Margarine, Haferflocken, Kakao, Fleisch, Fisch	reguliert die Funktion an der Geschlechtsdrüsen, schützt die Zellen vor vorzeitiger Alterung, verhindert Muskeldegeneration, beeinflusst den Stoffwechsel	Muskeldegeneration, Herzbeschwerden, Stoffwechselstörungen

Vitamin	Vorkommen	Nutzen	Mangelerscheinungen
Vitamin H (Biotin)	Eier, Milch, Fleisch, Steinpilze, Champignons, Bohnen, Sojabohnen, Linsen, Spinat, Nüsse	wichtig für den Stoffwechsel, sorgt für guten Haarwuchs und glatte Haut	Hautveränderungen, Haarausfall, Appetitlosigkeit, Erschöpfungszustände
Vitamin K (Phyllochinon)	Fleisch, Fisch, Milch, grünes Gemüse (Spinat, Kohl), Salat, Bohnen, Leber	wichtig für den Stoffwechsel, beschleunigt die Blutgerinnung	Neigung zu Blutungen

Vitamin	Vorkommen	Nutzen	Mangelerscheinungen
Vitamin M (Folsäure)	Leber, Hefe, Brokkoli, Spinat, Spargel, Kartoffeln, Karotten, Petersilie, Avocado, Vollkornprodukte	wichtig für die Blutbildung, erhöht die Resorptionsfähigkeit der Darmschleimhaut	Anämie, Verdauungsstörungen, Anfälligkeit für Infektionen, Appetitlosigkeit, Haarausfall
Vitamin PP (Nicotinamid, Niacin)	Weizenkleie, Hefe, Fleisch, Erdnüsse, Honig, Käse, Pilze, Vollkornprodukte Haferflocken, Avocados	wichtig für den Energiestoffwechsel, das Verdauungssystem, das Nervensystem, den Kreislauf und den Blutdruck	Schlaflosigkeit, Schwindel, Nervosität, schlechte Verdauung

Mineralstoffe Spuren-elemente	Vorkommen	Nutzen	Mangelerscheinung
Natrium	Meersalz, Gemüse, Getreide, Obst, Aal, Matjesheringe,Frühstücks-speck, Vollkornprodukte	wichtig für die Leistungsfähigkeit der Nerven	allgemeine Schwäche, Nierenerkrankungen
Kalium	Fleisch, Milch, Käse, Vollkornprodukte, in fast allen pflanzlichen Lebensmitteln, v. a.in Tomaten, Nüssen, Brokkoli, Grün- u. Rosenkohl, Kartoffeln, Pilzen, Hülsenfrüchten, Karotten, Sellerie, Trauben, Datteln, Bananen, Birnen, Melonen	stimuliert den Darm, das Herzmuskel-tonus, reguliert den Wasserhaushalt im Gewebe, stabilisiert den Blutdruck und wirkt entgiftend	Verstopfung, Herzmuskelschwäche, zu niedriger Blutdruck, Ödeme, Muskelkrämpfe, Appetitlosigkeit

Mineralstoffe Spuren-elemente	Vorkommen	Nutzen	Mangelerscheinung
Magnesium	in fast allen Lebensmitteln, vor allem in Fleisch, Milchprodukten, Hülsenfrüchten, Weizen, Leinsamen, Vollkornprodukten, roter Bete, Kartoffeln, Roggen, Honig, Nüssen, braunem Reis, Spinat, glatter Petersilie, Feigen, Bananen, Kakao, Mandeln	unterstützt den Knochenaufbau, reguliert den Blutdruck, senkt den Cholesterinspiegel, erhöht die Schutzwirkung des Organismus, ist ein Zellgenerator	Verdauungsstörungen, frühzeitiges Altern, Gicht, Arthritis

Mineralstoffe Spurenelemente	Vorkommen	Nutzen	Mangelerscheinung
Kalzium	Käse, Milch, Joghurt, Magerquark, Nüsse, Grünkohl, Brokkoli, Spinat, Kohlrabi, Kresse, Petersilie, Vollkornprodukte, Erdbeeren, Datteln, Feigen, Mandeln, Brombeeren, Zitronen, Orangen, Pampelmusen, Vollmilchschokolade	notwendig für die Knochenbildung, für Zähne und Sehnen, fördert die Widerstandsfähigkeit im Allgemeinen	Nervosität, Zahn- und Knochenverfall (Osteoporose)

Mineralstoffe Spurenelemente	Vorkommen	Nutzen	Mangelerscheinung
Phosphor	Getreide, Weizenkeime, Vollkornprodukte, Milch, Milchprodukte, Fleisch, Wurst, Eier, Kartoffeln, Karotten, Sellerie, Tomaten, Trauben, Knoblauch, Zwiebeln, Mandeln, Nüsse, Geflügel, Fisch, Ölsardinen, Knäckebrot	kontrolliert das Kalziumgleichgewicht und die Schilddrüsenfunktion, aktiviert den Stoffwechsel, Bausteine für Knochen und Zähne	Asthenie, ungenügende Herztätigkeit
Eisen	Spinat, Karotten, Zwiebeln, Kartoffeln, Tomaten, Aprikosen, Petersilie, Mandeln	notwendig für den Transport und die Speicherung von Sauerstoff und für die Darmtätigkeit, erhöht die Zahl der roten Blutkörperchen, natürliches Beruhigungsmittel	Anämie, Asthenie, Mattigkeit, Appetitlosigkeit, Verstopfung

Mineralstoffe Spurenelemente	Vorkommen	Nutzen	Mangelerscheinung
Kupfer	Rote Bete, Zwiebeln, Spinat, Kirschen, Orangen, Äpfel, Trauben, Mandeln, Nüsse, Weizen, Kartoffeln, Vollkornprodukte	wichtig für das Immunsystem, die Zell- und Knochenbildung und zur Fixierung von Eisen	Infektionskrankheiten, Anämie, Osteoporose, unregelmäßiger Herzschlag
Zink	Vollweizen, Gerste, Kohl, rote Bete, Tomaten, Pfirsiche, Orangen, Leber, Rindfleisch	bedeutend für die Bildung der Blutkörperchen und für die Zellatmung, reguliert und stimuliert die Geschlechtsdrüsen	neurovegetative Störungen

Mineralstoffe Spurenelemente	Vorkommen	Nutzen	Mangelerscheinung
Mangan	Kohl, Sellerie, Karotten, Zwiebeln, Kartoffeln, Leber, Kresse, Vollkornprodukte, Hülsenfrüchte, Gemüse, brauner Reis	aktiviert den Stoffwechsel, fördert die Leber- und Nierenfunktion, reguliert den Blutdruck, schützt vor freien Radikalen	Bluthochdruck, Rheuma, Gicht, Knochenmissbildung, Sterilität
Jod	Meeresfische, Knoblauch, Spinat, Zwiebeln, Karotten, Tomaten, Birnen, Trauben	reguliert die Schilddrüsenfunktion und den Blutdruck	Kropfbildung
Schwefel	Kresse, Kohl, Zwiebeln, Rettich, Mandeln, Datteln	wichtig für die Knochen, Zähne, widerstandsfähige Fingernägel, gesundes Haar, unterstützt die Abwehrkräfte	Dermatosen, Bluthochdruck, Leber- und Gallenstörungen

Ratschläge

Unsere Nahrung und unser Umfeld müssen uns ein stressfreies Leben ermöglichen. Wenn wir mehr Obst und Gemüse essen und unsere Sinne mit Düften, Klängen und optischen Eindrücken nähren, betreten wir den Pfad zu einer gesünderen Lebensweise.

B. K. S. Iyengar

✿ Kohlenhydrate, wie Getreide, Reis und Kartoffeln, sollten nur mit Gemüse und Salat eingenommen werden.

✿ Mischen Sie Eiweißprodukte, wie Fisch, Fleisch, Milch und Milchprodukte, nur mit Gemüse und Salaten, nicht aber mit Kohlenhydraten.

✿ Der Großteil Ihrer Kost sollte aus leichten Nahrungsmitteln bestehen, weil sie die Kraft des „Verdauungsfeuers" erhöhen, also aus Obst, Gemüse, Reis, frischer Milch, Käse und Butter.

✿ Statt der häufig belastenden drei Hauptmahlzeiten sollten Sie mehrere kleinere Mahlzeiten einnehmen. Achten Sie dabei auf ein ausgewogenes Verhältnis von frischem Obst, Gemüse, Getreide sowie Milchprodukten.

✽ Vermeiden Sie Käsesorten mit hohem Fettgehalt, Fettgebackenes (Pommes frites, Chips), Sahne, Mayonnaise, fette Wurstwaren (Salami und Mettwurst) und Fertiggerichte, weil diese Lebensmittel zudem reichlich Phosphat enthalten. Zu viel Phosphat behindert die Einlagerung von Kalzium in die Knochen. Auch fettes Fleisch sollte gemieden werden. Wenn Sie nur zweimal pro Woche mageres Fleisch essen, profitieren Sie von dem hochwertigen Eiweiß, Eisen und Vitamin B2, ohne sich mit zu viel Fett und Cholesterin zu belasten.

✽ Fettarme Milch und Milchprodukte sind die optimalen Kalziumquellen. Außerdem liefern sie hochwertiges Eiweiß. Bereits mit einem viertel Liter fettarmer Milch oder Buttermilch, einem Becher Joghurt und zwei bis drei Scheiben Schnittkäse (z. B. Gouda oder Emmentaler) können Sie Ihren Tagesbedarf decken.

✽ Verteilen Sie die Kalziumaufnahme auf mehrere kleine Mahlzeiten am Tag. Nehmen Sie jeden Abend ein Milchprodukt zu sich, weil so nächtliche Knochenabbauprozesse vermindert werden.

✽ Essen Sie reichlich kalzium- und vitaminreiches Gemüse und Obst, wie Brokkoli, Fenchel, Orangen, Brombeeren und Himbeeren. Vor allem grünes Kohlgemüse ist ein wichtiger Lieferant von Vitamin K, das für eine höhere Knochendichte sorgt.

❀ Würzen Sie mit frischen Kräutern wie Kresse, Basilikum, Kerbel, und verwenden Sie nur wenig Kochsalz, weil es die Kalziumausscheidung über den Darm fördert.

❀ Essen Sie Obst – möglichst der Jahreszeit entsprechend – roh, separat von anderen Lebensmitteln und auf leeren Magen. Obst wird innerhalb von 15 bis 30 Minuten verdaut. Wird der Verdauungsprozess durch andere Nahrungsmittel hinausgezögert, fängt es an zu gären, was zu Beschwerden führen kann.

❀ Vermeiden Sie Weißmehlprodukte, da diese fast nur Stärke enthalten, die der Körper in Fett umsetzt. Sowohl Vital- als auch Ballaststoffe sind nur in Vollkornprodukten enthalten, die auf dem Speisezettel den Vorrang haben sollten.

❀ Eine reichliche und regelmäßige Zufuhr von Flüssigkeit ist für den Gesamtorganismus unerlässlich. Wasser ist das beste Getränk – preiswert, reinigend und ohne Kalorien. Auch frische Obst- und Gemüsesäfte sind vorzüglich. Trinken Sie allerdings so wenig wie möglich zu den Mahlzeiten.

❀ Meiden Sie alkoholische Getränke und Kaffee. Sowohl Alkohol als auch Koffein stören den Knochenstoffwechsel und erhöhen demnach das Risiko, an Osteoporose zu erkranken. Bereits mehr als vier Tassen Kaffee täglich steigern die Kalziumausscheidung über die Nieren. Gegen ein Glas Wein zum Abendessen ist nichts einzuwenden.

❀ Machen Sie einen großen Bogen um Zucker, weil er Hormonschwankungen in der Bauchspeicheldrüse verursacht, was eine Östrogensenkung zur Folge haben kann. Zu viel Zucker zerstört, wenn er im Stoffwechsel aufgebaut wird, viele Vitamine – besonders die der wichtigen B-Gruppe. Zudem beeinträchtigt er die Kalziumverwertung (Osteoporosegefahr). Bei Appetit auf Süßigkeiten sollten Sie lieber kontrolliert jeden Tag einen Riegel Schokolade, ein Stück Kuchen oder eine Kugel Eis genießen, statt einmal in der Woche völlig über die Stränge zu schlagen und eine ganze Tafel zu essen. Beim Energietief an Vor- oder Nachmittagen hilft bereits ein wenig Schokolade, den Blutzuckerspiegel anzuheben und die Müdigkeit zu vertreiben.

❀ Verzichten Sie auf Zigaretten, da Nikotin den Östrogenspiegel senkt und die schützende Wirkung der weiblichen Hormone behindert.

❀ Nehmen Sie pro Mahlzeit möglichst verschiedene Lebensmittel ein, weil sie auf diese Weise optimal verdaut werden.

❀ Kauen Sie Ihre Mahlzeiten sehr gründlich, damit der Magen und die Därme entlastet werden. Dies führt auch dazu, dass man weniger isst.

❀ Jede Mahlzeit sollte in Ruhe und Frieden eingenommen werden. Dies gilt auch für das Frühstück, das die Stimmung für den ganzen Tag beeinflussen kann. Ein schweres Essen, unter Zeitdruck hinuntergeschlungen, wird zu einem harten Klumpen im Magen und führt zu unangenehmen Symptomen. Schwere Mahlzeiten am Abend sind eine häufige Ursache für Schlaflosigkeit.

❀ Hüten Sie sich vor dem Zuviel-Essen, und nehmen Sie nichts im Übermaß ein. Aus der täglichen Yoga-Übung entwickelt sich eine innere Stimme, die vor übermäßigem Essen oder dem Körper nicht zuträglichen Speisen warnt. Je mehr Yoga man übt, desto überzeugender spricht diese Stimme zu uns.

❀ Zwingen Sie sich nie, bestimmte Speisen zu sich zu nehmen, wenn Sie diese mit persönlichen Abneigungen verbinden. Genießen Sie, was Sie essen.

Abbildung auf der rechten Seite:
Schaffung eines geistigen Ashrams (18. Jh.). Sich eine geistige Klause zu schaffen ist ein wichtiger Teil der Yoga-Praxis. Es gehört zur Yoga-Tradition, dass man sich am Anfang der Praxis sein eigenes privates Heiligtum schafft, wohin man sich zurückziehen und wo man alles hinter sich lassen kann. Unsere innere Welt enthält alles: die schönsten Winkel der Erde, die Sterne, Planeten und unbekannte Welten. Im Geist können wir mit Gedankenschnelle tausend Meilen weit reisen.

Die Praxis

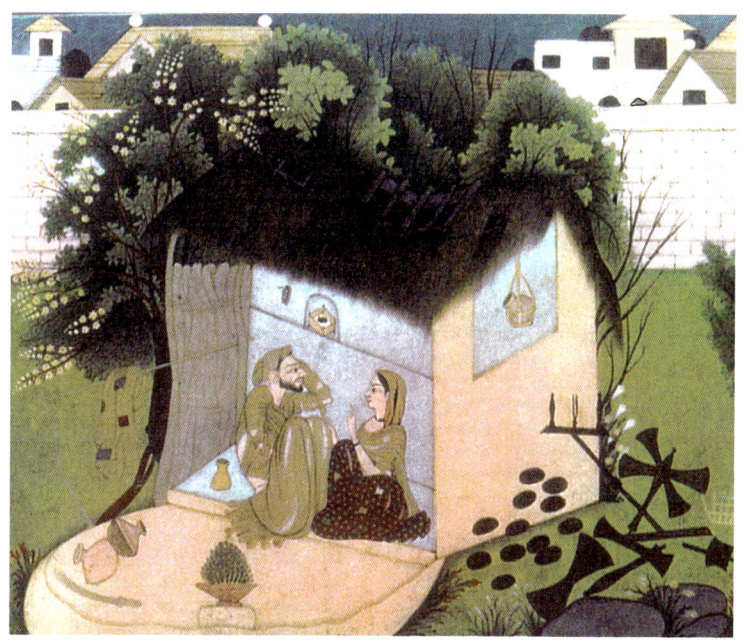

Hinweise für die Durchführung
der Asanas

Tag für Tag soll sich der Yogi in der Harmonie der Seele üben: an einem geheimen Ort, in tiefer Einsamkeit, als Herr seines Geistes, auf nichts hoffend, nichts begehrend.

Bhagavadgita

Folgende Regeln sollten bei der Durchführung beachtet werden:

❀ Der Raum, in dem Yoga praktiziert wird, sollte ruhig, gut durchlüftet und von der Außenwelt abgeschlossen sein. Es gehört zur Yoga-Tradition, dass jeder Schüler sich seinen eigenen *Ashram*, sein eigenes privates Heiligtum schafft, in das er sich zurückziehen und wo er alles hinter sich lassen kann. Dieser äußere Ort unterstützt den geistigen Rückzug, der die Entspannung in einer anderen Welt, das Heraustreten aus der gewohnten Welt, vollendet. Als Übungsort eignet sich, wenn es die Wetterlage erlaubt, ein Platz in der freien Natur.

❀ Gestalten Sie Ihren Raum ganz nach Ihrem Geschmack und dekorieren Sie ihn mit Dingen, die Sie in einen entspannten Zustand versetzen.

❀ Achten Sie darauf, alle Störfaktoren auszuschalten. Stellen Sie das Telefon ab und hängen Sie ein Schild mit dem entsprechenden Hinweis an die Tür.

❀ Man kann sich die Atmosphäre auch mit Musik und Düften verschönern. Probieren Sie verschiedene Düfte und Musikrichtungen aus. Auch Kerzen können Ihr Wohlbefinden unterstützen.

❀ Üben Sie niemals, wenn der Körper kalt ist. Sie können vor den Übungen eine warme Dusche nehmen oder einige Lockerungsübungen durchführen.

✿ Die günstigste Übungszeit ist die Zeit vor dem Frühstück oder vor dem Abendessen. Führen Sie die *Asanas* niemals vor dem Schlafengehen aus, weil der Körper mit Energie aufgeladen und somit das Einschlafen erschwert wird.

✿ Halten Sie die einmal gewählte Zeit ein, und versuchen Sie, die Übungen täglich durchzuführen.

✿ Lassen Sie sich auch dann nicht vom Üben abhalten, wenn Sie abgespannt, müde oder aufgeregt sind, weil Ihnen die *Asanas* schon nach kurzer Zeit neue Energie verleihen.

✿ Fühlen Sie sich jedoch allzu erschöpft, so können Sie in der Rückenlage die Tiefenentspannung durchführen.

✿ Die letzte Mahlzeit sollte mindestens zwei Stunden vor Beginn der Übungen eingenommen werden, da viele *Asanas* mit vollem Magen nicht durchgeführt werden können. Blase und Darm sollten vor dem Üben entleert worden sein.

✿ Wählen Sie die Kleidung so, dass sie Ihren Körper nicht einengt.

✿ Benutzen Sie als Unterlage eine Wolldecke, eine Übungsmatte oder einen Teppich.

⊛ Lassen Sie sich bei den *Asanas* Zeit, und führen Sie sie mit langsamen, fließenden und gleichmäßigen Bewegungen aus.

⊛ Alle *Asanas* sollen so ausgeführt werden, dass sich die Bewegungen von Körper und Atem gegenseitig ergänzen.

⊛ Das *Asana* soll stabil sein (im Sanskrit als *Sthita* bezeichnet), was sich auch auf den Geisteszustand, ein völliges „Bei-der-Sache-Sein", bezieht. Die *Asanas* sollten als angenehm empfunden werden, sodass sie keine zusätzlichen Spannungen im Körper oder Geist verursachen. Der Zustand der Mühelosigkeit ist *Sukha*. Die Endstellung eines *Asanas* ist nach etwa fünf bis zehn Sekunden erreicht.

⊛ Lassen Sie die Augen ohne Anstrengung offen.

⊛ Bleiben Sie stets in der Gegenwart verhaftet, und konzentrieren Sie sich beim Üben auf die Empfindungen im ganzen Körper. Seien Sie sich bewusst, dass die Energie in den Körperteil fließt, auf den Sie Ihre Aufmerksamkeit lenken.

⊛ Eine ausgewogene Kombination aktiver und passiver *Asanas* ist wichtig, um die optimale Wirkung zu erzielen. Je mehr Sie Yoga praktizieren, umso leichter werden Sie eine für Sie ideale Abfolge der *Asanas* finden.

❁ Nach jedem *Asana* sollten Sie sich für einen Moment entspannen, da so dessen Wirkung erst voll zur Geltung kommt. Zudem ist dieses Entspannen auch ein gute Vorbereitung für die nächste Übung.

❁ Eine längere Entspannung von etwa 10 bis 15 Minuten sollten Sie regelmäßig am Ende Ihres Übungsprogramms durchführen. Nehmen Sie hierzu am besten *Shavasana*, die bekannteste Entspannungshaltung des Yoga, (vgl. S.334) ein.

❁ Die Meditations- oder *Yoga-Nidra*-Übungen können im Anschluss an die *Asanas* oder auch unabhängig davon durchgeführt werden. Die Dauer dieser Übungen bestimmen Sie selbst. Sie können so lange in einer Meditationshaltung verharren, wie Sie sie als angenehm empfinden.

❁ Stellen Sie keine zu hohen Anforderungen an sich selbst. Üben Sie nur innerhalb der Grenzen Ihrer eigenen Kraft.

Eine Übungspraxis wird nur dann Erfolge zeigen, wenn wir sie über einen langen Zeitraum ohne Unterbrechung beibehalten, wenn sie von Vertrauen in den Weg und von einem Interesse, das aus unserem Inneren erwächst, getragen ist.

Yoga-Sutra

Der Sonnengruß
(Surya Namaskar)

Surya Namaskar erschließt Ihnen in kurzer Zeit die Tore zu wundervoller Gesundheit, Kraft und Leistungsfähigkeit und langem Leben – Güter, die das Erbe eines jeden Menschen sind. Und es kostet Sie nichts, gar nichts, den Versuch zu wagen.

Rajah von Aundh

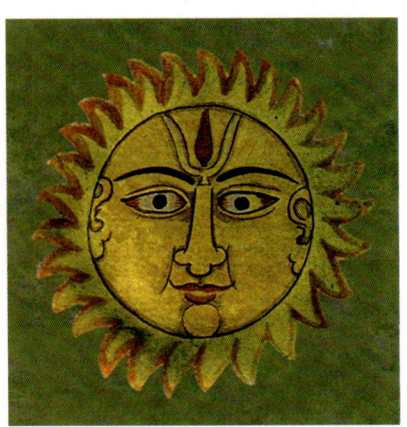

Der Sonnengruß *(Surya Namaskar)** eignet sich ausgezeichnet als Aufwärmübung für die statischen *Asanas*, weil er den Körper entkrampft und ihn damit besser für die Bewegungslosigkeit, die für die *Asanas* unerlässlich ist, vorbereitet. Im Vergleich zu den in minutiöser Langsamkeit durchgeführten *Asanas* stellt er eine Art „Schnell-Yoga" dar.

Der Ursprung des Sonnengrußes liegt Tausende von Jahren zurück. Die Weisen des alten Indiens brachten ihre Ehrfurcht vor der Sonne, dem Symbol des kosmischen

---

* Eine ausführliche Einführung in Theorie und Praxis des Sonnengrußes finden Sie in: Ingrid Ramm-Bonwitt: Der Sonnengruß – Den Körper straffen durch Yoga

Bewusstseins, dadurch zum Ausdruck, dass sie sich bei deren morgendlichen Erscheinen vor ihr verneigten. Noch heute stellt die Verehrung der Sonne in vielen Teilen Indiens ein tägliches Ritual dar, das die Achtung vor dem Ursprung der Schöpfung ausdrücken soll.

Der Sonnengruß wirkt auf den gesamten Körper. Jeder Muskel, jede Sehne, jede Zelle, jedes Organ – alles profitiert von der belebenden Wirkung dieser Übungsfolge. Er erhöht die Widerstandsfähigkeit, vermittelt Energie und zugleich tiefe, innere Ruhe.

Surya Namaskar erweist sich auch in körperlicher Hinsicht als besonders wirksam in den Wechseljahren. Sri Raja Rao, ein über 80-jähriger Yoga-Meister aus Südindien, betonte die außergewöhnliche Wirkung des Sonnengrußes auf Frauen: „Besonders für Frauen aber kann der Sonnengruß sehr segensreich sein. Die gesamte Haltung verbessert sich und damit das Selbstbewusstsein, denn innere und äußere Haltung bedingen einander. Die Haut wird geschmeidig, weich und klar. Die Brüste werden straffer und fester. Der Bauchumfang verringert sich. Der Uterus wird gestärkt, die Eierstöcke günstig beeinflusst … Haarausfall und das Ergrauen der Haare werden um Jahre verzögert. Nägel und Haare wachsen schneller. Die Muskeln an Armen, Beinen, Waden, Oberschenkeln, Hüften und Bauch werden gestrafft und wohlgeformt. Rheumatischen Beschwerden wird entgegengewirkt. Die gesamte Blutzusammensetzung wird verändert. Das Geheimnis von *Surya Namaskar* besteht in der Tatsache, dass es kein Organ gibt, keinen Muskel, keine Sehne, nicht eine einzige Körperstelle, die nicht von den Übungen positiv beeinflusst wird." (Sri Raja Rao zitiert in: Maruschi A. Magyarosy 1992, S. 41)

Durch *Surya Namaskar* wird in wenigen Minuten der gesamte Körper trainiert. Er vermittelt Energie und Lebensfreude, wirkt dem Alterungsprozess entgegen und stellt damit einen wertvollen Jungbrunnen dar. Frauen, die unter Stimmungsschwankungen und Angstanfällen leiden, erwähnen oft die wohltuende Wirkung des Sonnengrußes. Sie fühlen sich ausgeglichener und optimistischer.

Sie können die Übungsweise variieren, indem Sie den

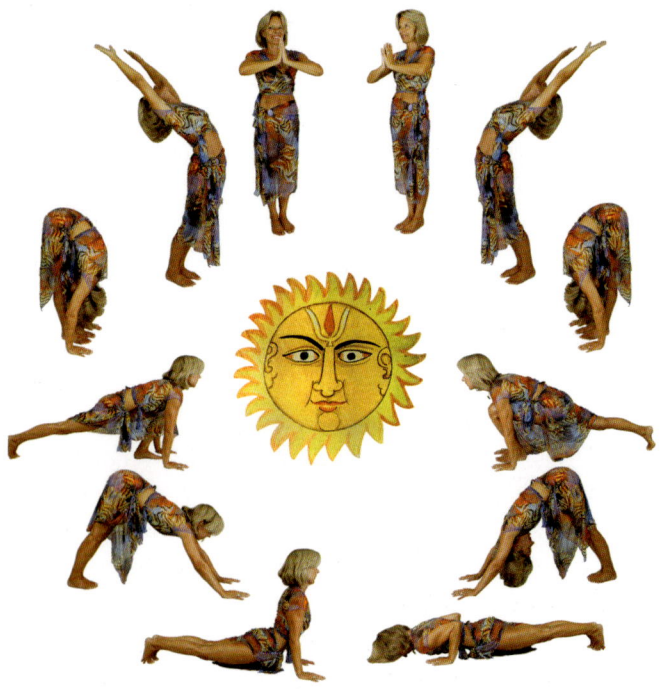

Zyklus mit langsamen Bewegungen beginnen und den Rhythmus im Laufe der Übung beschleunigen. Diese Übungsweise hat eine positive Wirkung auf den Herzrhythmus sowie auf die gesamte Kondition.

Das Licht deines wahren Wesens strahlt von deinem Mittelpunkt, erleuchtet den ganzen Körper, so, wie die Sonne die ganze Welt beleuchtet aus dem Mittelpunkt des Sonnensystems.

Ramana Maharshi

Ausführung

✳︎   Stellen Sie sich aufrecht mit geschlossenen Beinen hin, und legen Sie die Hände vor der Brust aneinander. Atmen Sie drei Mal hintereinander tief ein und aus, und stellen Sie sich dabei vor, wie sich die Sonne öffnet und wie mit jedem Atemzug Energie in Ihren Körper strömt.

✳︎   Atmen Sie tief ein, strecken Sie die Arme über den Kopf, und beugen Sie den Oberkörper sanft nach hinten.

✳︎   Atmen Sie gründlich aus. Beugen Sie sich mit gestrecktem Rücken nach vorn, und legen Sie die Hände neben die Füße.

✳︎   Atmen Sie ein, lassen Sie das rechte Bein nach hinten gleiten. Während Sie es strecken, beugen Sie gleichzeitig das linke Bein, ohne den linken Fuß zu bewegen. Auch die Arme bleiben gestreckt. Die Handflächen halten den Körper im Gleichgewicht.

✳︎   Atmen Sie aus, und strecken Sie das linke Bein nach hinten, neben das andere Bein. Recken Sie Ihr Gesäß möglichst weit nach oben. Die Beine sind gestreckt und gerade, die Fersen berühren, wenn möglich, den Boden.

❋ Halten Sie den Atem an, und lassen Sie Ihren Körper behutsam nach unten gleiten, bis Ihre Stirn den Boden berührt. Sollte Ihnen diese Ausführung nicht möglich sein, bringen Sie Ihren Körper so zum Boden, dass außer den Zehenspitzen, Händen, Brust und Stirn auch die Knie den Boden berühren.

❋ Atmen Sie tief ein. Strecken Sie die Arme, und richten Sie den Oberkörper auf.

❋ Atmen Sie aus, und heben Sie die Hüften und das Gesäß so weit wie möglich nach oben. Der Kopf ist ein wenig angehoben, und die Fersen berühren, wenn möglich, den Boden. Achten Sie darauf, dass Sie die Arme nicht durchbiegen.

❋ Atmen Sie ein, und bringen Sie den rechten Fuß zwischen oder in die Nähe der Hände. Ihr rechtes Bein ist gebeugt, Ihr linkes Bein ist nach hinten gestreckt.

❋ Atmen Sie aus, bringen Sie den linken Fuß zwischen die Hände, und beugen Sie sich mit gestrecktem Rücken und gestreckten Beinen nach vorn. Versuchen Sie, mit den Händen den Boden zu berühren.

❋ Atmen Sie ein, strecken Sie die Arme über den Kopf, und beugen Sie den Oberkörper sanft nach hinten.

❋ Atmen Sie aus, lassen Sie die Arme sinken, und falten Sie die Hände vor der Brust. Atmen Sie einige Male tief durch, und wiederholen Sie den Gruß.

Beinübungen

Die folgenden Übungen dienen dazu, den Körper zu erwärmen und für die *Asanas* vorzubereiten. Sie stärken die Bauch- und unteren Rückenmuskeln, formen Taille und Oberschenkel, regeln die Verdauung und regen die Atmung an.

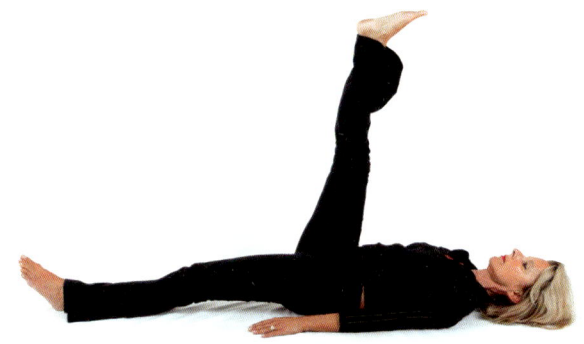

◆   Legen Sie sich mit geschlossenen Beinen auf den Boden. Die Hände liegen, mit den Handflächen nach unten, neben dem Körper.

◆   Atmen Sie ein, und heben Sie das rechte Bein so hoch wie möglich. Atmen Sie dann aus, und legen Sie das Bein wieder auf den Boden. Wiederholen Sie das *Asana* mit dem linken Bein.

◆   Legen Sie sich wieder mit geschlossenen Beinen auf den Boden. Umfassen Sie Ihr rechtes Bein mit beiden Händen, und bringen Sie es beim Ausatmen an Ihre

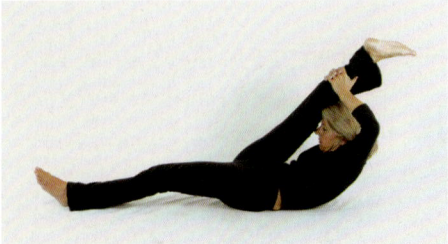

Stirn. Wiederholen Sie das *Asana* mit dem linken Bein.

◆ Legen Sie Ihren linken Fuß auf den rechten Oberschen-

kel, und umfas-
sen Sie mit beiden
Händen Ihr rechtes
Bein. Atmen Sie tief
ein, und ziehen Sie
beim Ausatmen Ihr
rechtes Bein an die

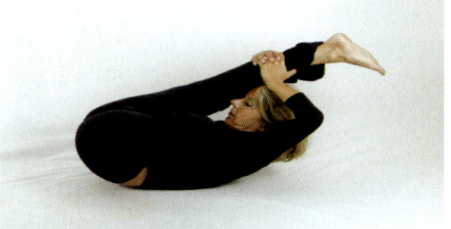

Stirn. Wiederholen Sie das *Asana* mit dem anderen Bein.

◆ Winkeln Sie beide Beine an, und umfassen Sie mit den Händen Ihre Knie. Beim Einatmen heben Sie Ihren Kopf und drücken beim Ausatmen die Beine an die Brust.

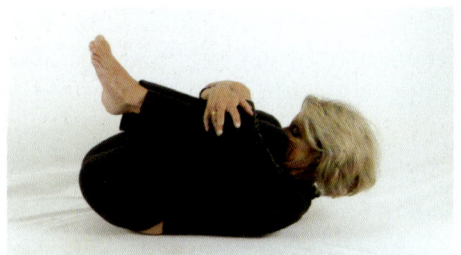

◆   Heben Sie beide Beine so hoch wie möglich. Beim Einatmen heben Sie den Kopf und die Arme vom Boden. Atmen Sie dann tief aus, und ziehen Sie die Beine zur Stirn.

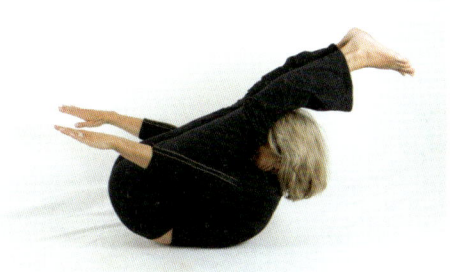

◆   Winkeln Sie das rechte Bein an. Beim Einatmen heben Sie den Kopf und die Arme vom Boden. Atmen Sie tief aus, und ziehen Sie Ihr rechtes Bein zur Stirn. Wiederholen Sie das *Asana* mit dem linken Bein.

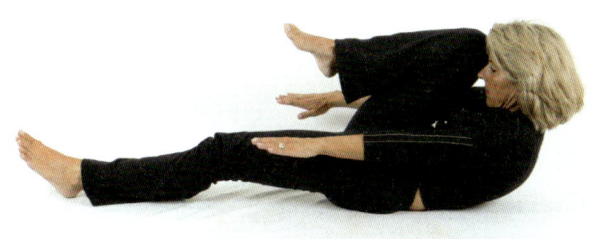

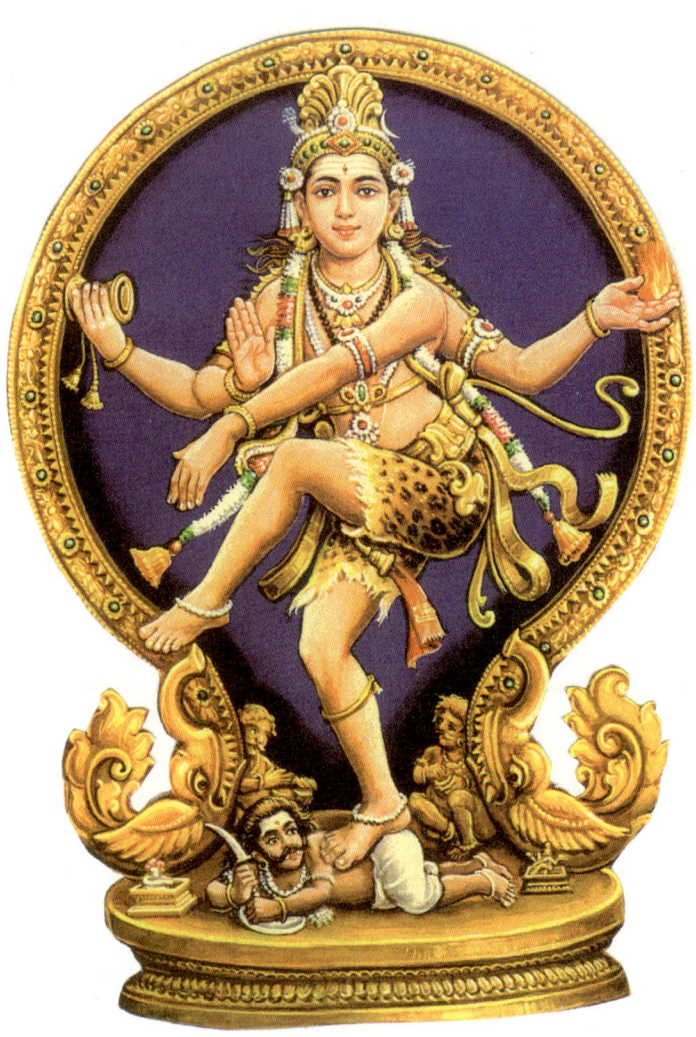

Shiva Natarajasana

Asanas

Shiva-Natarajasana (Shivas Tanzhaltung)

Oh, mein Lord, Deine Hand, die die heilige Trommel hält, hat den Himmel, die Erde, andere Welten und unzählige Seelen an den richtigen Platz gebracht. Die rechte erhobene Hand schützt sowohl die bewusste als auch die unbewusste Ordnung der Schöpfung. Alle diese Welten werden verwandelt durch die Hand, die das Feuer trägt. Deine linke Hand gibt den müden gepeinigten Seelen Zuflucht. Dein erhobener Fuß gewährt allen, die sich Dir nähern, ewige Glückseligkeit.

Ananda Coomaraswamy

Symbolik

Da *Shiva* als der ursprüngliche Begründer des Yoga gilt, wird das *Asana Shiva-Natarajasana* als Erstes vorgestellt. Einer der bekanntesten Namen *Shivas* ist *Nataraja*, der König der Tänzer beziehungsweise des Tanzes. *Shivas Tanz* wird als eine physische Manifestation des kosmischen Rhythmus angesehen. *Nataraja* verkörpert die Bewegung des Universums. Sein Tanz symbolisiert das ewige Werden und Vergehen im kosmischen Geschehen. Der Kosmos ist sein Theater, er selbst ist Schauspieler und Publikum zugleich. Am Ende jedes tänzerischen Zyklus zieht *Shiva* sich zur Meditation in die Berge des Himalaja zurück. Doch selbst in tiefster Kontemplation liegt der Impuls zu neuem Werden.

Drei der verschiedenen Tänze *Shivas* sind von besonderer Bedeutung. Der erste ist ein Abendtanz im Himalaja, zu dem zahlreiche Götter kamen, um den König der Tänzer zu bewundern. *Sarasvati* spielte die Laute, *Indra* die Flöte, *Brahma* hielt die Zimbeln, *Lakshmi* sang, *Vishnu* schlug die Trommel, und viele andere Götter sahen zu.

Den zweiten Tanz führte *Shiva* vor einer Versammlung von *Rishis* (Heiligen) in der goldenen Halle von *Chidambaram*, dem Zentrum des Universums, vor. Der vierarmige *Shiva*, mit Ketten, Armbändern und Kobras behangen, besiegte in diesem Tanz einen wilden Tiger, eine abscheuliche Schlange und den schlauen Zwerg *Muyalaka*. Als der Schlangengott *Shesha* den Tanz gesehen hatte, entzog er sich asketischen Übungen, in der Hoffnung, den tanzenden *Shiva* noch einmal zu sehen. Einige *Rishis*, die bis dahin ausschließlich *Vishnu* allein gepriesen hatten, erkannten in diesem Tanz den Beweis für *Shivas* Überlegenheit.

Mit dem dritten, dem kosmischen, Tanz *(Tandava)* bewirkt *Shiva* die Vernichtung der Welt am Ende jedes Zeitalters. Nach hinduistischer Auffassung impliziert diese Zerstörung jedoch einen Neuanfang. So ist *Shiva* – trotz der Rolle des Zerstörers – zugleich der für die Neuerschaffung zuständige Schöpfergott, der „Gutes Verheißende". *Shiva*, das höchste Wesen, ist Urquell aller Dinge im Kosmos, der bösen wie der guten, der sichtbaren wie der unsichtbaren. Als Schöpfer und Vernichter vereinigt er in seiner Gestalt alle Gegensatzpaare und steht doch über ihnen, ist ruhevoll und unbeteiligt.

Im *Tandava-Tanz* wird *Shiva* mit vier Armen und Händen dargestellt. In der oberen rechten Hand hält er eine kleine Trommel, das Symbol des ersten Tons der Schöpfung. Der Ton wird in Indien mit dem Äther assoziiert, dem ersten der fünf Elemente. Äther ist die durchdringende Manifestation der göttlichen Substanz, aus ihm haben sich die anderen Elemente Luft, Feuer, Wasser und Erde entwickelt. Die obere linke Hand trägt mit einer halbmondähnlichen Stellung der Finger *(Ardha-Chandra-Mudra)* auf ihrer Innenfläche eine Flamme, welche die Zerstörung der Welt symbolisiert. Die untere rechte Hand vollzieht die Furchtabweisungsgeste *(Abhaya-Mudra)*, die Schutz und Frieden gewährt. Die linke untere Hand, die den ausgestreckten Rüssel eines Elefanten nachahmt *(Gaja-Hasta-Mudra)*, symbolisiert *Shivas* Sohn *Ganesha*, den Beseitiger von Hindernissen. Der erhobene linke Fuß, dessen Verehrung zur Vereinigung mit dem Absoluten führt, symbolisiert die Zuflucht und Rettung der Seelen. Mit dem rechten Fuß bezwingt *Shiva* den Dämon *Apasmara*, den Dämon der Vergesslichkeit und Unachtsamkeit, der die Blindheit und Unwissenheit des Menschen symbolisiert. Der kosmische Tänzer *Shiva* wird von einem Flammenring umgeben, dessen Ursprung wahrscheinlich in dem destruktiven Aspekt des Gottes zu suchen ist.

In dem kosmischen Tanz vereinigen sich die fünf Eigenschaften des Gottes *Shiva*: Schöpfung und Evolution, Erhaltung und Schutz, Zerstörung und Wiedergeburt, Spiel der Täuschungen beziehungsweise Verhüllen des wahren Wesens, Gunst beziehungsweise Aufnehmen der

Gläubigen. Diese fünf Eigenschaften sind in den Stellungen seiner Hände und Füße versinnbildlicht.

Wirkung
Stärkung der Bein- und Fußmuskulatur, Verbesserung des Gleichgewichtssinns und der Konzentrationsfähigkeit, Anregung des Kreislaufs, Stabilisierung des psychischen Gleichgewichts.

Gegenanzeigen
Vorsicht geboten ist bei schwachen Fußgelenken und wenn es zu Schwindelanfällen kommt.

Ausführung
◆   Stellen Sie sich aufrecht hin, und drehen Sie Ihren rechten Fuß ein wenig nach außen.

◆   Verlagern Sie das Gewicht auf das rechte Bein.

◆   Beugen Sie das rechte Standbein, und heben Sie das ebenfalls angebeugte linke Bein, sodass der linke Fuß sich ungefähr vor dem rechten Knie befindet.

◆   Heben Sie beide Arme seitlich bis in Schulterhöhe. Die Daumen- und Zeigefingerkuppen berühren sich *(Jnana-Mudra)*.

◆   Bleiben Sie so lange in dieser Haltung, bis das Standbein müde wird.

◆   Wiederholen Sie das *Asana* mit dem linken Bein als Standbein.

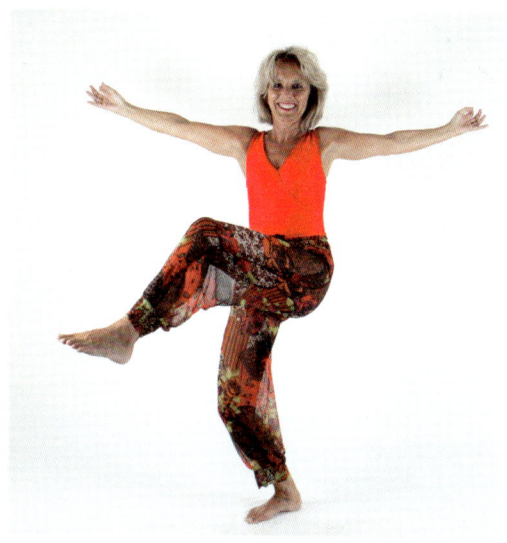

Variation I
(Tandava-Asana: Kosmischer Tanz)

- Stellen Sie sich mit geschlossenen Beinen aufrecht hin.
- Winkeln Sie das linke Bein nach hinten ab, und ergreifen Sie es mit dem nach rückwärts gestrecktem linkem Arm. Heben Sie den rechten Arm senkrecht hoch (siehe Abbildung auf Seite 206).
- Bleiben Sie für einige Sekunden in dieser Stellung, und kommen Sie dann wieder in die Ausgangsstellung zurück.
- Wiederholen Sie das *Asana* mit dem linken Bein als Standbein.

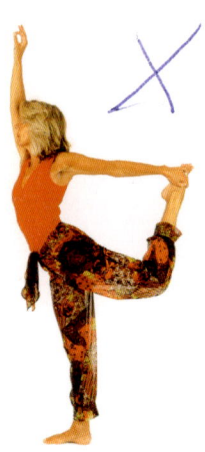

Tandava-Asana
Nataraja, was „König des Tanzes" bedeutet, ist
einer der Namen Shivas, des kosmischen Tänzers,
der oft in dieser Stellung abgebildet wird. Es heißt,
wenn Shiva seinen Fuß auf die Erde setzt, wird
diese zerstört, und eine neue wird entstehen.

Variation II
(Natananda-Asana:
Tanz des Shiva)

- ♦ Stellen Sie sich mit geschlossenen Beinen aufrecht hin.
- ♦ Heben Sie das linke Bein, und umfassen Sie mit der rechten Hand Ihre linke große Fußzehe.
- ♦ Strecken Sie Ihr linkes Bein, und führen Sie Ihren linken Arm nach hinten; schauen Sie dabei auf Ihre linke Hand.
- ♦ Wiederholen Sie das *Asana* mit dem rechten Bein als Standbein.

Shiva tanzt vor allem im Feuerring un-
seres Herzens. Dort tanzt er – der unser
wahres Selbst ist – den Feuertanz unseres
Daseins und zugleich den Zerstörungs-
tanz, der das Ego, die Begierde, den Hass,
den falschen Stolz und die Eifersucht zu
Asche verbrennt.

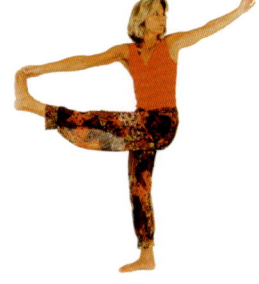

Wolf Dieter Storl

Vrkshasana
(Baum)

Es gibt eine Sage
von einem Feigenbaum,
dem riesigen Aswattah,
dem immer lebenden,
der wurzelt im Himmel,
die Zweige abwärts gerichtet,
des Blätter jedes
Ein Lied aus den Veden ist.
Wer dieses weiß,
der kennt alle Veden.

Sein abwärts und aufwärts
verzweigtes Geäst
wird von den Gunas genährt.
Die Knospen,
die er hervorbringt,
sie sind die Ziele der Sinne,
auch abwärts in diese Welt
deutende Wurzeln besitzt er.
Sie sind die Wurzeln
des menschlichen Handelns.

Bhagavadgita

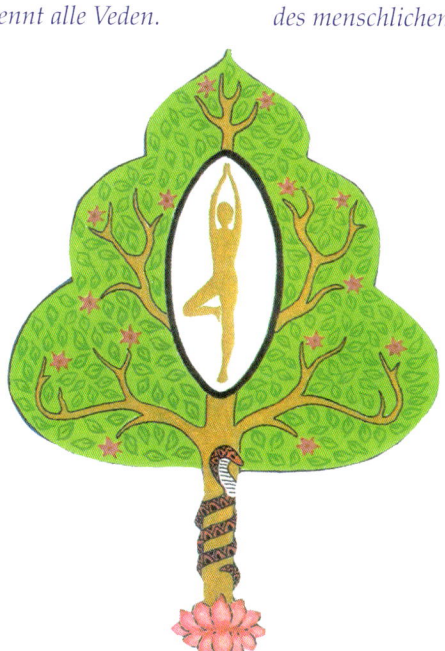

Symbolik

Als Symbol des Universums begegnet uns der Baum
(Vrkshasana) in vielen Kulturen. Verehrt wurde er vor
allem als Sinnbild für Geheimnis und Verwandlung. Das
Thema des Lebensbaums, der auch im Garten Eden her-
vorgehoben wird, begleitet uns als Symbol für Christus
durch die gesamte christliche Kunst. Er stellt eines der
wichtigsten Symbole der Menschheit dar, verkörpert das
Leben, die Verbindung der drei Reiche (Himmel, Erde
und Wasser) und die Achse des gesamten Universums.
Mitten im Paradies steht er für Harmonie und die Un-
tescheidung zwischen Gut und Böse, seine Früchte für
geistiges Wachstum, Liebe oder Weisheit. Der Baum des
Paradieses galt bereits im Judentum als Symbol der Rettung durch den Messias. Der Weltenbaum mit seinen in
der Erde verankerten Wurzeln und den in den Himmel
emporstrebenden Ästen ist ein Symbol für den Aufstieg
des Menschen vom Reich der Materie in den Bereich
des Geistes. Allahs universeller Baum ist das Prinzip der
Einheit, das zugleich das Fundament der Schöpfung ist.
In der indischen Mythologie stellt der Kalpataru, der
wunscherfüllende Baum, sowohl den Baum des Lebens
als auch den Baum des Todes dar. Im *Buddhismus* steht
der Feigenbaum, der *Bodhi-Baum*, unter dem *Buddha* die
Erleuchtung erlangte, für Erkenntnis und Weisheit. In
der *Bhagavadgita* wird dieser Feigenbaum als umgekehr-
ter Baum, als *Banyan*, bezeichnet. Seine Wurzeln, die sowohl nach unten als auch nach oben wachsen, sind ein
Symbol für die endlosen Begierden. Die Zweige werden
mit den Sinnesobjekten verglichen. Solange der Mensch

sich mit diesen Sinnesorganen identifiziert, wird der Baum unaufhörlich Wurzeln treiben. Erst wenn er die Unwissenheit und die Begierde in sich selbst mitsamt den Wurzeln ausgerottet hat, vermag sich der heilige Baum in ihm zu erheben. Der Baum ist eines der besten Beispiele für Entwicklung, Wachstum oder psychische Reife.

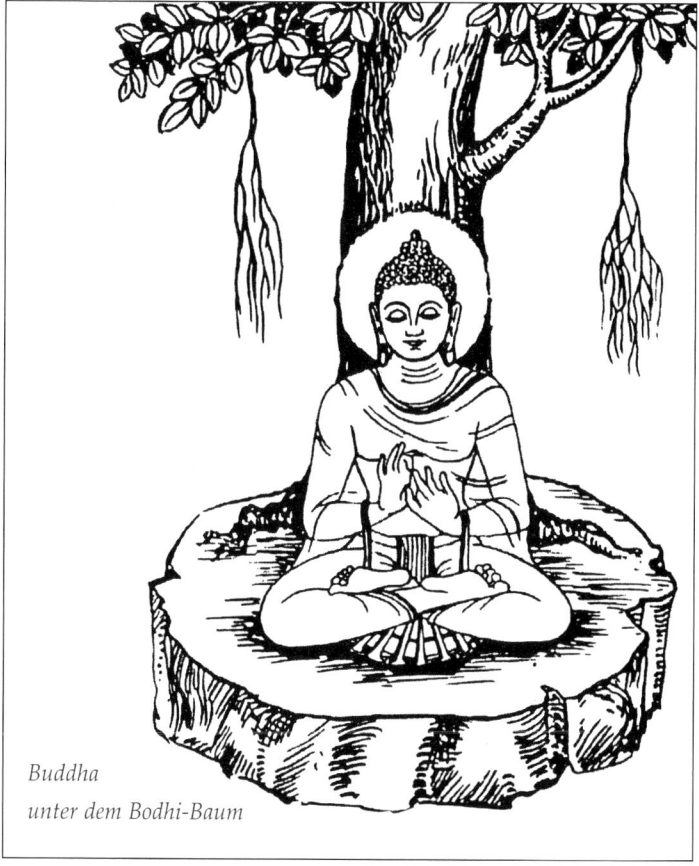

Buddha
unter dem Bodhi-Baum

Wirkung

Der Baum kräftigt die Beinmuskeln, fördert die Durchblutung der Beine, stärkt die Knöchel, die Knie und die Hüfte. Die Seitenwände des Herzens werden gedehnt und gestärkt und der Herzmuskel gekräftigt. Außerdem stärkt dieses *Asana* nachhaltig das Gleichgewichtsgefühl sowie die Konzentrationsfähigkeit und lindert Unruhe und Nervosität.

Gegenanzeigen

Vorsicht geboten ist bei Hüftgelenksdeformationen, bei sehr niedrigem Blutdruck und bei schwachen bzw. geschädigten Knien.

Ausführung

◆ Stellen Sie sich aufrecht hin; heben Sie das linke Bein möglichst weit nach oben, und legen Sie den Fuß auf den rechten Oberschenkel.

◆ Falten Sie die Hände vor der Brust.

◆ Atmen Sie tief ein, und strecken Sie die Arme über den Kopf.

◆ Bleiben Sie einige Sekunden in dieser Stellung.

◆ Atmen Sie dann aus, und senken Sie den Fuß und die Hände langsam wieder.

◆ Wiederholen Sie das *Asana* nun entgegengesetzt mit der anderen Seite Ihres Körpers.

Der Baum symbolisiert Entwicklung, Wachstum oder psychische Reife. Gleichwie der Baum Blüten und Früchte trägt, so soll auch der Yogi gesegnet sein mit den Blüten der Erlösung. Das ist die erste Eigenschaft. Wie der Baum den ihn aufsuchenden Menschen Schatten bietet, so soll auch der Yogi gegen die Menschen, die ihn aufsuchen, sich liebevoll erweisen, sei es durch weltliche Hilfe oder durch geistigen Beistand. Das ist die zweite Eigenschaft. Wie ferner der Baum hinsichtlich seines Schattens keinen Unterschied macht, so soll auch der Yogi bei keinem von allen Wesen einen Unterschied machen und genau dieselbe Liebe entfalten. Das ist die dritte Eigenschaft des Baumes.

Nagarena

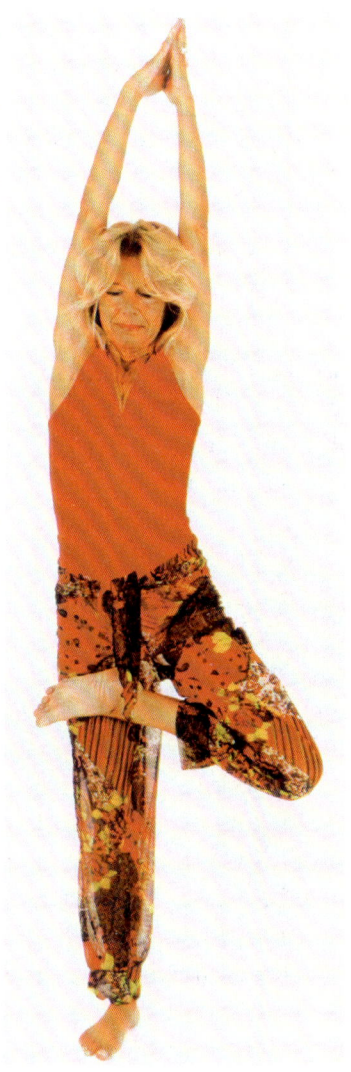

Hanumasana
(Stellung des Affengottes Hanuman)

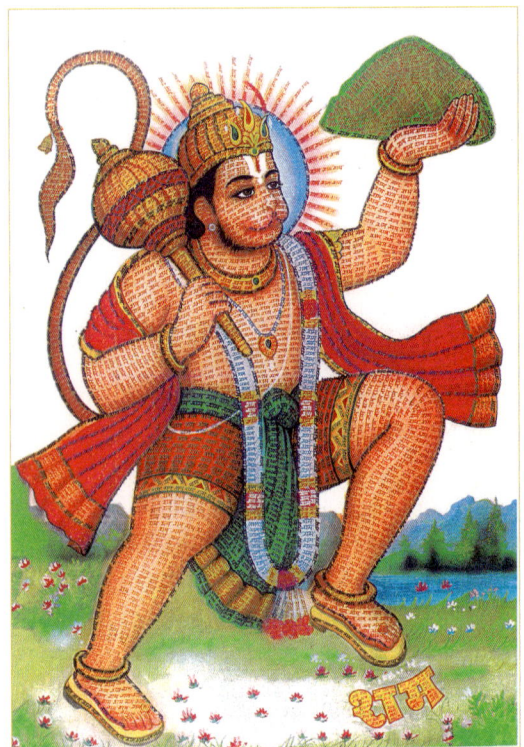

Hanuman

Symbolik

Hanumasana ist dem Affengott *Hanuman* gewidmet, der zu den beliebtesten Göttern Indiens zählt. Als Sohn des vedischen Windgottes *Vayu* besitzt er die Fähigkeiten, zu fliegen, jegliche Gestalt anzunehmen und Wirbelstürme zu entfachen. Im hinduistischen Götterepos *Rama-*

yana spielt er als treuer Diener *Ramas* und als Kriegsgott eine wichtige Rolle Als *Rama* mit seiner Frau *Sita*
und *Lakshmana*, seinem Bruder, in der Verbannung ein
Einsiedlerleben führte, kam der Dämonenkönig *Ravana*
von Lanka (Ceylon) in ihre Einsiedelei und entführte
Sita nach Lanka, während *Rama* und *Lakshmana* auf der
Jagd waren. Erst mit Hilfe *Hanumans* und dessen Armee
gelang es *Rama*, seine Gemahlin aus der Gewalt *Rava-
nas* zu befreien. *Hanumans* Attribute sind Keule, Bogen
oder Donnerkeil. Manchmal trägt er auch in einer Hand
einen pyramidenförmigen Gegenstand, der die Spitze
des mythologischen Berges *Mahodaya* versinnbildlicht.
Eine Legende erzählt, dass *Hanuman* beauftragt wurde,
für den verwundeten *Lakshmana* eine lebenspendende
Pflanze von diesem Berg zu beschaffen. *Hanuman* über-
querte das Meer mit einem gewaltigen Sprung und er-
reichte den Himalaja. Er nahm den Gipfel des Berges,
auf dessen Spitze die lebenspendende Pflanze wuchs,
mit nach Hause und rettete damit das Leben *Lakshmanas*.
Diese Legende weist auf die unermessliche physische
und spirituelle Kraft hin, die notwendig ist, um die dä-
monischen Kräfte zu besiegen.

Wirkung

Dieses *Asana* stärkt die Bein- und Rückenmuskulatur, unterstützt eine tiefe Atmung, lindert bzw. beugt
Krampfadern vor, kräftigt die Unterleibsorgane, vermittelt Harmonie und Ausgeglichenheit, regt Kreislauf und
Atmung an, bewirkt eine gute Haltung und strafft Taille
und Hüften.

Gegenanzeigen

Vorsicht geboten ist bei akuten Problemen der Wirbelsäule (Hexenschuss, Bandscheibenprobleme) und bei empfindlichen Knien.

Ausführung

- ◆ Stellen Sie das rechte Bein weit nach vorn.
- ◆ Beugen Sie das rechte Bein, und falten Sie die Hände vor der Brust.
- ◆ Atmen Sie ein. Richten Sie sich auf, führen Sie Ihre gestreckten Arme über den Kopf und beugen Sie den Oberkörper nach hinten. Die Handflächen berühren sich.
- ◆ Bleiben Sie für einen Moment in dieser Stellung.
- ◆ Kommen Sie dann in die Ausgangsstellung zurück und wiederholen Sie das *Asana* mit dem linken Bein als Standbein.

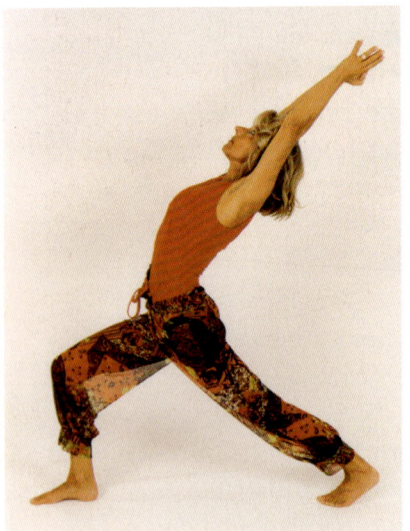

Variation

♦   Beugen Sie das rechte Bein, und strecken Sie das linke Bein nach hinten.

♦   Beugen Sie den Rumpf nach vorn, und strecken Sie die Arme nach vorn. Die Handflächen berühren sich.

♦   Bleiben Sie für einige Sekunden in diesem *Asana*, und wiederholen Sie es dann mit dem linken Standbein.

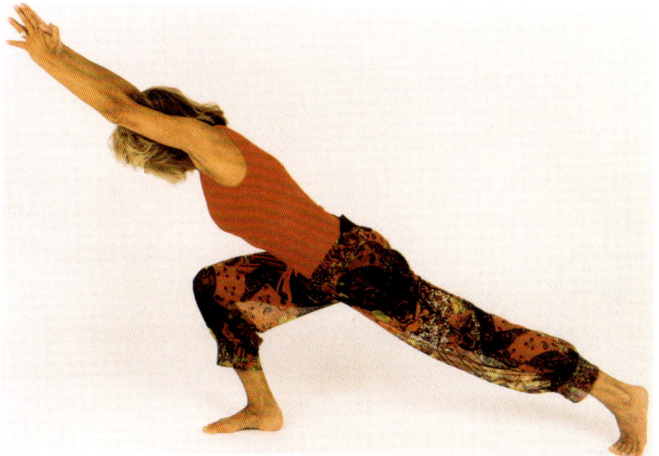

Padahastasana
(Hand-/Fußhaltung)

Symbolik

Padahastasana, bei dem man sich mit gestrecktem Rücken nach vorn beugt, symbolisiert Hingabe und Willenskraft. *Padahastasana* dehnt die Wirbelsäule, sodass die Lebensenergie in jeden Teil des Körpers fließen kann. Wenn man die Stirn auf die Knie legt, beruhigt sich der aktive, vordere Bereich des Gehirns, der meditative hintere Bereich bleibt ruhig, aber aufmerksam.

Die Hand-/Fußhaltung führt nicht nur zur Dehnung der Muskeln und Bänder, sondern auch zur Erweiterung der geistigen und seelischen Grenzen. Die Hände und Füße spielen beim energetischen Austausch zwischen innen und außen eine wichtige Rolle. Die Extremitäten der Finger und Zehen stehen mit den Endpunkten der energetischen Nervenbahnen *(Nadis)* in Verbindung.

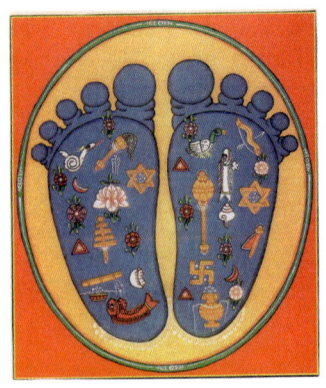

Vishnus Füße
Nach der Yoga-Lehre befinden sich in den Fersen und großen Zehen wichtige subtile Kanäle, aus denen Energie in den gesamten Körper fließt. Seit Jahrhunderten werden in Indien die Füße bzw. Fußabdrücke Vishnus verehrt und in Stein gemeißelt.

Dieses *Asana* hält die Wirbelsäule geschmeidig, kräftigt die Hüfte, den Bauch, die Taille, regt die Schilddrüse, die Hypophyse und den Stoffwechsel an, wirkt Problemen im Sexualbereich entgegen, massiert die Unterleibsorgane, stärkt Leber, Milz und Nieren, verlangsamt den Herzschlag und sorgt für eine gute Durchblutung des Gehirns.

Gegenanzeigen

Vorsicht geboten ist bei Brüchen (Hernien*), bei Ischiasbeschwerden, nach Bandscheibenvorfällen, Hexenschuss, bei starken Verdauungsstörungen und starken Blutungen.

Ausführung

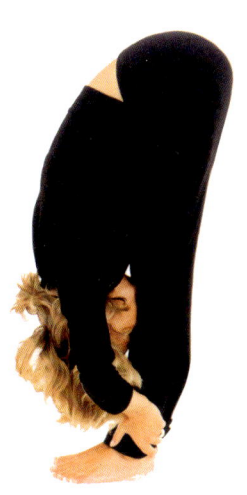

◆ Stellen Sie sich mit geschlossenen Füßen aufrecht hin.

◆ Beim Ausatmen beugen Sie sich nach vorn, und umfassen mit den Händen Ihre Fußgelenke.

◆ Legen Sie den Kopf auf die Knie, und versuchen Sie, die Brust so dicht wie möglich auf die Oberschenkel zu drücken.

◆ Bleiben Sie für einen Moment in dieser Stellung, und richten Sie sich beim Einatmen wieder auf.

---

*   Vorfallen von Darm und Bauchfell durch eine Muskellücke in der Bauchwand (äußerer Bruch) oder im Zwerchfell (innerer Bruch). Am häufigsten ist der Leistenbruch.

Trikonasana (Dreieck)

Symbolik

Trikonasana, das Dreieck, symbolisiert die Trinität von *Sat-Cit-Ananda* (Sein-Bewusstsein-Seligkeit). Die nach unten zeigenden Spitzen versinnbildlichen *Sat* (Sein) und *Cit* (Bewusstsein) und die obere Spitze *Ananda* (Glückseligkeit). Dieser transzendente Zustand, der mit Worten nicht zu beschreiben ist, bedeutet, dass der Mensch zu seinem inneren Wesen vorgedrungen ist und das Glück des Selbst erfährt.

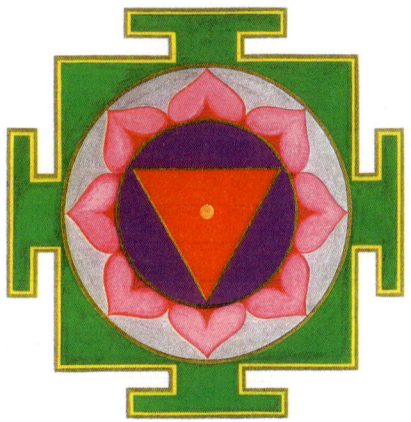

Tara-Yantra

Das Dreieck stellt im yogischen Konzept des Universums eine besondere Figur dar, weil es die drei Qualitäten Rajas (Aktivität), Tamas (Passivität) und Sattva (Reinheit) symbolisiert. Befinden sich die drei Qualitäten im Gleichgewicht, so herrscht auf der kosmischen und individuellen psychischen Ebene Harmonie. Das Tara-Yantra symbolisiert dies durch ein einfaches, mit der Spitze nach unten zeigendes Dreieck.

Wirkung

Durch dieses *Asana* wird der ganze Rumpf gedehnt, die Muskulatur der Wirbelsäule, des Halses und des Nackens wird gestärkt. Außerdem kräftigt dieses *Asana* die Brust- und Bauchmuskulatur, stimuliert die Verdauung, lindert Sodbrennen und Blähungen. Durch die Dehnung und Anregung der Wirbelsäule werden sämtliche Organe des Bauches und insbesondere des Geschlechts- und Harnapparates gestärkt.

Gegenanzeigen

Vorsicht geboten ist bei akuten und chronischen Rückenproblemen.

Ausführung

◆ Grätschen Sie die Beine, und heben Sie beim Einatmen beide Arme waagrecht bis in Schulterhöhe. Die Handflächen zeigen nach oben. Drehen Sie den rechten Fuß um 30 Grad nach rechts.

◆ Beim Ausatmen beugen Sie sich seitwärts nach rechts, und umfassen das rechte Fußgelenk.

◆ Drehen Sie Ihre Wirbelsäule nach hinten, und heben Sie den linken Arm senkrecht nach oben, sodass beide Arme in einer Linie stehen.

◆ Mit erneutem Einatmen richten Sie sich wieder auf, bis die Arme waagerecht sind, und beugen sich ausatmend auf die andere Seite.

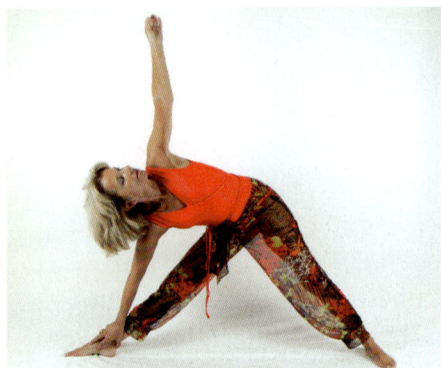

Die Flankendehnungen sind kraftvolle Standhaltungen, die, wenn man sie regelmäßig übt, Ausdauer und Selbstvertrauen stärken.

Variation I

◆   Stellen Sie sich aufrecht hin, und grätschen Sie die Beine.

◆   Führen Sie beim Einatmen die Arme seitwärts, mit den Handflächen nach oben, bis zur Waagerechten.

◆   Atmen Sie aus, und beugen Sie das rechte Bein, wobei die Fußspitzen nach außen zeigen.

◆   Legen Sie die rechte Handfläche außen, neben dem rechten Fuß, auf den Boden, und strecken Sie Ihren linken Arm über den Kopf. Das linke Bein und der linke Arm bleiben ausgestreckt, damit der Körper völlig gradlinig bleibt.

◆   Atmen Sie bei der Rückkehr in die Ausgangsstellung tief ein, und wiederholen Sie das *Asana* nach der anderen Seite.

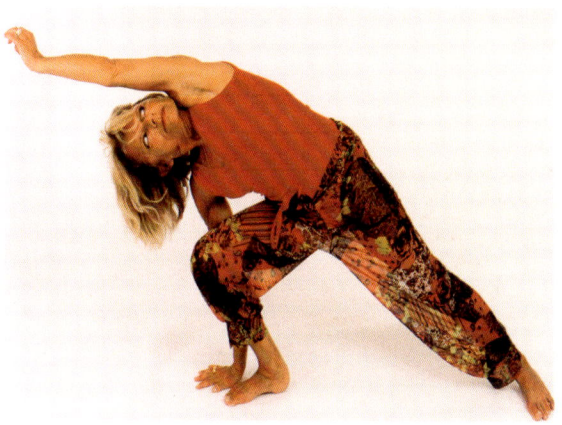

Variation II
(Utthita-Pashva-Konasana: Flankenstreckung)

♦ Stellen Sie sich wieder aufrecht hin, und grätschen Sie die Beine.

♦ Führen Sie beim Einatmen die Arme seitwärts, mit den Handflächen nach oben, bis zur Waagerechten.

♦ Atmen Sie aus, und beugen Sie das rechte Bein (Fußspitzen zeigen nach außen).

♦ Umfassen Sie mit der rechten Hand das rechte Fußgelenk, und heben Sie den linken Arm senkrecht nach oben, sodass beide Arme in einer Linie stehen. Richten Sie dabei den Blick auf die linke Hand.

♦ Atmen Sie bei der Rückkehr in die Ausgangsstellung tief ein, und wiederholen Sie das *Asana* nach der anderen Seite.

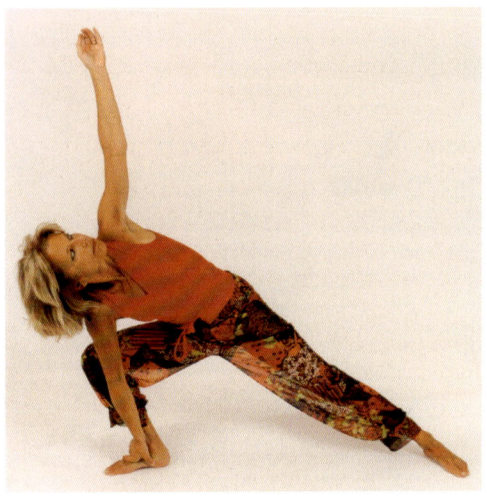

In diesem Asana werden beide Seiten des Körpers intensiv gedehnt, von den Zehen bis zu den Fingerspitzen. Dabei ist es wichtig, den Körper in gleichmäßiger Ausrichtung zu halten.

B. K. S. Iyengar

Variation III
(Prasarita-Padottanasana: Vorbeuge im Grätschenstand)

◆ Stellen Sie sich aufrecht hin, die Beine in Schulterbreite gegrätscht.

◆ Führen Sie beim Einatmen die Arme waagerecht nach oben.

◆ Während Sie ausatmen, beugen Sie sich nach vorn, und lassen die rechte Hand in Richtung Boden gleiten.

♦   Drehen Sie Ihren Oberkörper, und führen Sie den linken Arm senkrecht nach oben. Strecken Sie Ihren Hals, und schauen Sie zur linken Hand.

♦   Wiederholen Sie das *Asana* nach der anderen Seite.

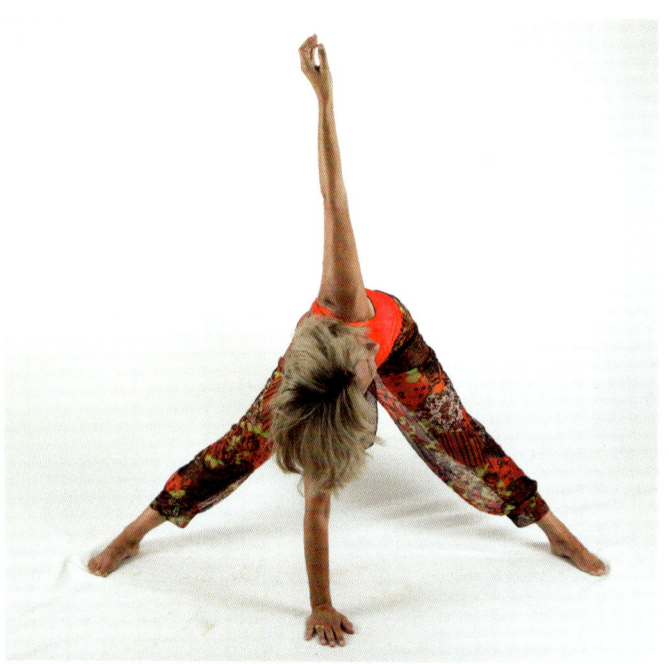

Virabhadrasana
(Stehender Held)

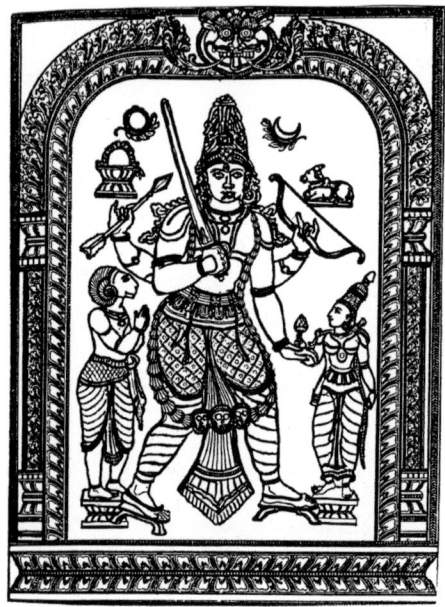

Virabhadra

Symbolik

Virabhadra (Heldenglanz) stellt den zornigen Gott *Shiva* dar. Einem Mythos zufolge war *Virabhadra* mit *Sati*, der Tochter von *Daksa*, dem Urvater der Menschheit, verheiratet. *Daksa* soll seinen Schwiegersohn beleidigt haben, indem er ihn nicht zu einem Opfermahl für die Götter einlud. *Sati*, durch die Missachtung, die ihr Vater ihrem Gatten gegenüber zeigte, tief verletzt, nahm sich daraufhin das Leben. Bestürzt und zornig zugleich schuf *Shiva* daraufhin zwei Abspaltungen seiner selbst, *Virabhadra* und *Mahakala* (der Herr über die Zeit). Diese versammelten ein riesiges Heer um sich und köpften *Daksa*.

Zornvolle Gottheiten, wie *Virabhadra*, sind als Lehrer zu verstehen, die ihren Schülern helfen, den Wunsch nach Selbstverwirklichung zu erfüllen.

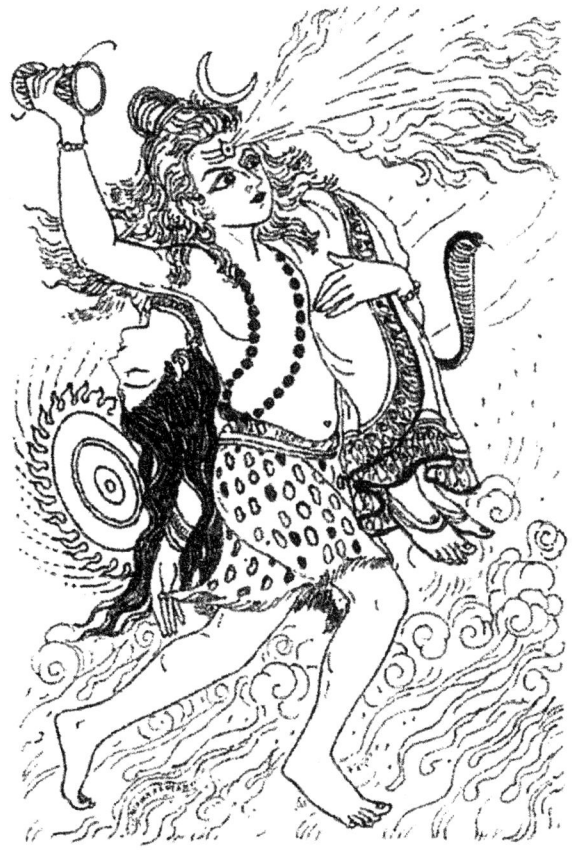

Der zornige Virabhadra mit der toten Sati

225

Wirkung

Dieses *Asana* dehnt den Brustkorb, verbessert das Lungenvolumen, macht Knie und Hüften beweglich, reduziert Fettpolster an den Hüften, kräftigt die Rückenmuskulatur, stärkt die Beine, vermittelt ein Gefühl von Kraft und Widerstandsfähigkeit und beugt Gebärmuttersenkungen vor.

Gegenanzeigen

Vorsicht ist geboten bei akuten Problemen der Wirbelsäule (Hexenschuss, Bandscheibenprobleme) und bei empfindlichen Knien.

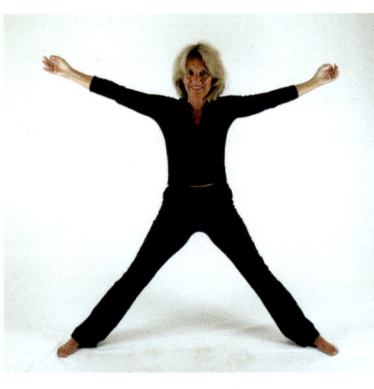

Ausführung

- ◆ Grätschen Sie die Beine, und heben Sie die Arme in Schulterhöhe. Atmen Sie tief ein.
- ◆ Beim Ausatmen drehen Sie Ihren Rumpf und Ihr rechtes Bein um 90 Grad nach außen.
- ◆ Drehen Sie Ihren linken Fuß und Ihr linkes Bein um 30 Grad nach rechts.
- ◆ Beugen Sie Ihr rechtes Bein und heben Sie die Arme auf Schulterhöhe. Ihr Blick ist dabei auf die rechte Hand gerichtet.
- ◆ Wiederholen Sie das *Asana* nach der anderen Seite.

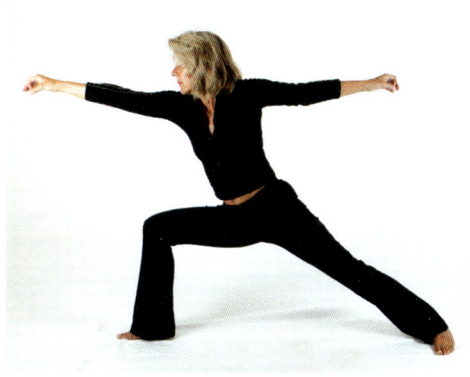

Variation I

♦ Atmen Sie tief ein, und beugen Sie das rechte Knie.

♦ Heben Sie dann die Arme nach oben, und strecken Sie den ganzen Körper nach oben.

♦ Wiederholen Sie das *Asana* mit dem linken Bein als Standbein.

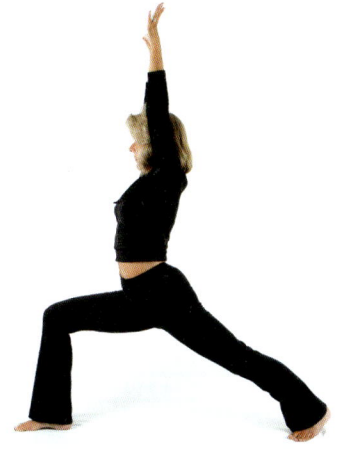

Variation II

◆   Stellen Sie sich aufrecht hin, und falten Sie die Hände vor der Brust.

◆   Atmen Sie dann ein, und verlagern Sie beim Ausatmen das Gewicht auf das rechte Bein.

◆   Strecken Sie die Arme nach vorn, und heben Sie das linke Bein nach oben.

◆   Wiederholen Sie das *Asana* mit dem linken Bein als Standbein.

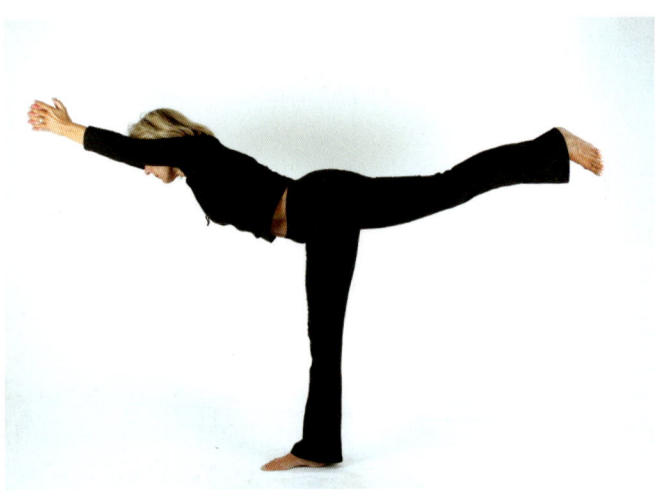

Ardha-Chandrasana
(Halbmond)

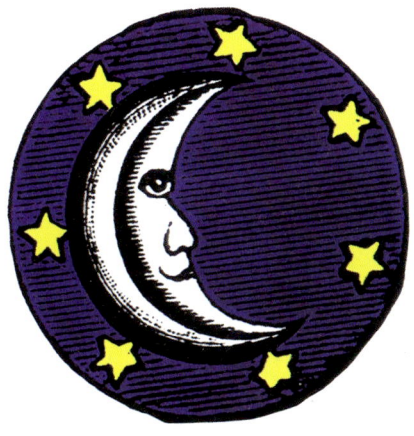

Symbolik

Nach der Sonne ist der Mond der zweithellste Körper am Firmament. Er leuchtet nicht aus sich selbst heraus, sondern bezieht seine Strahlkraft von der Sonne. Gilt diese als Repräsentant des männlichen Prinzips, so wird der Mond mit dem Gefühls- und Seelenleben in Verbindung gebracht. Er stellt das weibliche, empfangende Prinzip dar, genauso wie er von der Sonne das Licht empfängt. „Während die Sonne in ihrem hellen Licht alle Einzelheiten in Erscheinung treten lässt und dem Menschen das Sehen, Wahrnehmen und Erkennen ermöglicht, scheint der Mond uns in der Nacht. Seine gemäßigte Helligkeit belässt die Dinge in ihrer Umhüllung und bezieht den Hintergrund mit ein. Während das analysierende Vorgehen des Menschen der Sonne zu-

zuordnen ist, gehört die Fähigkeit zur intuitiven Schau im Ganzen zum Mond. Dies entspricht der weiblichen Seinsform. Der Mond bestimmt den Rhythmus von Ebbe und Flut. Auch der Ablauf des monatlichen Zyklus der Frau richtet sich nach seinem Maß. Während der Mond auf diese Weise mehr im Verborgenen der Natur wirkt, bestimmt die Sonne die bewusstseinsnahen Abläufe des menschlichen Lebens. Nach ihr stellen wir unsere Uhr und den Kalender. Der Mond versinnbildlicht den Wechsel, während die Sonne die Kontinuität gewährleistet." (Willy H. Fischle 2000, S. 53)

Wirkung

Ardha-Chandrasana stärkt die Wirbelsäule und die Gesäßmuskeln, korrigiert die Ausrichtung der Schultern, hilft bei Nackenproblemen, weitet den Brustkorb, erhöht die Lungenkapazität, fördert die Elastizität der Taille und beugt Schlaflosigkeit und Stimmungsschwankungen vor.

Gegenanzeigen

Vorsicht geboten ist bei Schwindelanfällen (Variation II und III), bei akuten und chronischen Rückenschmerzen.

Ausführung

◆ Grätschen Sie ein wenig die Beine, und falten Sie die Hände vor der Brust.

◆ Atmen Sie tief ein, und strecken Sie die Arme nach oben.

◆ Beim Ausatmen beugen Sie sich mit gestreckten Armen nach rechts. Wiederholen Sie das *Asana* nach der anderen Seite.

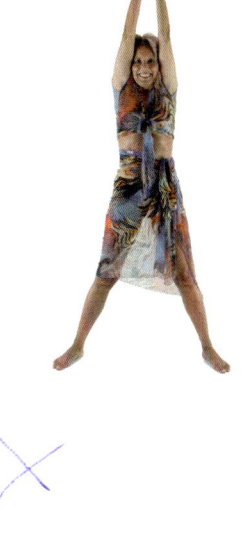

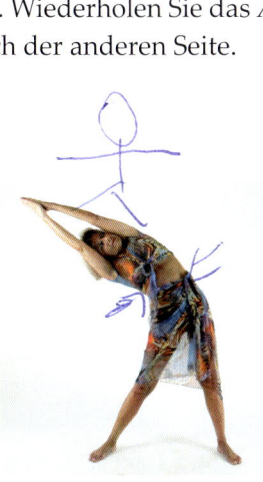

Variation I

◆ Grätschen Sie ein wenig die Beine, und drücken Sie die Füße fest auf den Boden.

◆ Strecken Sie die Arme seitlich nach unten.

◆ Atmen Sie tief ein, und heben Sie Ihren linken Arm nach oben.

◆ Beim Ausatmen beugen Sie Ihren linken Arm nach rechts und Ihren rechten Arm so weit wie möglich zur linken Seite.

◆ Wiederholen Sie das *Asana* nach der anderen Seite.

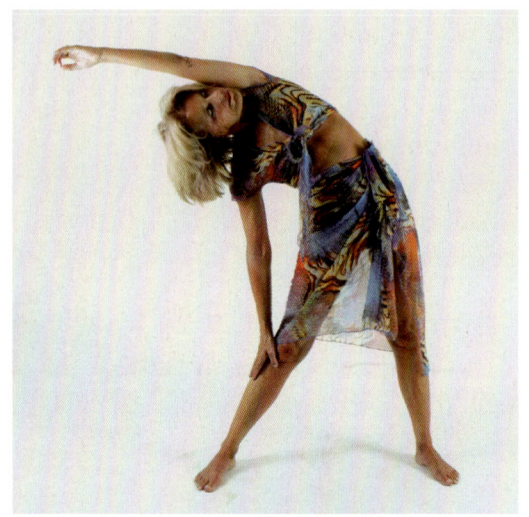

Variation II

◆   Beugen Sie Ihr rechtes Bein, und setzen Sie Ihr linkes Bein auf den Boden. Die Hände sind vor der Brust gefaltet

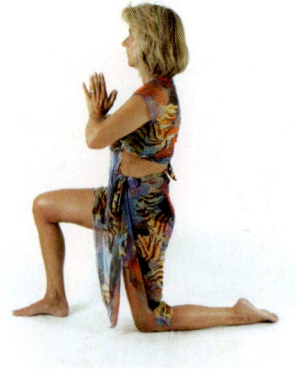

◆   Atmen Sie tief ein, und umfassen Sie Ihre linke Ferse mit der linken Hand.

◆   Beim Ausatmen beugen Sie Ihren rechten Arm und den Kopf langsam nach hinten. Das Gewicht liegt auf dem linken Bein und gibt Ihnen Sicherheit und Zutrauen, sich nach hinten zu beugen.

● Kommen Sie dann langsam in die Ausgangsstellung zurück und wiederholen Sie das *Asana* nach der anderen Seite.

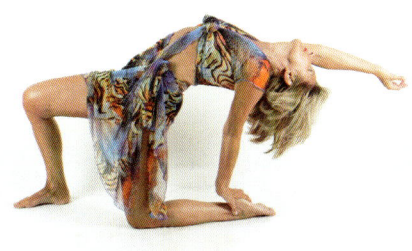

Variation III

● Beugen Sie Ihr rechtes Bein, und setzen Sie Ihren linken Fuß auf den Boden. Ihre Hände sind vor der Brust gefaltet.

● Atmen Sie tief ein, und strecken Sie Ihre Arme und Ihren Kopf langsam nach hinten.

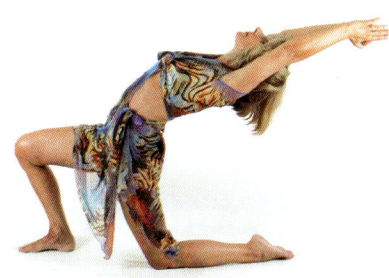

233

Siddhasana
(Vollkommener Sitz)

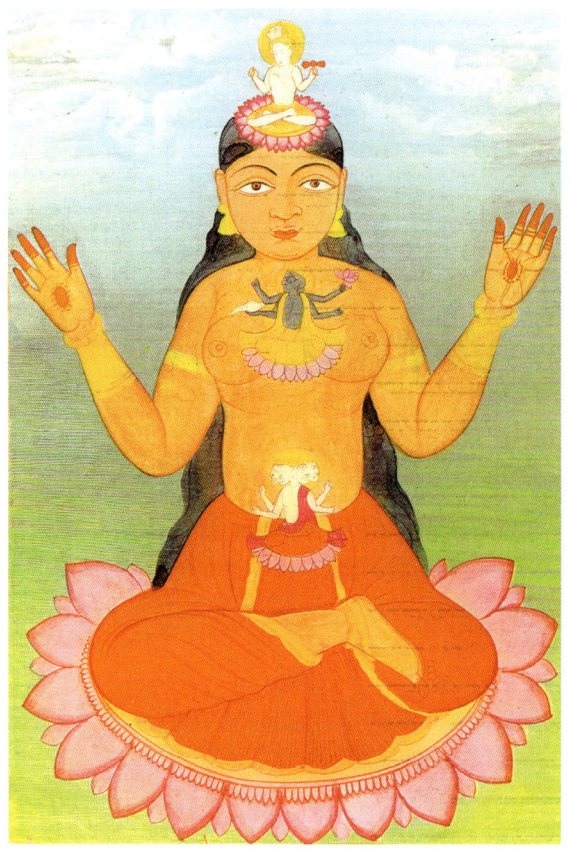

Durch diese Haltung erreicht der Yogi, die Welt verlassend, das höchste Ziel, und nirgendwo in der Welt gibt es eine Haltung, die geheimer ist als diese.

Shiva-Samhita

Symbolik

Jeder *Yogi*, der die Vollkommenheit erreicht hat, wird als *Siddha* bezeichnet. Die Verwandtschaft dieses Wortes mit wunderbarer Kraft *(Siddhi)* weist jedoch darauf hin, dass es sich hier in erster Linie um „magische Vollendung" handelt. *Siddhas* gelten als hellsichtig, können fliegen und auf dem Wasser wandeln, durchdringen Berge und Mauern und verlängern ihr Leben um ein Vielfaches. Die höchste *Siddhi* ist die Erleuchtung. Die verschiedenen *Siddhis* stellen sich nicht auf einmal, sondern nacheinander ein. Wer viele *Siddhis* besitzt, ist ein *Mahasiddha*, "ein großer *Siddha*". *Mahasiddhas* waren nicht nur Exzentriker, die sich an keine gesellschaftlichen Normen hielten und deren Biografien mit Wundertaten legendär ausgeschmückt wurden, sondern es gab auch bedeutende Gelehrte unter ihnen.

In vielen überlieferten Geschichten werden auch die übernatürlichen Fähigkeiten der *Yoginis* beschrieben. Einige von diesen *Tantriker* innen waren *Gurus*, und ihre magischen Kräfte galten als Beweis für ihre spirituelle Meisterschaft.

Wirkung

Siddhasana stärkt die Rücken-, Hüft- und Oberschenkelmuskulatur, macht Knie- und Fußgelenke beweglich, kräftigt die Wirbelsäule, wirkt beruhigend auf das Nervensystem, vermittelt Halt und Verwurzelung und bietet somit ein Gegengewicht zu der Ruhelosigkeit des Alltags. Er hilft der Übenden, ihre eigene Mitte wiederzufinden und sich in sich selbst zurückzuziehen. Die Sitzhaltung mit gekreuzten Beinen trägt zur Konzentration bei und regt, wenn sie länger eingehalten wird, die Hirntätigkeit an, weil der Blutkreislauf in den Beinen verlangsamt, im oberen Teil des Körpers dagegen beschleunigt wird.

Gegenanzeigen
Vorsicht geboten ist bei venösen oder arteriellen Durchblutungsstörungen.

Ausführung
♦ Winkeln Sie das rechte Bein an, und legen Sie die rechte Fußsohle an den linken Oberschenkel.
♦ Legen Sie den linken Fuß auf den rechten Oberschenkel, und ziehen Sie die Ferse möglichst nahe an die Leiste. Die Hände liegen mit den Handrücken auf den Knien, wobei sich Daumen und Zeigefinger berühren (*Jnana-Mudra*).

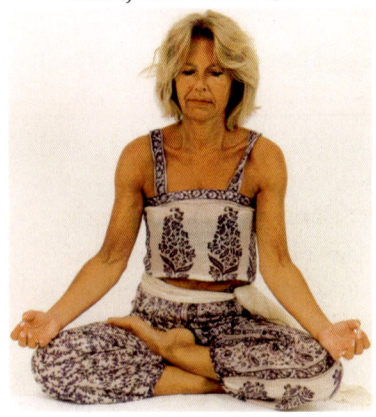

♦ Achten Sie darauf, dass die Knie tiefer liegen als die Hüften. Dies lässt sich am besten durch eine Sitzunterlage erreichen. Wenn die Gelenkigkeit zunimmt, kann die anfänglich hohe Unterlage allmählich niedriger werden.

Virasana (Heldensitz)

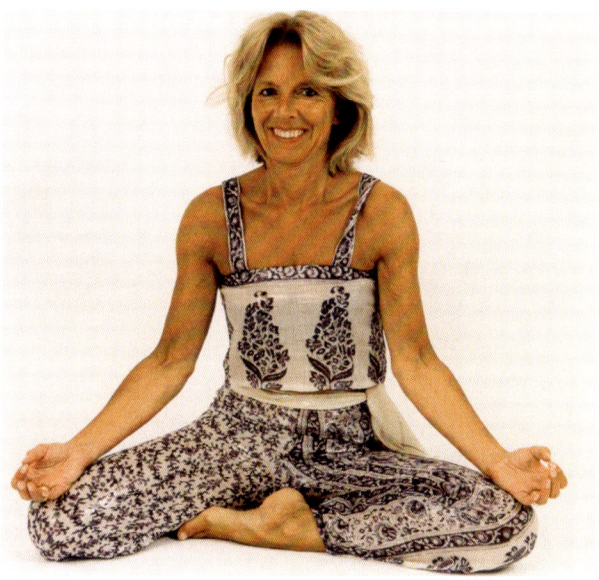

Symbolik

Virasana, eine Schlüsselstellung des Yoga, fordert uns auf, die Tugenden des Helden, wie Mut, Hingabe, Ausdauer, Beständigkeit, und ein Höchstmaß an Konzentration zu entwickeln.

In Indien wird der Yoga auch als der „Weg des Helden" bezeichnet, der eine ausdauernde tägliche Yoga-Praxis erfordert und nichts für Schwache und Mutlose ist. Auf dem Weg trifft er auf viele Widerstände, aber Yoga schenkt ihm Kraft und Vertrauen. Wirkliches Heldentum besteht nicht darin, zu hohe Anforderungen an sich zu

237

stellen, sondern zu lernen, sich selbst richtig einzuschätzen. Derjenige, der sich dafür entscheidet, „den Weg des Helden" zu gehen, wird dazu aufgefordert, seine Kräfte auf das Wesentliche auszurichten und Eigenschaften wie Mut, Ausdauer und Wachsamkeit zu entwickeln. Das Heldentum eines wahren *Yogi* besteht darin, Hindernisse zu beseitigen, die es ihm verwehren, sich seines wahren Wesens, seines Selbst bewusst zu werden. Der Weg des Helden kann mit einer initiatischen Reise verglichen werden, auf der er alte Denk- oder Verhaltensweisen aufgibt, um in einen neuen Seinszustand zu treten. *Shiva*, der als Begründer des *Hatha-Yoga* und als „Herr der Helden" *(Vireshvara)* betrachtet wird, gilt als derjenige, der sich von den Verstrickungen der Welt befreit hat.

Nach C.G. Jung symbolisiert der Held das Ich, und die Heldenmythen erzählen, wie sich der Held seiner Stärken und Schwächen bewusst wird und sich sein Selbstbewusstsein entwickelt. Hat er sein Ich überwunden, stirbt er, meist durch einen Akt der Selbstaufopferung, was seinen Eintritt in die Reifephase symbolisiert. Helden „sind in Wirklichkeit symbolische Vertreter der gesamten Psyche, der größeren, umfänglicheren Identität, die die Kraft liefert, welche dem persönlichen Erfolg fehlt. Ihre besondere Rolle lässt vermuten, dass die wesentliche Rolle des Heldentums die Entwicklung der individuellen Ich-Bewusstheit ist – das Wissen um die eigenen Stärken –, um den einzelnen auf die mühsamen Aufgaben vorzubereiten, die ihm das Leben stellt. Hat der Mensch seine Aufnahmeprüfung bestanden und

tritt in die Reifephase ein, dann verliert der Heldenmy-
thos seine Geltung. Der symbolische Tod des Helden
ist gleichzeitig die Erreichung dieser Reife." (C.G. Jung
1968, S. 112)

Wirkung

Der Heldensitz kräftigt die Bein-, Gesäß- und Hüft-
muskulatur, verbessert die Durchblutung der Füße, löst
Spannungen und Verhärtungen im Zwerchfell, vertieft
den Atem, beruhigt den Geist, dehnt die Herzmuskeln
und verhilft zu Widerstandskraft und Ausgeglichenheit.

Gegenanzeigen

Vorsicht geboten ist bei degenerativen Prozessen in den
Zehengelenken (Arthritis, Arthrose).

Ausführung

* Setzen Sie sich aufrecht hin.
* Winkeln Sie das rechte Bein nach hinten ab, und
legen Sie den Fuß neben das Gesäß.
* Beugen Sie dann das linke Bein, und legen Sie den
linken Fuß an den rechten Oberschenkel. Die Hände
liegen mit den Handrücken auf den Knien, wobei sich
Daumen und Zeigefinger berühren (*Jnana-Mudra*).
* Bleiben Sie einen Moment in dieser Stellung und
atmen Sie tief ein und aus.
* Wiederholen Sie das *Asana* nach der anderen Seite.

Variation

- Falten Sie die Hände vor der Brust.
- Atmen Sie ein, und heben Sie sich etwas vom Boden ab.
- Bleiben Sie während der Atemverhaltung in dieser Stellung.
- Atmen Sie dann aus, und setzen Sie sich wieder.
- Wiederholen Sie die Sitzhaltung nach der anderen Seite.

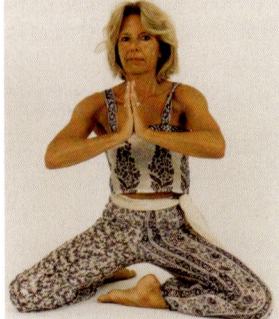

Praktiziert man die Asanas mit bewusster Wahrnehmung und Unterscheidungsvermögen, verbinden sich Körper, Geist und Bewusstsein zu einem harmonischen Ganzen.

B. K. S. Iyengar

Ardha-Matsyendrasana
(Drehsitz)

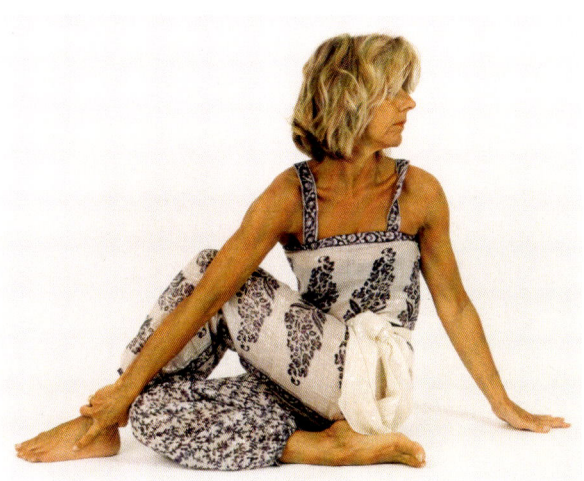

Symbolik

In dem Namen *Matsyendra* sind zwei Symbole enthalten: *Matsya* (der Fisch), Symbol für das Wasser, das Unbewusste, das Weibliche, die Introversion, den Mond, und *Indra* (Kriegsgott der Arier), Symbol für das Feuer, das Bewusste, das Männliche, die Extraversion und die Sonne. Indem er diese Drehhaltung einnimmt, vermag der *Yogi* die in seinem Körper vorhandenen Kräfte zu erfahren und zu integrieren. Indem er sich den zwei Seiten zuwendet, können sich diese Unterschiedlichkeiten ausgleichen, und der Praktizierende ist in der Lage, den Zustand der Einheit zu erfahren. *Ardha-Matsyendrasana* weist auch auf *Matsyendranatha* hin, der als Lehrer *Gorakshanathas*, des Begründers des *Hatha-Yoga*, gilt.

Wirkung

Dieses *Asana*, das den gesamten Organismus stärkt und kräftigt, gilt als ausgezeichnetes „Verjüngungsmittel". Es macht die Wirbelsäule geschmeidig, reguliert die Verdauung, massiert die Bauchorgane, hebt das Energieniveau und stärkt das sympathische Nervensystem.

Gegenanzeigen

Vorsicht geboten ist bei Rücken- und Ischiasbeschwerden, bei Hernien*, bei Entzündungen im Bauchraum und bei Zwischenrippenneuralgien.

Ausführung

◆   Setzen Sie sich mit ausgestreckten Beinen auf den Boden.

◆   Beugen Sie das rechte Bein, und legen Sie Ihren rechten Fuß an die Innenseite des linken Oberschenkels.

◆   Stellen Sie dann das linke Bein an die Außenseite des rechten Knies.

◆   Ihre rechte Hand umfasst den linken Fuß, so dass der rechte Arm das linke Knie nach außen drückt. Die linke Hand wird etwa dreißig Zentimeter hinter dem Rücken aufgestützt.

◆   Bleiben Sie für einen Moment in dieser Stellung und atmen Sie tief ein und aus.

◆   Lösen Sie dann das *Asana* und wiederholen Sie es nach der anderen Seite.

---

*   siehe S. 217

Bhadrasana
(Königlicher Thron)

Bhadrasana beseitigt alle Arten von Krankheiten. Einige Yogis nennen sie auch Gorakshasana.
Der Yogin, der in dieser Stellung sitzt, überwindet Müdigkeit und Erschöpfung.

Hatha-Yoga-
Pradipika

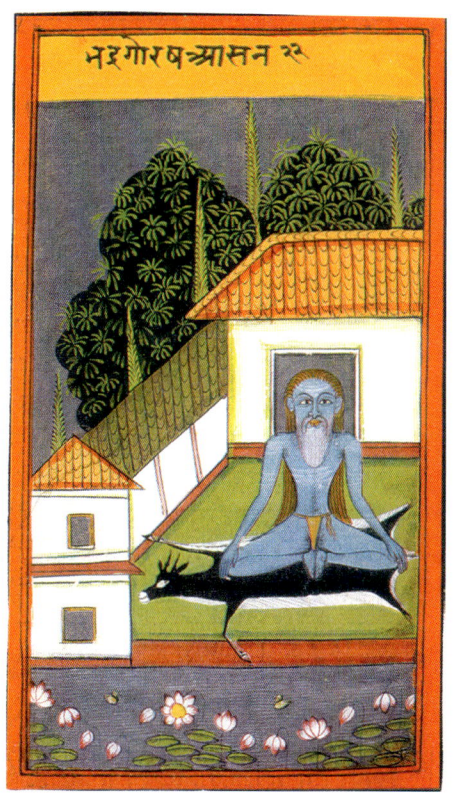

Symbolik

Bhadrasana oder der königliche Thron wird von den *Yogis* als das *Asana* bezeichnet, das sämtliche Krankheiten beseitigt. *Bhadrasana* ist auch unter dem Namen *Gorakshasana* (Kuhhirte) bekannt und bezieht sich wohl auf *Gorakshanatha* („Hüter des Lichts"), den mystischen Begründer des *Hatha-Yoga*.

Wirkung

Dieses *Asana* kräftigt die Innenseite der Oberschenkel, die während der Wechseljahre aufgrund der Östrogen- und Kollagensenkung oft erschlafft. Außerdem stimuliert *Bhadrasana* die Unterleibsorgane, lindert Blasenschmerzen und regt die Tätigkeit der Nieren an. Bei indischen Schustern sollen Krankheiten im Harntrakt nie vorkommen. Der Grund hierfür liegt nach Ansicht der *Yogis* darin, dass sie in dieser Stellung ihre Arbeit verrichten.

Gegenanzeigen

Vorsicht geboten ist bei akuten Rückenbeschwerden, bei Problemen mit den Knien oder den Innenmenisken.

Ausführung

◆ Setzen Sie sich aufrecht hin, winkeln Sie die Beine an, und ziehen Sie die Füße an den Körper heran.

◆ Legen Sie die Fußsohlen aneinander, und lassen Sie die Knie nach außen fallen.

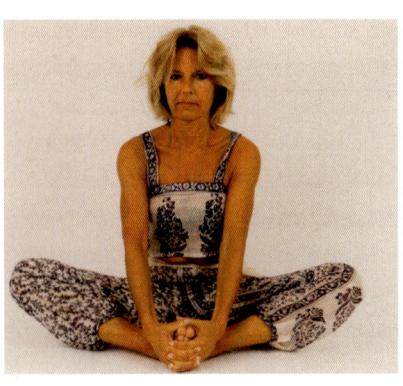

◆ Umfassen Sie die Füße mit beiden Händen und bleiben Sie für einen Moment in dieser Stellung sitzen.

Gomukhasana
(Kuhkopf)

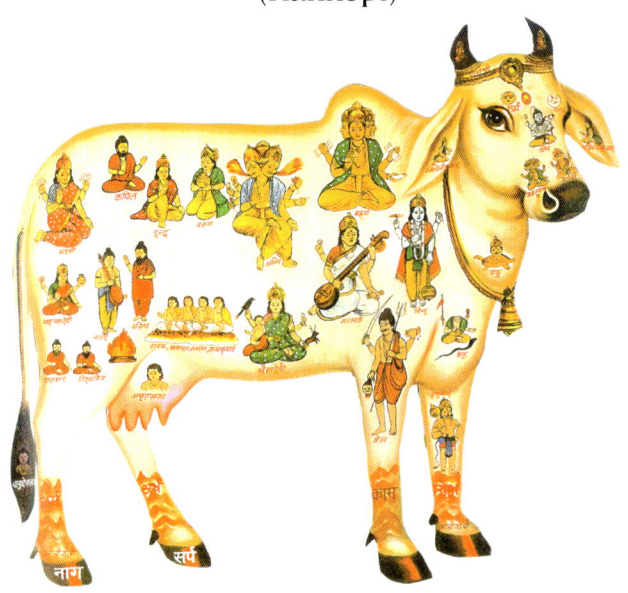

Symbolik

In Indien ist die Kuh – als Sinnbild der Nahrungsspenderin – ein heiliges Tier und darf nicht getötet werden. Sie ist das Symbol der ewigen Fortpflanzung und Neuerstehung in der Natur, für Fürsorge und Lebenserhaltung. Bereits in den *Veden* steht sie als Symbol für weltschöpferische Mütterlichkeit. So wird im *Rigveda* die Göttin der Morgenröte *(Usha)* als Mutter der Kühe verehrt. Die Göttin *Vac* (das Wort) wird ebenfalls in Gestalt einer Kuh verehrt, die dem *Rishi* (Seher) Visionen schenkt, den Priestern das Ritual überbrachte und den Menschen die alltägliche Sprache.

245

Die Kuh wird auch als eine Art heiliger Ort betrachtet, an dem alle Götter ihren Sitz haben. Als magische Wunschkuh *(Kamadhenu)* ist sie die Göttin, die jedes Begehren erfüllt und für Gesundheit und Glück steht.

Für den Inder ist alles, was die Kuh ausscheidet, heilig und rituelle Reinheit spendend. Ihre Milch verjüngt die Menschen, und ihre Exkremente gelten als Heilmittel oder als Vorbeugung gegen viele Krankheiten.

Die Kuh kann auch mit den vier *Yugas* (Weltzeitalter) in Beziehung gesetzt werden. Im ersten Weltzeitalter oder *Krita-Yuga* steht die Kuh auf vier Beinen, das heißt, der Mensch lebt nach den Gesetzen der Kaste und führt ein tugendhaftes Leben. Die vier Beine symbolisieren Wahrheit, Mitleid, Reinheit und Freigebigkeit. Im *Trety-Yuga* steht sie auf drei Beinen, in der Zeit des *Dvapara-Yuga* auf zwei Beinen und während des *Kali-Yuga*, also in dem Zeitalter, in dem wir jetzt leben, nur noch auf einem Bein. Das Stehen auf einem Bein soll darauf hinweisen, dass Moral und Tugend fast in Vergessenheit geraten sind.

Wird dieses *Asana* richtig ausgeführt, so entsteht ein Gefühl der Ruhe und Gelassenheit, das mit der Zufriedenheit einer Kuh, die behaglich auf einer Wiese liegt, verglichen werden kann.

Wirkung

Gomukhasana dehnt und kräftigt die Gesäß- und Oberschenkelmuskeln und erhöht die Beweglichkeit der Hüft- und Kniegelenke. Sie regt den Blutkreislauf an, fördert die Durchblutung der Unterleibsorgane, beseitigt Störungen im Sexualbereich, strafft die Brustmuskulatur und dehnt Arme und Wirbelsäule.

Gegenanzeigen

Vorsicht geboten ist bei akuten Rückenbeschwerden und bei Entzündungen im Bauchraum.

Ausführung

◆ Setzen Sie sich mit ausgestreckten Beinen auf den Boden.

◆ Beugen Sie dann das rechte Bein, und ziehen Sie Ihren rechten Fuß an die linke Gesäßhälfte.

◆ Schlagen Sie das linke Bein angewinkelt um das rechte, sodass sich die Knie über-einander befinden.

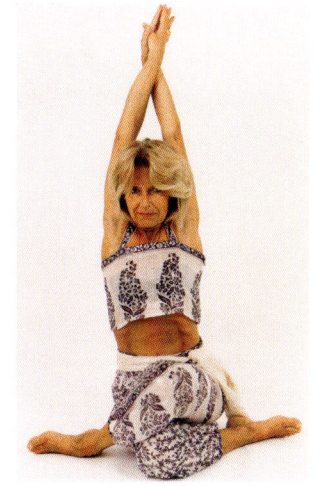

◆ Strecken Sie die Arme senk-recht nach oben, und legen Sie die Handflächen zusammen.

◆ Drehen Sie dann Ihre Hän-de so, dass sich die Handgelenke kreuzen und die Handflächen zu-sammenliegen.

◆ Bleiben Sie für einen Moment in dieser Stellung, und wiederho-len Sie das *Asana* dann mit der an-deren Körperseite.

Akarna-Dhanurasana
(Pfeil-und-Bogen-Haltung)

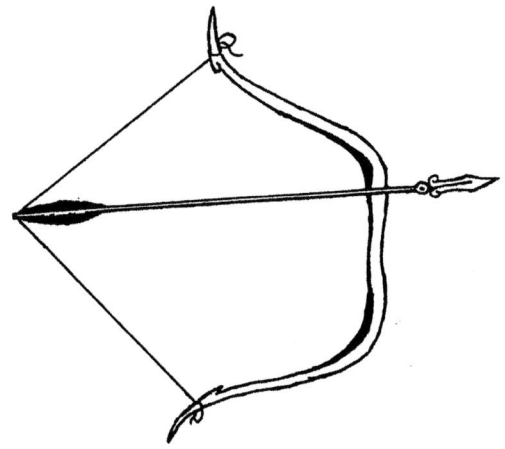

Symbolik

Pfeil und Bogen stehen für die zwei Aspekte der menschlichen Existenz: Der Bogen symbolisiert den Todestrieb und der Pfeil den Liebestrieb. In der indischen Mythologie will *Kama*, der Gott der Liebe, mit seinem Pfeil und Bogen „ins Herz treffen und sein Ziel mit Liebe erfüllen, damit die Kontinuität des Lebens gesichert ist ... Das Bild vom Herzen als Zielscheibe deutet darauf hin, dass es auch einen ‚süßen Schmerz‘ gibt. Die Aufgabe *Kamas* ist es, das Fortbestehen des Lebens zu sichern. Will jemand vermeiden, von *Kamas* Pfeilen getroffen zu werden, dann muss er den Bogen zerbrechen. Das symbolisiert die Abwendung von Bindung, Sinnlichkeit und Verlangen." (Swami Sivananda Radha 1991, S. 106)

Wirkung

Dieses *Asana* stärkt die Schultern, die Hüften, die Beinmuskeln, die Arme und fördert Stärke und Ausdauer.

Gegenanzeigen

Vorsicht geboten ist bei empfindlichen Knien.

Ausführung

◆　Setzen Sie sich mit ausgestreckten Beinen hin.

◆　Ergreifen Sie mit Ihrer rechten Hand die Zehen Ihres rech-
ten Fußes, und legen Sie die linke Hand auf Ihr linkes
Bein.

◆　Atmen Sie tief ein, und ziehen Sie den rechten Fuß
mit Ihrer rechten Hand so hoch, als
ob Sie einen Bogen spannten.

◆　Beim Ausatmen führen Sie das
rechte Bein nach rechts und Ihren
linken Arm in Schulterhöhe nach
links.

◆　Wiederholen Sie das *Asana* nach
der ande-
ren Seite.

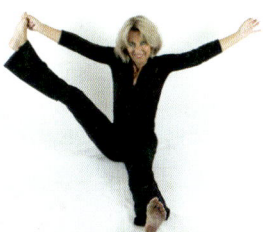

Pashimottasana
(Streckung nach Westen)

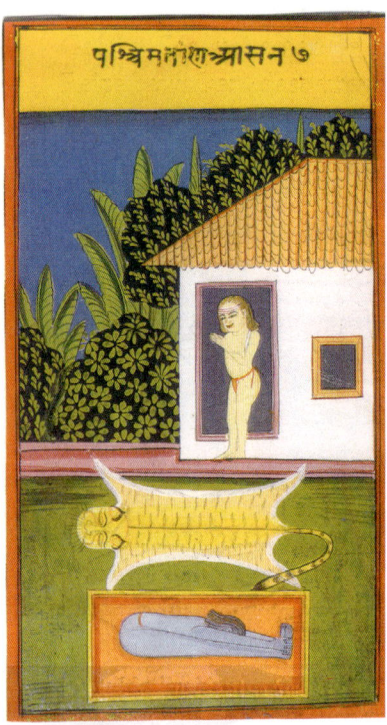

Dieses vortrefflichste aller Asanas regt das Verdauungsfeuer an, formt die Lenden und vertreibt alle Krankheiten der Menschen.

Hatha-Yoga-
Pradipika

Symbolik

Das Sanskritwort *Pashimottasana* bedeutet so viel wie „intensive Streckung nach Westen". In Indien richtet man sich bei Gebeten und Übungen traditionellerweise nach Osten aus, sodass die Körperrückseite nach Westen zeigt. Mit Westen ist nicht nur die Rückseite des

Körpers gemeint, das heißt die Schattenseite, die ein Sinnbild für das eingeschränkte Sehvermögen ist. Viele unausgelebte Gefühle lagern sich insbesondere in der Muskulatur der Rückseite des Körpers ein. Indem man die Wirbelsäule intensiv dehnt, können verdrängte Gefühle häufig wieder an die Oberfläche gelangen. Aus diesem Grunde betrachten die *Yogis* diesen Bereich als den Sitz für das Unbewusste. Mit diesem *Asana*, bei dem sich Oberkörper und Unterkörper berühren, wird auch das Vertrauen zum Ausdruck gebracht, dass man die Schattenseiten hinter sich lassen kann, wenn Körper, Emotionen und Geist so stark geworden sind, dass sie das begrenzte Sehvermögen ertragen, das heißt die verschiedenen Ereignisse des Lebens verarbeiten können. Dem Yoga zufolge ist ein Mensch psychisch gesund, wenn sich das Bewusste und das Unbewusste in einem dynamischen Gleichgewicht befinden. Die Yoga-Psychologie behauptet, dass die „Lebensenergie" *(Prana)* vom Unbewussten zum Bewussten fließt, um dort die entsprechenden Ansprüche zu erfüllen, und dann wieder ins Unbewusste zurückkehrt, um den unbewussten Geist zu befriedigen. Eine Trennung zwischen Bewusstem und Unbewusstem stört das Gleichgewicht der gegensätzlichen Kräfte der menschlichen Psyche und führt zu einem inneren Konflikt.

Bei *Pashimottasana* geht es auch darum, „den Atem auf die Rückseite des Körpers fließen zu lassen" (Hatha-Yoga-Pradipika I, 29), bzw. um das Gefühl, dass der Atem durch die Wirbelsäule fließt.

Wirkung

Pashimottasana, das in Indien als die „Quelle der Gesundheit" betrachtet wird, beruhigt die Nerven, vertreibt Erschöpfung, erfrischt das Gehirn, strafft den Bauch, die Taille und die Hüften, macht die Wirbelsäule elastisch, festigt die Muskulatur des Bauchgürtels, dehnt die Muskeln und Sehnen der unteren Teile der Beine, regt die Adrenalindrüsen an, verringert eine Vielzahl von Unterleibsbeschwerden, wirkt sexuellen Störungen entgegen, stimuliert die Bauchspeicheldrüse, die Leber, die Nieren, die Blase und den Darm. „Alle Vorwärtsbewegungen entlasten die Unterleibsorgane. Im Verlauf dieses Prozesses reguliert sich der Blutstrom im gesamten Gehirn. Das sympathische Nervensystem kann sich entspannen, Pulsschlag und Blutdruck sinken. Die Sinnesorgane erholen sich. Auch die hormonproduzierenden Drüsen erholen sich und funktionieren besser. Da diese Vorwärtsbewegungen den Körper in eine waagerechte Lage bringen, entlasten sie das Herz. Es muss das Blut nicht mehr entgegen der Schwerkraft hochpumpen, das Blut zirkuliert leichter durch alle Teile des Körpers." (B. K. S. Iyengar 2001, S. 44)

Gegenanzeigen

Vorsicht geboten ist bei Brüchen (Hernien), bei Ischias, nach Bandscheibenvorfällen oder Hexenschuss (Lumbago), bei starken Verdauungsstörungen und Blähungen.

Ausführung

◆   Setzen Sie sich mit ausgestreckten Beinen auf den

Boden. Die Hände sind vor der Brust gefaltet.

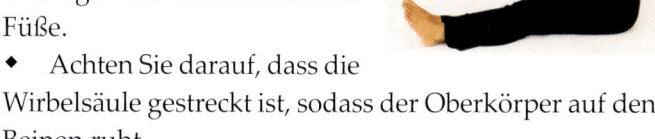

♦ Atmen Sie ein, und strecken Sie die Arme nach oben.

♦ Beim Ausatmen beugen Sie den Oberkörper nach vorn, und legen die Hände neben die Füße.

♦ Achten Sie darauf, dass die Wirbelsäule gestreckt ist, sodass der Oberkörper auf den Beinen ruht.

♦ Bleiben Sie für einige Sekunden in dieser Stellung, und atmen Sie ruhig und regelmäßig ein und aus.

♦ Kommen Sie dann wieder langsam in die Ausgangsstellung zurück.

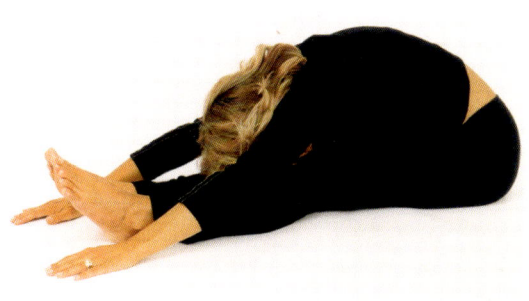

Ehe es dem Schüler gelingt, sich mit gestreckter Wirbelsäule in der Mitte zusammenzufalten, hat er oft mit dem Buckel zu kämpfen, Sinnbild für ein Hindernis, das er auch im Leben überwinden muss.

Swami Sivananda Radha

Variation
(Triang-Mukha-Kapada-Pashimottanasana: Dehnung dreier Körperteile)

◆   Setzen Sie sich mit ausgestreckten Beinen auf den Boden.

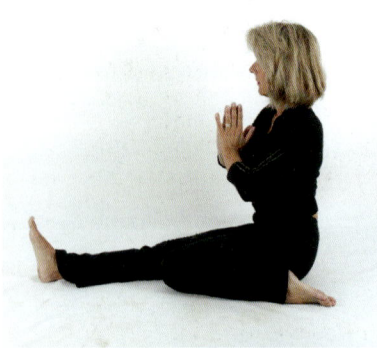

◆   Winkeln Sie das linke Bein an, und drücken Sie es fest auf den Boden. Die Innenseite der linken Wade berührt die Außenseite des linken Oberschenkels. Die Hände sind vor der Brust gefaltet.

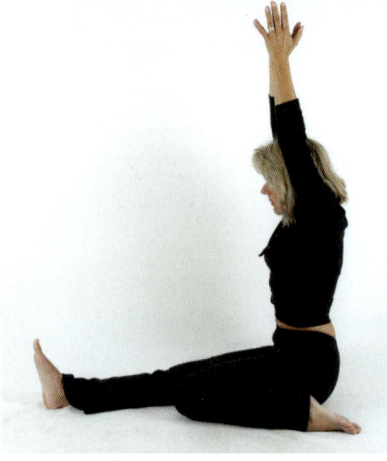

◆   Atmen Sie tief ein und strecken Sie die Arme nach oben.

♦ Beim Ausatmen beugen Sie sich so weit wie möglich nach vorn und legen die Hände ineinander.
Versuchen Sie, mit der Nase das Knie zu berühren, und legen Sie dann in der Endhaltung das Kinn hinter das linke Knie.

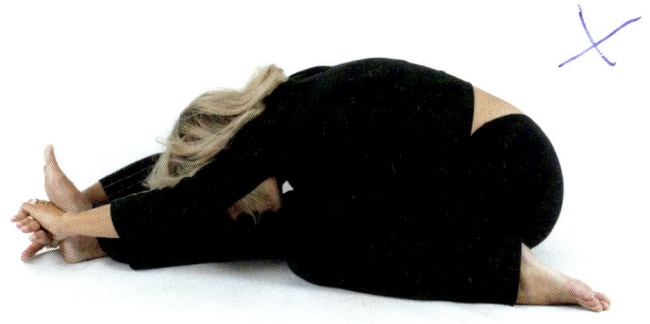

♦ Wiederholen Sie das *Asana* nach der anderen Seite.

Bei den Asanas kommt es darauf an, dass der Atem die Bewegung des Körpers unterstützt. Beim Einatmen wird Energie (Prana) aufgenommen, das Anhalten des Atems fixiert die Energie, und die Ausatmung gibt die Energie zurück. Alle Asanas, die den Körper nach vorn öffnen und dehnen, sind mit der Einatmung verbunden, und alle Bewegungen, die den Körper nach vorn schließen, stehen in Beziehung zur Ausatmung.

Bhasa-Asana
(Geier)

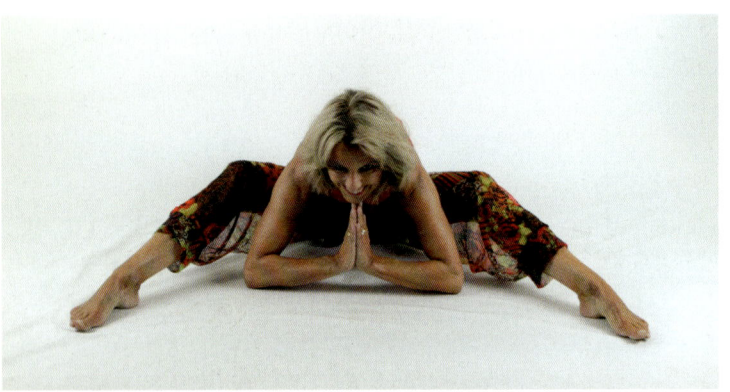

Symbolik

Dieses *Asana* symbolisiert die Überwindung der inneren
Wüste durch Kontrolle über die Sinne. Wie der Geier,
der nach der Yoga-Tradition als Herr der Wüste gilt, soll
der *Yogi* Durst, Hitze, Hunger, Kälte ertragen und durch
die Beherrschung der Sinne erreichen, sich besser in sein
Inneres versenken zu können. Da das Verlangen nach
sinnlichen Erfahrungen so tief in uns verwurzelt ist, sollen diejenigen, die nach Befreiung streben, die fünf Sinne
kontrollieren. Indem der Praktizierende streng über die
Tore seiner Sinne wacht, bekämpft er die Neigung, blind
hinter den Objekten seines Verlangens herzulaufen. Der
Yogi, der nicht mehr durch die Sinne abgelenkt wird,
kehrt zu sich selbst zurück und umgibt sich mit einem
immer stärkeren Schutzwall gegen die Invasion von außen.

Wirkung

Bhasa-Asana dehnt die Oberschenkel, fördert die Beweglichkeit der Hüften, regt die Verdauung an, verbessert die Durchblutung der Organe, hilft bei Konzentrationsschwäche und fördert das Sichzurückziehen der Sinne von der Außenwelt.

Gegenanzeigen

Vorsicht geboten ist bei akuten Problemen mit den Schultergelenken und bei Entzündungen im Bauchraum.

Ausführung

◆   Setzen Sie sich mit weit gespreizten Beinen auf den Boden, und winkeln Sie Ihre Knie an. Die Hände sind vor der Brust gefaltet.

◆   Atmen Sie tief ein, beugen Sie sich beim Ausatmen nach vorn, und legen Sie die Ellenbogen und die Unterarme auf den Boden. Das Kinn berührt die Fingerspitzen.

Caturanga-Dandasana
(Stockhaltung)

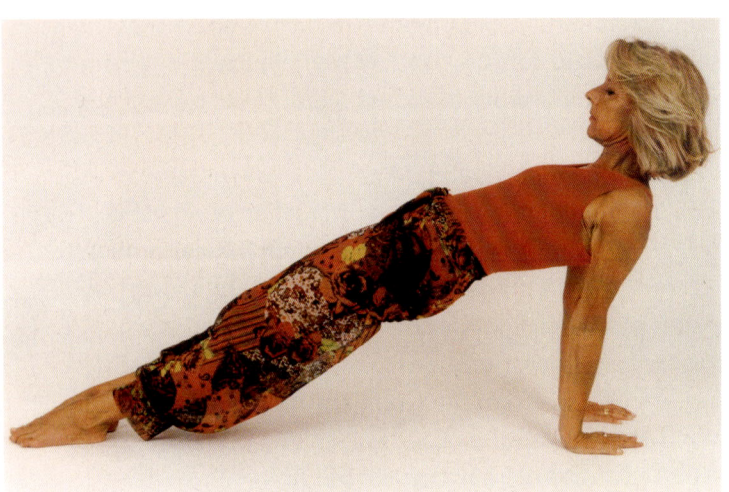

Symbolik

Caturanga-Dandasana, was übersetzt „Stockhaltung auf
vier Gliedmaßen" bedeutet, steht für Willenskraft und
Durchhaltevermögen.

Wirkung

Dieses *Asana* kräftigt die Arme, stabilisiert die Schulter-
gürtel, regt den Kreislauf an und baut die Muskelmasse
im Oberkörper auf, was zur Verbesserung der Knochendichte beiträgt.

Gegenanzeigen

Vorsicht geboten ist bei schwachen Handgelenken und bei Sehnenscheidenentzündungen.

Ausführung

◆ Setzen Sie sich auf den Boden, und strecken Sie die Beine nach vorne.

◆ Stützen Sie sich mit beiden Händen hinter dem Gesäß auf.

◆ Atmen Sie ein und heben Sie Ihr Becken nach oben, bis Ihr Körper eine flache, gerade Linie bildet.

◆ Ziehen Sie das Kinn ein wenig zur Brust. Ihre Fußsohlen berühren den Boden.

◆ Beim Ausatmen führen Sie Ihr Becken nach unten, ohne dass Ihr Brustkorb zwischen den Schultern einsinkt.

◆ Legen Sie sich dann auf den Boden und entspannen Sie sich.

Kurmasana
(Schildkröte)

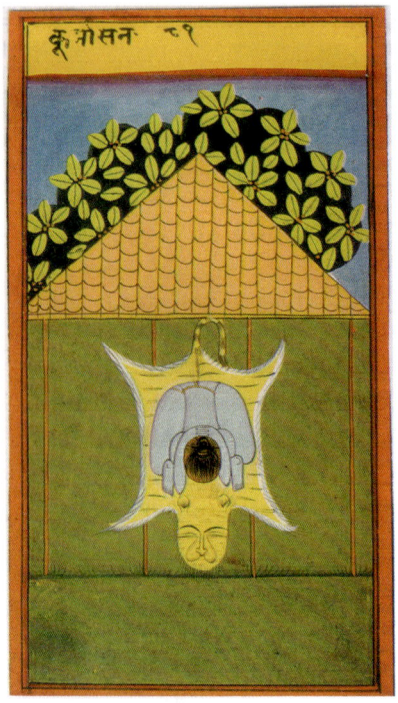

Wie die Schildkröte (Kurma) die Glieder einzieht, so zieht der Seher die Sinne ein. Ihn nenne ich erleuchtet.

Bhagavadgita

Symbolik

Die Schildkröte gilt als Symbol für den *Hatha-Yoga*: „Der *Hatha-Yoga* ist die Schildkröte, die das Universum trägt." (Hatha-Yoga-Pradipika I, 10) So wie die Schildkröte, die mit der sichtbaren Welt der Erdoberfläche und der unsichtbaren Welt der Meerestiefe verbunden ist, soll der *Yogi* in der Lage sein, sowohl in der Welt zu leben als auch in seinem eigenen Inneren. Indem der *Yogi* dieses

Asana ausführt, versenkt er sich in das „Meer der Vertiefung", in die Meditation, so wie die Schildkröte in die Tiefe des Wassers taucht. Zur Stabilisierung der Emotionen ist es notwendig, sich von Zeit zu Zeit in seinen Panzer zurückzuziehen, indem man seine fünf Sinne nach innen richtet. *Kurmasana* ist *Kurma* gewidmet, der zweiten Inkarnation *Vishnus*. Im *Vishnu*-Mythos gingen während der periodisch wiederkehrenden Fluten viele göttliche Schätze verloren, darunter auch *Amrita* (Wasser des Lebens), deren Fehlen den Bestand der Welt in Frage stellte. *Vishnu* verwandelte sich daher in eine Schildkröte und tauchte auf den Grund des Ozeans, um sie zurückzuholen. Götter und Dämonen taten sich zusammen, um aus dem Milchozean Butter zu schlagen, und benutzten den Berg *Mandura* als Quirl. Sein Gewicht war so gewaltig, dass das Vorhaben nur gelang, weil *Kurma* seinen Rücken als Unterlage bot. Mit *Kurmas* Unterstützung, mithilfe wundertätiger Kräuter und der Schlange *Vasuki* als Quirl gelang es den Göttern und Dämonen, ihre Aufgabe zu erfüllen, und alle wertvollen Dinge, die in der Flut verloren gegangen waren,

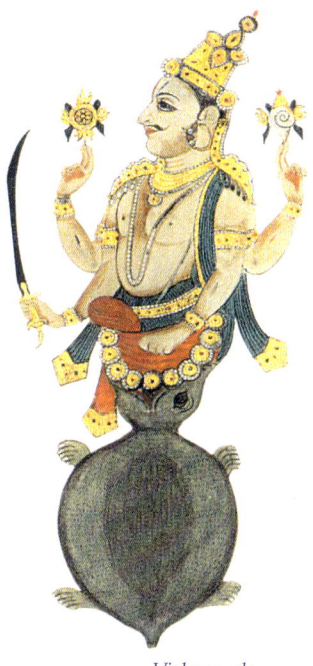

Vishnu als Schildkröteninkarnation

261

tauchten wieder aus dem Milchozean hervor. Nicht nur die verloren gegangenen Schätze rang man dem Ozean ab, sondern auch *Lakshmi*, die Gattin *Vishnus*, die Göttin des Reichtums und der Schönheit.

Wirkung

Dieses *Asana* dehnt die Gesäß- und die Rückenmuskulatur, wirkt anregend auf Hüft- und Schultergelenke, regt die Verdauung an und fördert das Zurückziehen der Sinne von der Außenwelt.

Gegenanzeigen

Vorsicht geboten ist bei Bandscheibenschäden, bei akuten Entzündungen im Bauchraum, insbesondere bei Darmentzündungen.

Ausführung

◆ Beugen Sie die Beine leicht an, und stellen Sie die Füße auf den Boden.

◆ Führen Sie die Arme unter den Beinen nach hinten, und legen Sie die Handrücken hinter das Gesäß.

◆ Strecken Sie die Beine, und legen Sie die Stirn auf den Boden. Bleiben Sie für einen Moment in dieser

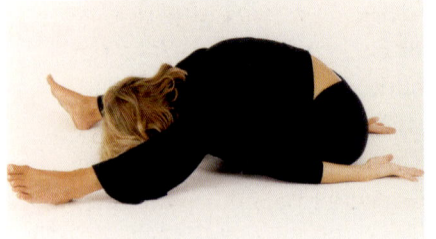

Stellung, und atmen Sie regelmäßig ein und aus. Lösen Sie dann die Stellung.

Ubhaya-Padangusthasta
(Hand-/Zehenhaltung)

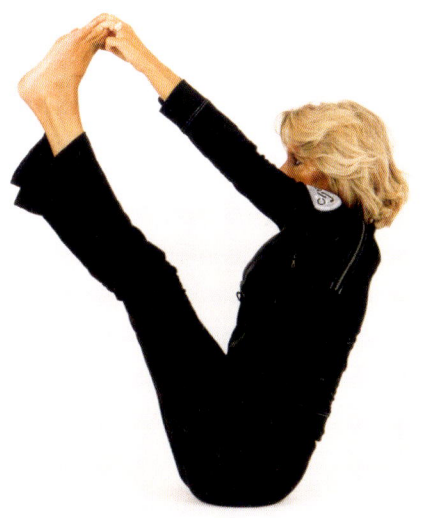

Symbolik

In *Ubhaya-Padangusthasta*, bei dem die Hände die Fußzehen umgreifen, nimmt der *Yogi* himmlische und irdische Energien auf. In den Händen und Füßen, welche die Pole der „Energiezirkulation" darstellen, „kann Energie besonders gut wahrgenommen werden und hervorragend von dort aus übermittelt werden … Im Yoga der Energie sind es die Hände, in denen das Bewusstsein sich sammelt, um den Menschen für die Vibrationen des Lebens zu sensibilisieren. Die Aufmerksamkeit wird ins Innere der Hände gelenkt und ist begleitet von einer unendlich feinen und lautlosen Atmung. Die Füße: Die

Legende von der Geburt *Buddhas* erzählt, dieser habe mit sieben Schritten das Universum in alle Himmelsrichtungen durchmessen. In zahlreichen Traditionen hinterlässt Gott den Abdruck seines Fußes in der Welt. Diese göttlichen Spuren erinnern an Wegmarken, die auch während jeder spirituellen Suche so unendlich hilfreich sind … Die Hände stehen in Beziehung zur Himmelsenergie (als Minuspol qualifiziert), die Füße repräsentieren den Pluspol des Menschen, der an die Erde und an die Realität gebunden ist." (Boris Tatzky, Anna Trökes, Jutta Pinter Neise 1998, S. 65 f.)

Wirkung

Dieses *Asana* hilft, das Gleichgewicht zu halten, verbessert Meditationshaltungen und formt die Oberschenkel und die Waden.

Gegenanzeigen

Vorsicht geboten ist bei akuten Beschwerden im Rücken oder bei degenerativen Erkrankungen der Wirbelsäule.

Ausführung

♦ Setzen Sie sich mit geraden ausgestreckten Beinen auf den Boden.

♦ Beugen Sie die Knie, und ergreifen Sie die Zehen mit den Händen.

♦ Atmen Sie ein, und strecken Sie dabei Ihre Beine. Bleiben Sie einige Sekunden in dieser Stellung, und lösen Sie dann das *Asana*.

Halasana
(Pflug)

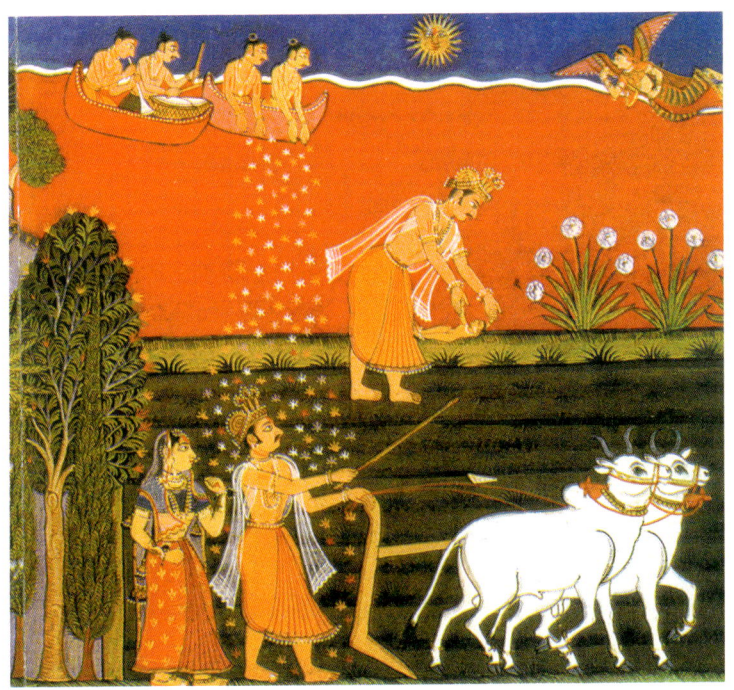

Die Geburt Sitas

In der Überlieferung des Ostens wird der Pflug als Instrument zur Offenbarung verborgener Schätze gesehen. Eine Geschichte des Ramayana macht dies besonders deutlich. Der König Janataka, der sich der Lehre des Karma-Yoga widmete, fand einmal beim Pflügen der Erde ein wundeschönes kleines Mädchen, das er zu sich nahm und Sita nannte. Sie heiratete später Rama, nachdem es ihm gelungen war, mit einem gewaltigen Bogen, den sonst niemand zu spannen vermochte, zu schießen. Bis heute wird Sita als Schutzgöttin des Ackerbaus verehrt.

Symbolik

Der Pflug symbolisiert den Weg zur Weisheit. Er ist das Werkzeug, das den Boden des Lebens pflügt und ihn vorbereitet für das Samenkorn der Einsicht, das sich nur dort entwickeln kann, wo der Boden fruchtbar ist. Das Feld symbolisiert Unterscheidungsvermögen, Fleiß, Sanftmut, Selbstdisziplin und heilsame Gedanken. Der Pflug als Werkzeug der Weisheit spielt in der Überlieferung des Yoga eine große Rolle. Das Feld symbolisiert *Dharma* (Pflicht), das Unkraut das Anklammern an unser weltliches Dasein und der Pflug den Weg zur geistigen Befreiung. So wie der Boden jedes Jahr gepflügt werden muss, damit er locker bleibt, so muss auch der Boden unseres Geistes stets umgepflügt werden, damit unser Unterscheidungsvermögen geschärft wird. Immer wieder muss die harte Kruste des Egos aufgebrochen werden, um Raum für die spirituelle Entwicklung zu schaffen. Erst dann wird man sich der Frucht des wahren Selbst erfreuen.

Wirkung

Wie alle Umkehrstellungen trainiert auch *Halasana* das Herz effektiv auf Ausdauer und Kraft. *Halasana* wirkt stärkend auf die gesamte Wirbelsäule, regt die Schilddrüse und die Hypophyse an, reguliert das Gewicht, den Blutdruck und verringert Veränderungen, die zur Verkalkung der Gehirngefäße führen können. Er kräftigt und festigt die Bauchmuskulatur, macht die Taille schlank, massiert die Bauchorgane, fördert die Verdauung, hilft gegen Hämorrhoiden, fördert den Blutkreislauf, lindert die Auswirkungen von Stress und psychischen Belastungen sowie Hitzewallungen.

Gegenanzeigen

Vorsicht geboten ist bei Übergewicht, Asthma, Migräne, erhöhtem Augendruck, bei Hüftgelenksarthrose, Magengeschwüren, bei degenerativer Veränderung der Wirbelsäule und der Halswirbelsäule.

Ausführung

◆ Legen Sie sich mit ausgestreckten Beinen auf den Rücken. Die Arme liegen seitlich neben dem Körper.

◆ Atmen Sie ein, und heben Sie, so langsam und locker wie möglich, die Beine senkrecht nach oben.

◆ Beim Ausatmen senken Sie dann die Beine nach hinten, über den Kopf und versuchen Sie, mit den Zehen den Boden zu berühren. Strecken Sie die Beine, so gut Sie können.

◆ Bleiben Sie für einen Moment in dieser Stellung und atmen Sie regelmäßig ein und aus.

◆ Kommen Sie dann wieder langsam in die Ausgangsstellung zurück, und entspannen Sie sich für einen Moment.

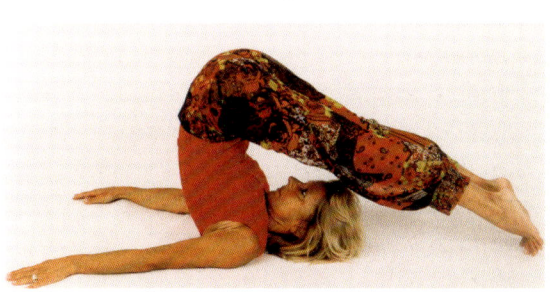

Du sollst sein wie der Bauer: Am Tag der Aussaat macht ihn nicht der Gedanke an die künftige Ernte glücklich. Sein Glück besteht darin, dass er gut gepflanzt und gut gesät hat.

B. K. S. Iyengar

Variation I

♦   Legen Sie den linken Fuß auf den rechten Oberschenkel und heben Sie beim Einatmen das rechte Bein nach oben.

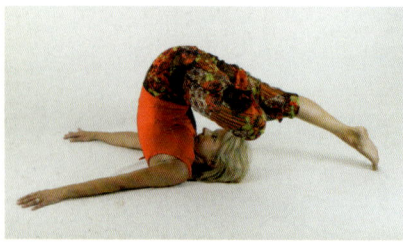

♦   Beim Ausatmen senken Sie dann das rechte Bein über den Kopf. Versuchen Sie, mit den Zehen den Boden zu berühren.

♦   Kommen Sie dann in die Ausgangsstellung zurück und legen Sie den rechten Fuß auf den linken Oberschenkel.

Variation II

♦   Führen Sie *Halasana* aus. Beugen Sie dann die Knie und drücken Sie sie gegen die Ohren.

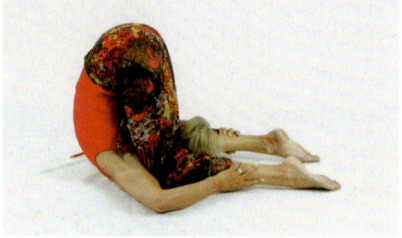

Sarvangasana
(Schulterstand)

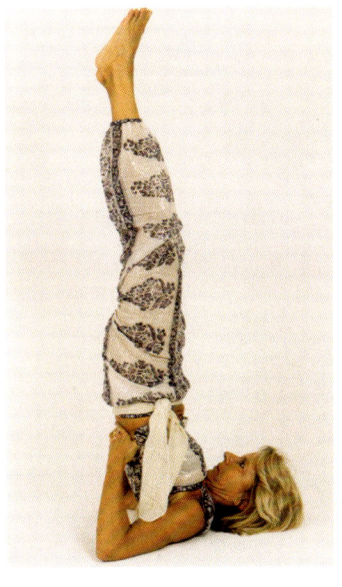

Symbolik

Sarvangasana, die häufig auch
als Kerze bezeichnet wird, ist
ein Symbol der spirituellen Erleuchtung. Jeder ist in der Lage,
diese Flamme zum Leuchten zu bringen. *Sarvangasana*,
die „Stellung aller Glieder", gilt in Indien als „Königin
des Yoga", als „Mutter aller *Asanas*", weil sie den gesamten Körper harmonisiert. Der Schulterstand ist ein
wichtiger Moment des Innehaltens, der dem Praktizierenden die Möglichkeit gibt, Verhaltensweisen und
Situationen zu überdenken. Die Umkehrstellung stellt
„alles auf den Kopf" und lässt uns damit die Welt in
einem anderen Licht sehen. Die Praktizierenden werden
aufgefordert, die gewohnten Handlungsschemata, die
vertrauten Dinge und Menschen in neuen Perspektiven

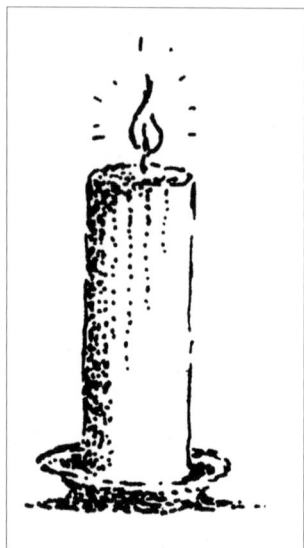

zu sehen. Indem man dieses *Asana* ausführt, erkennt man, dass man nicht nur in der Erde, sondern auch im Himmel gut verwurzelt sein muss, um allen Forderungen des Lebens gewachsen zu sein.

Wirkung

Sarvangasana wirkt auf alle Organe des Körpers belebend und sogar verjüngend. Infolge der umgekehrten Stellung werden vor allem das Gehirn und die wichtigsten Hormondrüsen, Hypophyse und Schilddrüse, mit sauerstoffreichem Blut versorgt. Bei Durchblutungsstörungen des Gehirns, z.B. bei Gedächtnisschwäche, ist der Schulterstand von großem Wert. Er beugt Krampfadern und Hämorrhoiden vor, stimuliert das Gehirn, erhöht das Energieniveau, regt den Stoffwechsel, den Kreislauf, das Verdauungs-, Genital- und Nervensystem an, verbessert die Sehkraft, hilft bei Reizbarkeit und Depressionen und lässt sogar Kopfschmerzen verschwinden, weil der Kopf in dieser umgekehrten Haltung unbeweglich bleibt und die Blutzufuhr zu ihm durch den festen Druck des Brustbeins gegen das Kinn reguliert wird. Dieses *Asana* lindert – wie übrigens alle Umkehrstellungen – auch die durch die Wechseljahre bedingten Hitzewallungen.

Der Yoga betrachtet die Umkehrstellungen als bedeutend, weil sie das Zusammenkommen von Feuer *(Agni)* und Schlacke *(Apana)* unterstützen. Nach der Lehre des Yoga besitzen wir in unserem Körper ein Feuer *(Agni)*, das „Feuer des Lebens", das im Bereich zwischen Zwerchfell und Nabel situiert wird. Dieses Feuer bewegt sich mit der Einatmung abwärts und verbrennt den „Unrat, die Verunreinigung" im Körper, der sich aufgrund vieler Faktoren angesammelt hat. Mit der Ausatmung wirkt das Feuer nach oben und eliminiert die vorher verbrannte Schlacke *(Apana)*. Mit der nächsten Einatmung kann das Feuer dann wieder zum „Unrat" zurückgebracht werden. Damit das Feuer nicht an Kraft verliert, ist es äußerst wichtig, dass alle verbrannte Schlacke aus dem Körper entfernt wird.

Werden die Umkehrstellungen mit den Techniken des *Pranayama* verbunden, so wird ihre reinigende Wirkung noch vergrößert.

Gegenanzeigen

Vorsicht geboten ist bei erhöhtem inneren Augendruck, bei Schwindelanfällen, nach einem Zwerchfellbruch, bei Asthma, bei degenerativen Veränderungen der Wirbelsäule. Bei hohem Blutdruck sollte vor *Sarvangasana* einige Minuten lang der Pflug *(Halasana)* eingenommen werden. Bei der Menstruation kann die Umkehrhaltung bei einigen Frauen Erleichterungen schaffen, andere fühlen sich nach Beendigung dieses *Asanas* eher unwohl. Jede Frau sollte aus diesem Grund ausprobieren, wie ihr Körper reagiert und was ihm entspricht.

Ausführung

♦ Legen Sie sich mit ausgestreckten Beinen auf den Rücken. Die Arme liegen, mit den Handflächen nach unten, seitlich neben dem Körper.

♦ Atmen Sie langsam ein, heben Sie die Beine, und schieben Sie die Handflächen unter das Gesäß, damit Sie es abstützen können. Das Gewicht der Beine ruht auf den Armen.

♦ Strecken Sie die Beine, so gut Sie können.

♦ Stützen Sie sich, wenn Sie das Gleichgewicht gefunden haben, mit den Händen in der Taille ab.

♦ Bleiben Sie für einige Momente in dieser Stellung.

♦ Rollen Sie dann Wirbel für Wirbel wieder nach unten, und legen Sie beide Beine auf den Boden.

♦ Entspannen Sie für einen Augenblick.

Die Brücke

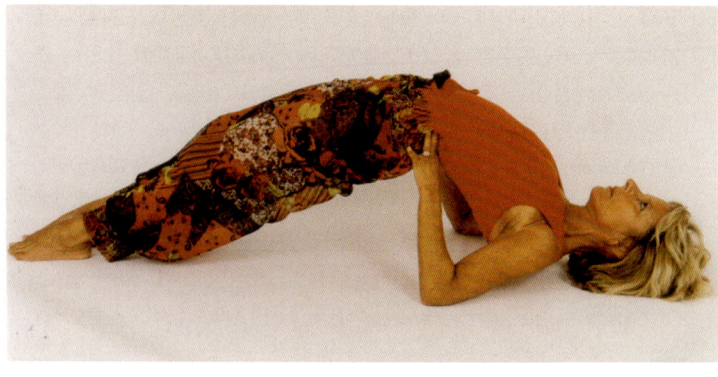

Setu-Bandhasana
(Brücke)

Es gibt eine Brücke zwischen Zeit und Ewigkeit. Diese Brücke ist Atman, die Seele des Menschen.

Chandogya-Upanishad

Symbolik

Die Brücke symbolisiert das wahre Selbst, das *Atman*, das frei von soziokulturellen Einflüssen ist. Das *Atman* ist die Grundlage des Individuums und zugleich identisch mit dem Absoluten *(Brahman)*. Das wahre Wesen, das unkonditionierte Selbst, kann nur durch Ausgeglichenheit und Ruhe gefunden werden. Diese Selbsterkenntnis erfordert eine Wendung nach innen und eine Kontrolle über die psychomentalen Erfahrungen. Ramana Maharshi benutzte den Ausdruck „Selbstverwirklichung" (Self-realization), um das Erwachen unseres wahren Wesens zu bezeichnen. Selbstverwirklichung heißt, „nichts zu wissen und nichts zu werden" (Ramana Maharshi). Sie ist einfach nur ein Seinszustand, unser zutiefst natürlicher Zustand.

Durch die Praxis dieses *Asanas* gewinnt die Praktizierende Kraft, Mut und Selbstvertrauen, die notwendig sind, um den Ozean des Lebens zu überqueren.

*Um das Selbst zu verwirklichen, brauchst du nur still zu sein.
Was könnte leichter sein als das?*

Ramana Maharshi

Wirkung

Setu-Bandhasana stärkt die Herzmuskulatur, stimuliert
die Organe des Bauches und des Unterleibs, kräftigt
die Rückenmuskulatur, den Hals und Nacken, dehnt
die Wirbelsäule und macht sie geschmeidig. Eine gesunde und bewegliche Wirbelsäule wirkt auf das Nervensystem so, dass man sich nach dieser Übung sowohl
körperlich als auch geistig wohlfühlt. Die Brücke kräftigt
auch die Muskulatur im Lendenbereich, die Muskeln
des Beckenbodens und der Oberschenkel. Außerdem
regt sie die Brustatmung und den Kreislauf an und lädt
den ganzen Körper mit Energie auf.

Gegenanzeigen

Vorsicht geboten ist bei akuten Problemen der Wirbelsäule, bei degenerativen Erscheinungen im Bereich der Halswirbelsäule, bei Entzündungen im Kopf, bei erhöhtem
Blutdruck, Schwindelanfällen und bei Herzenge.

Ausführung

◆　Legen Sie sich auf den Rücken, und beugen Sie die
Knie. Die Schulterblätter liegen flach auf dem Boden.

◆　Legen Sie die Hände in die Taille, um sich besser
abstützen zu können.

◆　Atmen Sie ein, und heben Sie die Hüften, die Arme

sind gestreckt und die Handflächen liegen auf dem Boden.

♦   Strecken Sie dann die Beine nach vorne.

♦   Atmen Sie aus, und kommen Sie in die Ausgangsstellung zurück.

Variation

♦   Legen Sie sich auf den Rücken, und beugen Sie wieder die Knie.

♦   Stützen Sie sich mit den Händen in der Taille ab,
und heben Sie beim Einatmen das rechte Bein senkrecht
hoch.

♦   Lösen Sie dann
das *Asana,* und he-
ben Sie das andere
Bein in die Senk-
rechte.

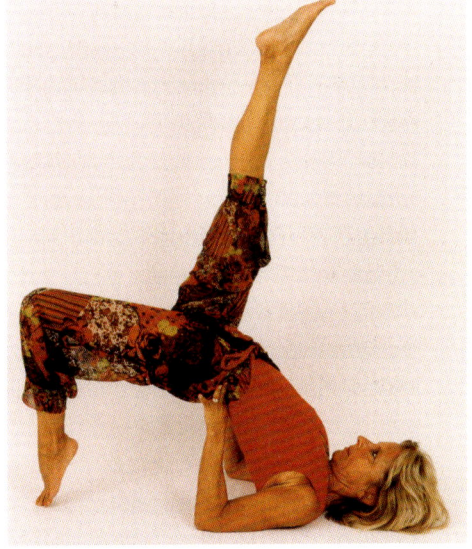

Chakrasana
(Rad)

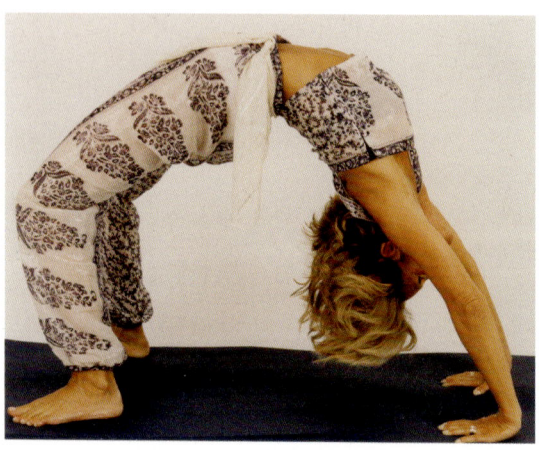

Öffnet sich die Brust, dann öffnet sich auch der Geist, wir fühlen uns emotional ganz klar, es entsteht Stabilität. Das ist die emotionale Stabilität.

B. K. S. Iyengar

Symbolik

Das Rad, ein Attribut *Vishnus*, ist ursprünglich ein Sonnensymbol. Die Sonne zieht über den Himmel und versinnbildlicht Entstehen und Vergehen in einem ewig wiederkehrenden Kreislauf. Zudem symbolisiert das Rad auch die Unbeständigkeit der Dinge, ihre Vergänglichkeit, das *Samsara*. Diese Vorstellung wurde auch vom *Buddhismus* übernommen, in dem das Rad unter anderem die Lehre *Buddhas* symbolisiert. Sosehr sich das

Rad auch dreht, so bleiben wir doch im Mittelpunkt der Achse dieses Rades. Es ist der Angelpunkt für unseren Frieden, für innere Ruhe und Geborgenheit im ständigen Wandel der Dinge.

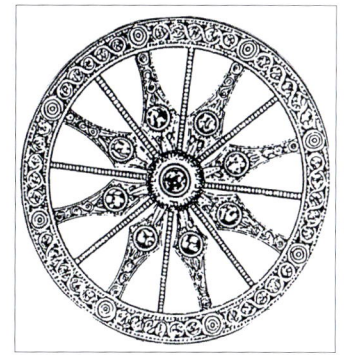

Wirkung

Das Rad beugt Arterienverkalkung vor, stärkt die Wirbelsäule, kräftigt die Organe des Bauches und des Unterleibs, beugt Gebärmuttersenkung vor, regt die Hirnanhangsdrüse, die Zirbeldrüse und die Schilddrüse an.

Gegenanzeigen

Vorsicht geboten ist bei Problemen der Wirbelsäule, bei zu hohem Blutdruck, bei Migräne- und Schwindelanfällen.

Ausführung

* Legen Sie sich flach auf den Boden, und legen Sie die Handflächen unter die Schultern.
* Atmen Sie ein, und heben Sie Kopf und Rumpf. Der Rücken ist gewölbt, und das gesamte Gewicht ruht auf den Handflächen und Fußsohlen.
* Atmen Sie einige Male tief ein, und bringen Sie dann den Körper langsam auf den Boden zurück, indem Sie die Knie und Ellenbogen beugen.

Ustrasana
(Kamel)

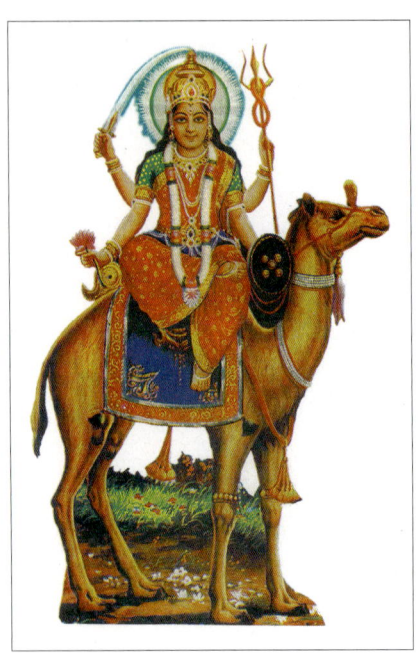

Symbolik

So wie das Kamel, das die Wüste selbst unter extremsten Bedingungen durchquert, kann auch der Mensch seine inneren Kräfte besonders dann gut entfalten, wenn die äußeren Umstände eher negativ sind. *Ustrasana* ist eine Rückenbeuge aus dem Kniestand. Erhebt sich das Kamel, so legt es zuerst den Kopf zurück und wölbt dann den Brustkorb.

Dieser Bewegungsablauf wird bei der folgenden Übung imitiert, wobei der Oberkörper so rund wie der Höcker eines Kamels gebogen sein sollte.

Wirkung

Ustrasana dehnt Bauch- und Brustmuskeln, fördert die Durchblutung aller Organe, verbessert die Haltung des

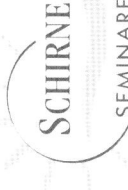

Seminare
Experten zum Thema
Kontakt zu Gleichgesinnten

Durch Vermittlung von Informationen, Veranstaltungen und Neuerscheinungen schaffen wir Raum für Kommunikation, Inspiration und Wachstum.

Bitte senden Sie mir:

☐ Schirner Verlag Katalog
☐ Schirner Verlag Newsletter (per E-Mail*)
☐ Schirner Seminare Magazin
☐ Schirner Seminare Newsletter (per E-Mail*)
☐ Interessengruppen und Gleichgesinnte

Folgende Themen interessieren mich besonders:

_____

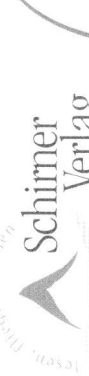

Schreiben Sie uns Ihre Rezension dieses Titels:

_____
_____
_____

Oder schreiben Sie uns ausführlich, _____@schirner.com

Name: ____________________

Vorname: ____________________

Straße: ____________________

PLZ, Ort: ____________________

Telefon: ____________________

E-Mail:* __________@__________

Geb.-Datum: ____________________

Beruf: ____________________

Diese Karte entnahm ich dem Buch:

____

**Kann jederzeit abbestellt werden!*
Alle Angaben werden vertraulich behandelt.

Bitte freimachen

Schirner Verlag
Zerninstraße 7
D-64297 Darmstadt

Körpers, stimuliert die Unterleibsorgane, beseitigt Verdauungsstörungen, löst Verspannungen in Schultern, Rücken und Fußgelenken, vergrößert das Lungenvolumen und kräftigt die Wirbelsäule.

Gegenanzeigen

Vorsicht geboten ist bei chronischen Wirbelsäulenproblemen, bei Hexenschuss, Bandscheibenvorfällen, bei einer Überfunktion der Schilddrüse und bei Herzenge (Angina Pectoris).

Ausführung

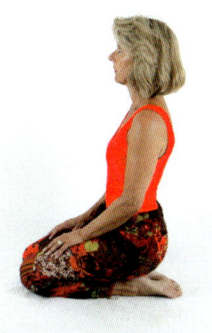

* Setzen Sie sich auf die Fersen *(Vajrasana)*, und halten Sie Oberschenkel, Knie und Füße geschlossen.

* Ergreifen Sie mit den Händen die Fersen, und schieben Sie den Oberkörper so weit wie möglich nach vorn.

* Bleiben Sie für einige Sekunden in dieser Stellung, und atmen Sie gleichmäßig ein und aus.

* Kommen Sie dann wieder langsam in die Ausgangsstellung zurück, und entspannen Sie sich für einen Moment.

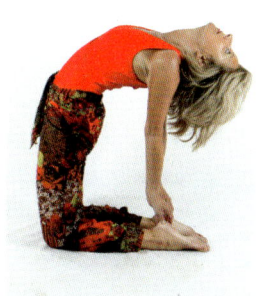

Variation

- Knien Sie sich auf den Boden. Die Knie sind hüftgelenkbreit auseinander und die Oberschenkel parallel.
- Stellen Sie die Zehen auf.
- Beim Ausatmen beugen Sie den Kopf nach hinten, winkeln den Rücken ab, und lassen den Kopf noch weiter nach hinten fallen.
- Mit den Händen ergreifen Sie die Fersen, und schieben den Oberkörper nach vorn.
- Bleiben Sie für einen Moment in dieser Stellung.
- Kommen Sie dann in die Ausgangsstellung zurück, und entspannen Sie sich.

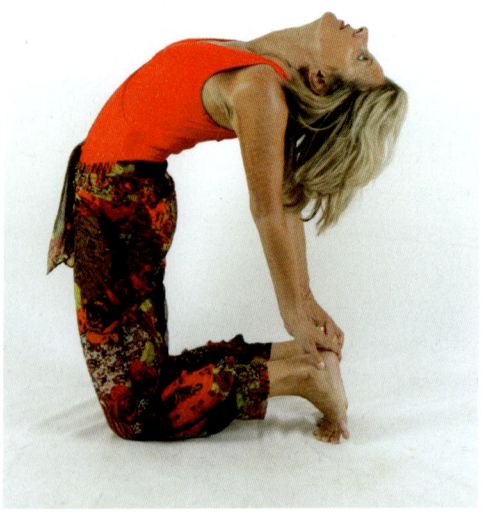

Parigha-Asana
(Haltung des Balkens)

Symbolik

Dieses *Asana* ist dem Affengott *Hanuman* gewidmet. Im *Ramayana* ließ *Rama* vom Affenheer eine Brücke bauen, um die Südspitze Indiens mit Lanka zu verbinden. Bauleiter war *Nala*, ein Führer der Affen, der die Macht besaß, Steine auf dem Wasser schwimmen zu lassen. Nach einer großen Schlacht kann *Rama*, unterstützt von der Armee der Affen, die der Affenkönig *Hanuman* anführte, seine von *Ravana* entführte Gattin *Sita* in Sicherheit bringen. In einem dramatischen Höhepunkt erkennt *Ravana*, dass *Rama* eine Inkarnation *Vishnus* ist, und will von ihm getötet werden, um eins mit Gott zu werden. *Rama* weigert sich jedoch, und der einstige Dämon wird sein ergebener Diener.

Durch die Praxis dieses *Asanas* will der *Yogi* Kontrolle über seine Emotionen und Gedankenströme gewinnen, die ihn daran hindern, in der Gegenwart verankert zu sein. Gedanken und Gefühle finden zueinander, und der *Yogi* erlebt die Einheit allen Lebens in sich.

Wirkung

Dieses *Asana* kräftigt die Muskulatur der Wirbelsäule sowie die Brust- und Bauchmuskulatur. Durch die Dehnung werden alle Organe des Bauches, insbesondere des Geschlechts- und Harnapparates, beeinflusst. Außerdem verhilft *Parigha-Asana* zur Widerstandskraft und Ausgeglichenheit während der Wechseljahre.

Gegenanzeigen

Vorsicht geboten ist bei akuten und chronischen Rückenproblemen.

Ausführung

◆ Setzen Sie sich auf die Knie (*Vajrasana*).

◆ Strecken Sie Ihr rechtes Bein nach rechts, und falten
Sie die Hände vor der Brust.

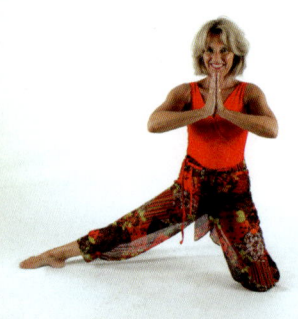

◆   Atmen Sie tief ein, und
heben Sie die Arme seitwärts
bis in Schulterhöhe.

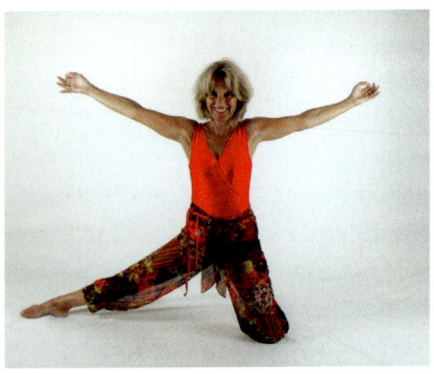

♦   Beim Ausatmen beugen Sie sich seitwärts nach rechts, und umfassen das rechte Fußgelenk.

♦   Drehen Sie Ihre Wirbelsäule nach hinten, und heben Sie den linken Arm senkrecht nach oben.

♦   Schauen Sie dabei auf Ihre linke Hand.

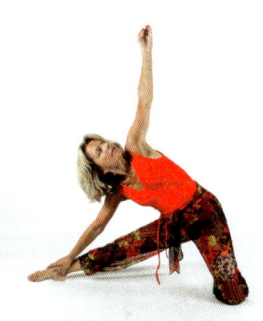

♦   Kommen Sie dann in die Ausgangsstellung zurück, und wiederholen Sie das *Asana* nach der anderen Seite.

Variation

♦   Legen Sie beim Ausatmen Ihren linken Ellenbogen auf den Boden, und heben Sie den linken Arm senkrecht nach oben.

♦   Kommen Sie in die Ausgangsstellung zurück, und wiederholen Sie das *Asana* nach der anderen Seite.

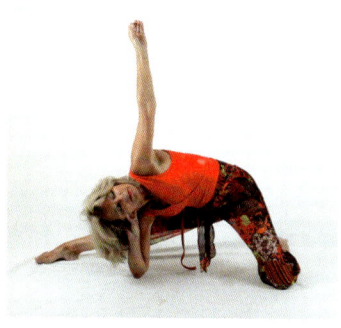

Akasha-Pakshi-Asana
(Haltung des himmlischen Vogels)

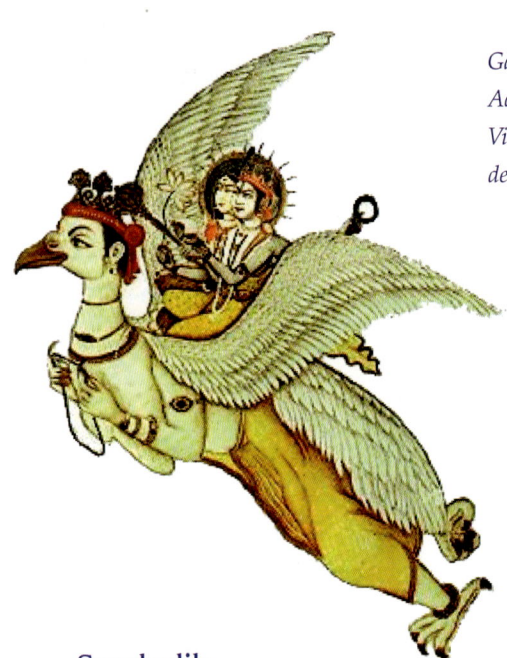

*Garuda, der mythische
Adler und das Reittier
Vishnus symbolisieren
den Wind und die Sonne.*

Symbolik

Dieses *Asana* drückt das Erkennen und Verstehen geheimer oder metaphysischer Wahrheiten aus. Der Vogel ist Symbol für die Transzendenz bzw. das entsprechende Streben des Menschen. Er ist Vermittler zweier Welten und bringt dem Menschen Kenntnis von weit entfernten, verborgenen Bereichen. In der indischen Mythologie ist der himmlische Vogel *(Garuda)* das Reittier *Vishnus.* Er wird als eine Mischung aus Mensch und Tier beschrieben. *Garuda* greift stets das Böse an, z.B. in Form der Schlange, und zerstört es. „Dies beschreibt wieder einmal anschaulich den uralten Konflikt zwischen der Macht des Geistes oder der höchsten Verstandeskräfte (in Gestalt des hoch fliegenden Adlers) und der Materie, der Versuchung durch die Kräfte der Erde (im Bild der Schlange)." (Swami Sivananda Radha 1991, S. 200)

Wirkung

Akasha-Pakshi-Asana kräftigt den Rücken, fördert die Beweglichkeit der Wirbelsäule und der Schultern und verbessert den Gleichgewichtssinn und die Koordination.

Gegenanzeigen

Vorsicht geboten ist bei akuten Problemen der Wirbelsäule und bei schwachen Knien.

Ausführung

♦ Setzen Sie sich auf die Fersen, und strecken Sie die Arme nach vorn.
♦ Atmen Sie tief ein, und legen Sie Ihre Hände auf den Boden.

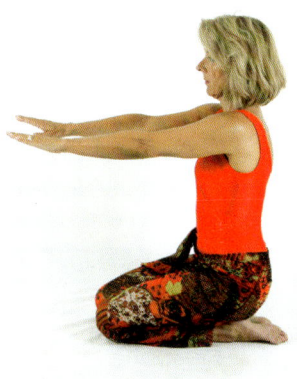

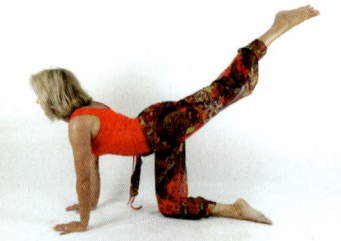

◆ Verlagern Sie Ihr Gewicht auf die Hände, und heben Sie beim Ausatmen Ihr linkes Bein. Wiederholen Sie das *Asana* mit dem anderen Bein.

Variation

◆ Legen Sie wieder Ihre Hände auf den Boden, und verlagern Sie Ihr Gewicht auf die Hände.

◆ Heben Sie zuerst das linke Bein und dann den rechten Arm nach oben.

◆ Kommen Sie dann in die Anfangsstellung zurück, und wiederholen Sie das *Asana* nach der anderen Seite.

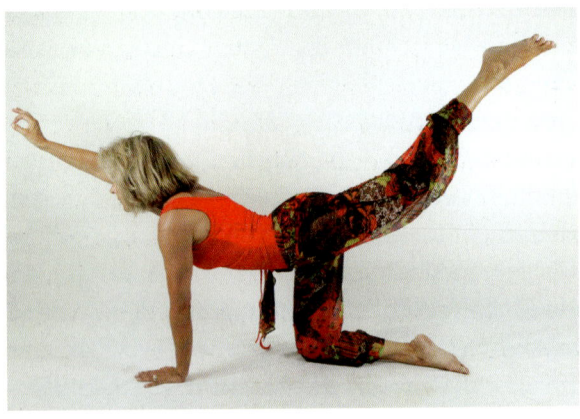

Supta-Vajrasana
(Liegender Diamant)

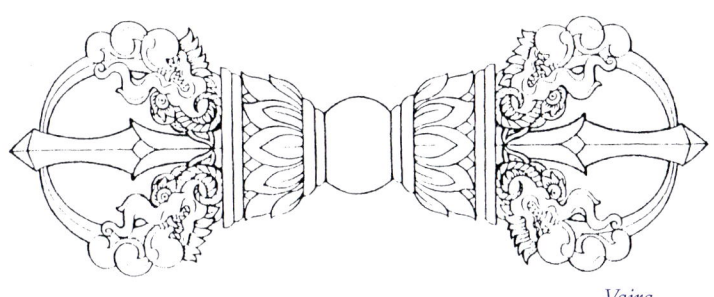

Vajra

Symbolik

Vajra bedeutet wörtlich „Diamant" oder „Donnerkeil"
und ist ein Symbol für Festigkeit und Unerschütter-
lichkeit. Dieses Donnerkeilzepter entwickelte sich aus
dem Blitzzepter des vedischen Gewittergottes *Indra*, der
ihn mit großem Erfolg als Waffe benutzte. Im späteren
tantrischen *Buddhismus* dienten die *Vajras* als Attribute
bestimmter *Bodhisattvas* und anderer höherer Wesen.
Der Diamant veranschaulicht die göttliche Urkraft, die
allem zugrunde liegt und sich deshalb in jedem Lebe-
wesen manifestiert. Das Symbol des Diamanten weist
auch auf die Strahlkraft des Individuums hin. Durch
diese Haltung will der *Yogi* alles zerstören, was seiner
Erleuchtung hinderlich ist.

Wirkung

Dieses *Asana* lindert Menstruations- und Eileiterbe-
schwerden, regt die Verdauung und die Geschlechtsor-

gane an, kräftigt die Wirbelsäule, den Bauch, die Taille, das Gesäß und die Hüften und bewirkt eine bessere Blutzufuhr zum Gehirn.

Gegenanzeigen

Vorsicht geboten ist bei akuten oder chronischen Rückenproblemen und bei Kniegelenkentzündungen.

Ausführung

◆   Knien Sie sich so auf den Boden, dass die Wadeninnenseiten die Außenseiten der Oberschenkel berühren. Das Gesäß ruht auf dem Boden, die Hände auf den Oberschenkeln.

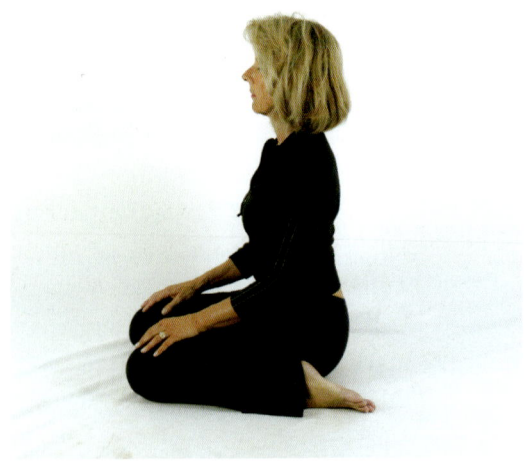

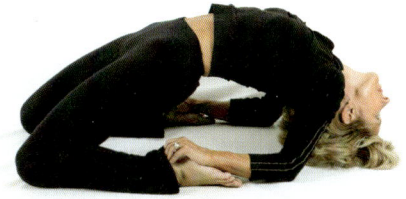

♦   Ergreifen Sie Ihre Fersen und platzieren Sie die Oberseite des Kopfes auf den Boden.

♦   Legen Sie die Ellenbogen auf den Boden.

♦   Legen Sie dann den Hinterkopf und die Schulterblätter flach auf den Boden. Die Wirbelsäule ruht vollständig gestreckt auf dem Boden.

♦   Atmen Sie gleichmäßig und bleiben Sie einige Sekunden in dieser Stellung.

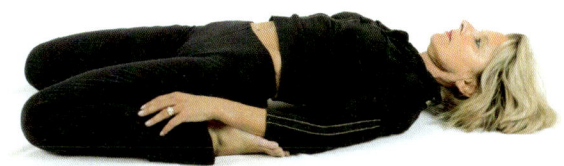

Matsyasana
(Fisch)

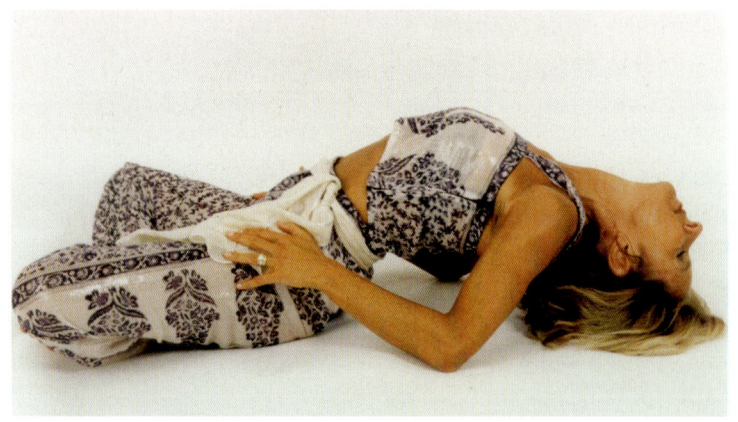

Symbolik

Der Fisch *(Matsya)*, der sich frei im Meer der „göttlichen
Weisheit" bewegt, symbolisiert Flexibilität und Intuition.
Nach Ansicht der Ichtyologen verfügt der Fisch über einen sechsten Sinn, der es ihm ermöglicht, die geringsten
Veränderungen der Wasserströmung wahrzunehmen.
Indem der Übende dieses *Asana* einnimmt, sucht er, wie
der Fisch, die Tiefen des Wassers, das das Unbewusste und die Emotionen verkörpert. Im tantrischen Yoga
wird dem zweiten *Chakra*, dem *Svadhisthana-Chakra*, das
Element Wasser zugeordnet. Um klar zu sehen, muss
sich der Yoga-Schüler einen Weg durch das Meer der
Emotionen bahnen, die den Geist überfluten und die
freie Sicht verhindern.

Matsya stellt *Vishnus* erste Inkarnation dar. In Fischgestalt wurde er inkarniert, um den Weisen *Vaivasvata*, den indischen Noah, zu retten. *Vishnu* nahm deshalb die Gestalt eines kleinen goldenen Fisches mit einem Horn an und wuchs, bis er eine Länge von vierzig Millionen Meilen erreicht hatte. Dann sagte er die Sintflut voraus, veranlasste *Vaivasvata*, sein Schiff mit einem Tau zu befestigen, und segelte bis weit zu den Bergen im Norden hinaus. So konnte er den Weisen in das folgende Zeitalter hinüberretten.

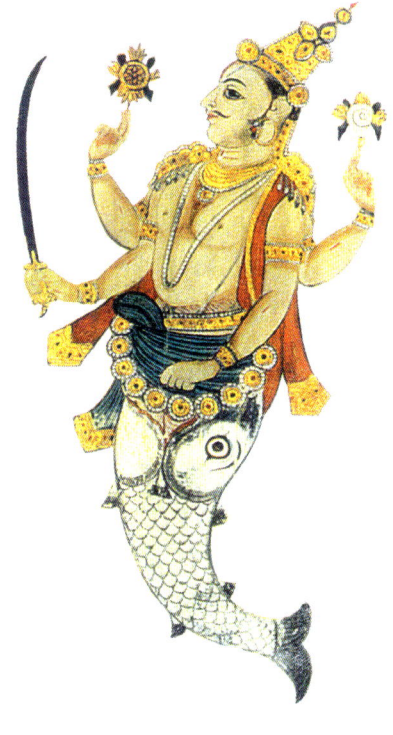

Vishnu als Fischinkarnation

Wirkung

Matsyasana regt die Verdauungs- und Geschlechtsorgane an, stimuliert die Schilddrüse und die Nebenschilddrüsen, trainiert die Brust, löst Verspannungen in der Nacken- und Schultermuskulatur, korrigiert Neigung zu runden Schultern, erhöht die Lungenkapazität, kräftigt die Wirbelsäule, den Bauch, das Gesäß und die Hüften, bewirkt eine bessere Blutzufuhr zum Gehirn, hilft bei Hitzewallungen, Stimmungsschwankungen, Schlaflosigkeit und ungewöhnlicher Gewichtszunahme.

Gegenanzeigen

Vorsicht geboten ist bei akuten Beschwerden im Rücken, bei Herzenge (Angina Pectoris), bei Beschwerden in der Halswirbelsäule, bei Zwischenrippenneuralgien.

Ausführung

* Setzen Sie sich in den vollkommenen Sitz *(Siddhasana)* oder in den Schneidersitz, und legen Sie die Hände auf die Oberschenkel.
* Neigen Sie sich dann langsam nach hinten.
* Machen Sie ein Hohlkreuz, und legen Sie die Oberseite des Kopfes auf den Boden.
* Stützen Sie sich auf den Ellbogen ab.
* Bleiben Sie für einen Moment in dieser Stellung, atmen Sie ruhig und regelmäßig.
* Kommen Sie dann langsam wieder in die Ausgangsstellung zurück, indem Sie sich mit den Ellbogen abstützen.
* Als Gegenbewegung beugen Sie den Kopf nach vorne, heben die verschränkten Beine vom Boden und ziehen Sie sie so weit wie möglich an die Brust.

Anantasana
(Schlafhaltung Vishnus)

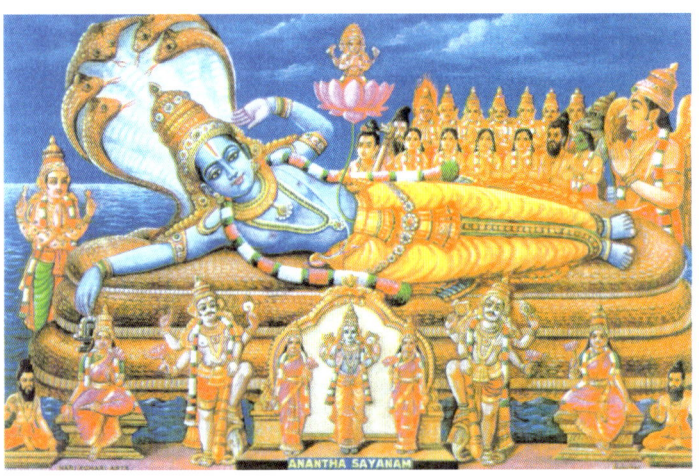

Vishnu auf der Weltenschlange Ananta, umgeben von Göttern, Weisen und seinen zwei Frauen Lakshmi und Bhumidevi.

Symbolik

Anantasana, die Seitenlage, bezieht sich auf die Schlange *Ananta*, die in der indischen Mythologie dem Gott *Vishnu* als Bett diente. In den verborgenen Schichten der Persönlichkeit ruht die unendliche Wahrheit *(Vishnu)* auf der tausendköpfigen Schlange (Geist). Die Schlange versinnbildlicht das Laster. Solange der Geist nicht nach innen gerichtet ist, versprüht er sein Gift in die Außenwelt. Ist die Schlange in sich selbst eingerollt, formt sie ein Bett, auf dem *Vishnu* sich ausruht. Jetzt befindet er sich im yogischen Schlaf *(Yoga-Nidra)*.

Wirkung

Dieses *Asana* kräftigt die Hüftmuskeln, dehnt die Oberschenkelmuskeln, verbessert den Gleichgewichtssinn, beruhigt den Geist und wirkt bei Schlaflosigkeit.

Gegenanzeigen

Bei Hüftproblemen sollte dieses *Asana* nicht geübt werden.

Ausführung

- ◆ Legen Sie sich auf die rechte Seite.
- ◆ Heben Sie den Kopf, stützen Sie sich auf den rechten Ellenbogen und legen Sie den Kopf in die rechte Hand.

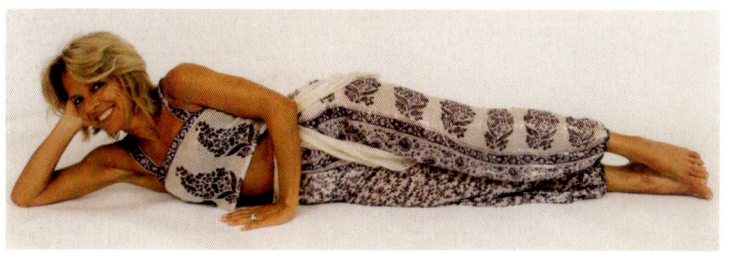

- ◆ Beim Einatmen heben Sie das linke Bein so hoch wie möglich.
- ◆ Beim Ausatmen senken Sie es wieder.
- ◆ Wiederholen Sie das *Asana* einige Male hintereinander und führen Sie es dann nach der anderen Seite aus.

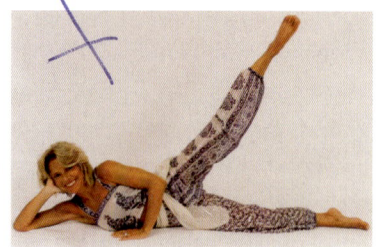

Bhujangasana
(Kobra)

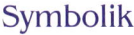

Krishna tanzt auf dem Kopf der schwarzen Schlange (Kalya), dem Sinnbild der Natur und des Egoismus, um diesen zu überwinden.

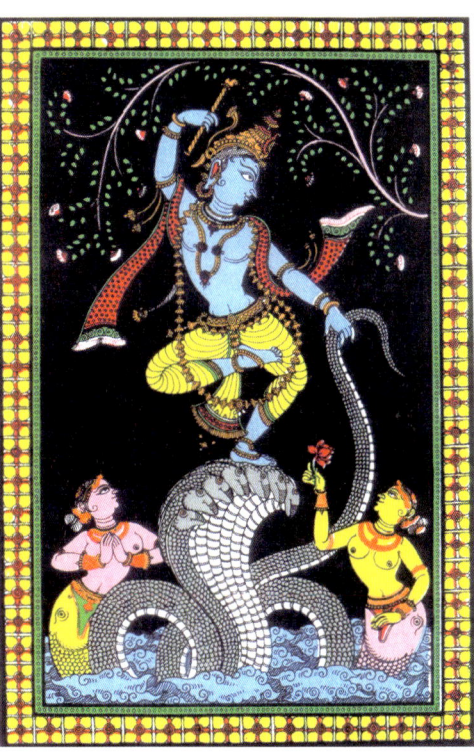

Symbolik

Bhujanga heißt Schlange, wird aber oft mit Kobra übersetzt. Auch wird sie gewöhnlich mit der Transzendenz verbunden, weil sie der Überlieferung nach ein Geschöpf der Unterwelt – und somit ein „Vermittler zwischen zwei Welten"– ist. Sie gilt auch als Symbol für die spirituelle Wiedergeburt, für das Erwachen aus der Unwissenheit und der Trägheit *(Tamas)* hin zur aktiven Energie *(Rajas)*. Richtet sich die Kobra auf, so beginnt der Aufstieg des Menschen zum ausgeglichenen Zustand *(Satva)*. Die Schlange, die sich immer wieder häutet und erneuert, damit das neue Wesen sichtbar wird, symbolisiert den ewigen Wandel des Lebens, des Werdens und Vergehens und stellt den Wandlungscharakter der Psyche dar. Aufgrund ihrer Häutung (Symbol des sich erneuernden Lebens) und wegen ihrer Nähe zum Lebenselement Wasser (Fruchtbarkeit) war die Schlange neben der Kuh das am meisten verehrte Tier. Auf der Weltenschlange *Ananta* ruhte der Gott *Vishnu*, und während seiner Schlafperioden herrschte die Kobragöttin *Manasa* auf Erden. Um den Weltenberg *Meru* rollten Götter und Titanen den Leib der Schlange *Vasuki*, als sie das urzeitliche Milchmeer zu Butter machten. *Shiva*, als Meister von Zeit und Energie, trägt oft eine Schlange um seinen Hals, was die Kontrolle über die Kräfte der Natur versinnbildlicht.

Im *Tantrismus* ist die am unteren Ende der Wirbelsäule zusammengerollte *Kundalini*-Schlange Symbol der Lebensenergie, die meditativ erweckt und aufgerichtet werden soll.

Durch Üben dieser Stellung erwacht die Schlangengöttin –
die Kundalini.

Gheranda-Samhita

Wirkung

Bhujangasana stärkt die Rückenmuskulatur und die Blutzirkulation in der oberen Wirbelsäule, öffnet die Kehle, die Brust und den Bauch, kräftigt das Gesäß, stimuliert die Ovarien und den Uterus, massiert die Unterleibsorgane, regelt die Verdauung, regt eine Anzahl von Drüsen an, insbesondere die Nebennieren und die Schilddrüse, verbessert die Lungenkapazität und die Atmung, erhöht das Energieniveau und erfrischt den Geist.

Gegenanzeigen

Vorsicht geboten ist bei Bandscheibenschäden, Entzündungen im Unterleib und im Bauchraum, bei Angina Pectoris, bei Verspannungen der Rücken- und Gesäßmuskulatur.

Ausführung

◆ Legen Sie sich flach auf den Bauch, Ihre Hände liegen neben den Schultern, und Ihre Stirn ruht auf dem Boden.

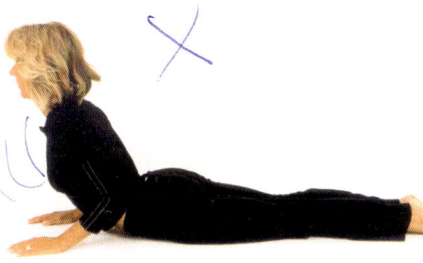

◆ Beim Einatmen drücken Sie mit fest aufgestützten Handflächen Ihren Rumpf nach oben, bis das gesamte Körpergewicht auf dem Unterleib ruht.

◆ Bleiben Sie für einige Sekunden in dieser Stellung. Atmen Sie aus, und lassen Sie den Oberkörper wieder auf den Boden sinken. Entspannen Sie sich.

Dhanurasana
(Bogen)

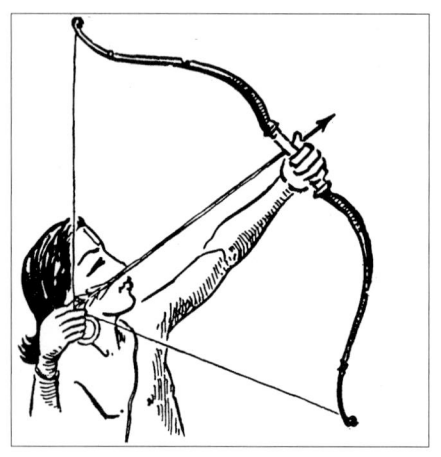

Symbolik

Im *Hinduismus* wird der Bogen durch die heilige Silbe *OM* symbolisiert: Der Geist ist der Pfeil, das höhere Selbst *(Brahma)* ist die Zielscheibe. Im *Buddhismus* stellt der Bogen die Willenskraft dar; mit Hilfe der Pfeile wird das menschliche Leben mit dem höheren Selbst verbunden. In der *Bhagavadgita* fordert *Krishna Arjuna* auf, den Bogen gegen seine Vettern zu spannen, die die Schattenseiten seiner eigenen Persönlichkeit darstellen. Wie *Arjuna* muss der *Yogi* seine Schatten in sein bewusstes Leben integrieren.

Die Ausübung des Bogenschießens wird im Orient als eine Schulung des Bewusstseins betrachtet. Wer es versteht, den Bogen richtig zu spannen, wird sein spirituelles Ziel erreichen. Das Bogenschießen soll also nicht einen realen Gegner niederschlagen, sondern das Bewusstsein dem Unbewussten harmonisch angleichen.

Wirkung

Dhanurasana macht die Wirbelsäule geschmeidig, kräftigt die Bauchorgane, verringert Fettansammlungen an Hüften, Bauch und Gesäß, reguliert das Hormonsystem, löst Spannungen in den Eierstöcken und der Gebärmutter und versorgt die Beckenregion mit Energie.

Gegenanzeigen

Vorsicht geboten ist bei Erkrankungen der Wirbelsäule, Verschleißerscheinungen der Bandscheiben, bei Schilddrüsenüberfunktion und bei Erkrankungen in der Bauchgegend.

Ausführung

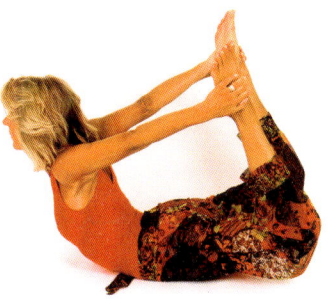

◆   Legen Sie sich auf den Bauch. Die Arme liegen seitlich neben dem Körper.

◆   Ergreifen Sie das rechte Fußgelenk mit der rechten und das linke mit der linken Hand.

◆   Atmen Sie ein, und heben Sie gleichzeitig Oberkörper, Knie und Oberschenkel vom Boden weg.

◆   Bleiben Sie für einige Momente in dieser Stellung. Dabei können Sie auch ein wenig vor und zurückschaukeln.

Asanas dringen tief in alle Schichten des Körpers und zu guter Letzt in das Bewusstsein selbst ein.

B. K. S. Iyengar

Shalabhasana
(Heuschrecke)

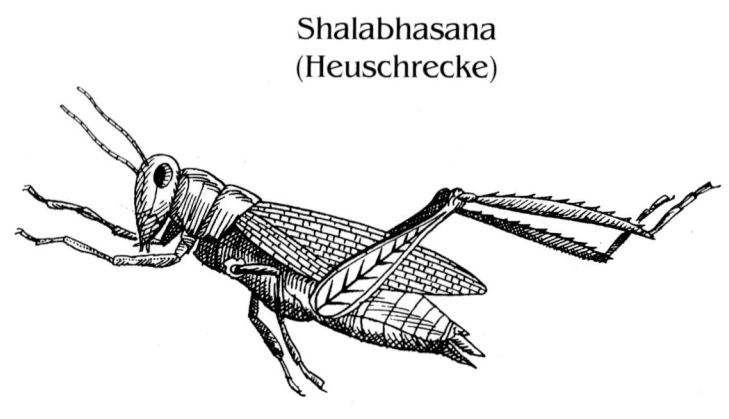

Symbolik

Wörtlich übersetzt heißt *Shalabhasana* „Stellung der Heuschrecke". Viele *Yogis* des Altertums maßen diesem *Asana*
eine große Bedeutung zu, weil die Heuschrecke sowohl
die grobstoffliche als auch die subtile Energie symbolisiert. Solange die Heuschrecke der Erde verwurzelt ist,
wirkt sie schwerfällig. Sobald sie jedoch die Erde hinter
sich lässt und sich in die Lüfte erhebt, vermittelt sie den
Eindruck der Leichtigkeit. Die Flügel, die in dieser Haltung durch die erhobenen Beine symbolisiert werden,
weisen darauf hin, dass die Energie vom Grobstofflichen
(Erde/Wasser) zum Feinstofflichen (Luft/Äther) aufsteigt.
Symbolisch steht dieses *Asana* auch für die Fähigkeit des
Menschen, sich über seine Probleme zu erheben und sie
zu transzendieren.

Wirkung

Shalabhasana stärkt die gesamte Wirbelsäule, die Schultern, die Beckenmuskulatur, die Rückseite der Beine und lädt die Zentren des Nervensystems auf. Außerdem erweitert diese Stellung den Brustkorb, massiert und kräftigt das Herz und die Unterleibsorgane, vor allem den Darm, die Bauchspeicheldrüse und die Nieren, sodass die Harnausscheidung begünstigt wird. Das gesamte Verdauungssystem wird massiert und stimuliert. Durch das Heben der Beine wird auch die Blutzirkulation positiv beeinflusst und überschüssiges venöses Blut aus den Venen der Beine abgeführt, was Krampfadern vorbeugt.

Gegenanzeigen

Vorsicht geboten ist bei akuten Beschwerden im unteren Rücken und bei Entzündungen im Bauchraum.

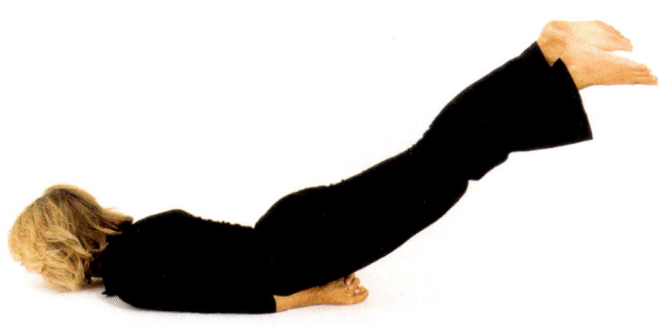

Ausführung

In der „vollständigen Heuschrecke" werden beide Beine durch eine kräftige Kontraktion der Muskeln am unteren Teil des Rückens gleichzeitig gehoben.

◆ Legen Sie sich auf den Boden. Das Kinn und die Nasenspitze berühren den Boden, die Arme liegen seitlich am Körper. Sie können die Hände auch unterhalb des Bauchnabels legen, um sich besser abzustützen.

◆ Beim Einatmen heben Sie beide Beine so hoch wie möglich.

◆ Bleiben Sie für einen Moment in dieser Stellung, und senken Sie die Beine dann wieder.

Ein Asana ist keine Haltung, die man mechanisch einnimmt. Es beinhaltet einen achtsamen Prozess, an dessen Ende ein Gleichgewicht zwischen Bewegung und Widerstand steht.

B. K. S. Iyengar

Ardha-Shalabhasana (Halbe Heuschrecke)

Ausführung

◆ Legen Sie sich auf den Bauch. Das Kinn und die Nasenspitze berühren den Boden, die Arme liegen seitlich am Körper, und die Handflächen berühren den Boden.

◆ Atmen Sie ein, und heben Sie das rechte Bein so hoch wie möglich. Bleiben Sie für einen Moment in dieser Stellung, und halten Sie den Atem an.

- Atmen Sie dann aus, und kehren Sie in die Bauchlage zurück.
- Entspannen Sie sich für einen Moment, und wiederholen Sie das *Asana* mit dem linken Bein.

Ähnlich wie ein Goldschmied Gold im Feuer erhitzt, um die Unreinheiten auszubrennen, reinigen die Asanas den Körper, indem sie den Kreislauf anregen. Damit wird er von Giftstoffen befreit.

B. K. S. Iyengar

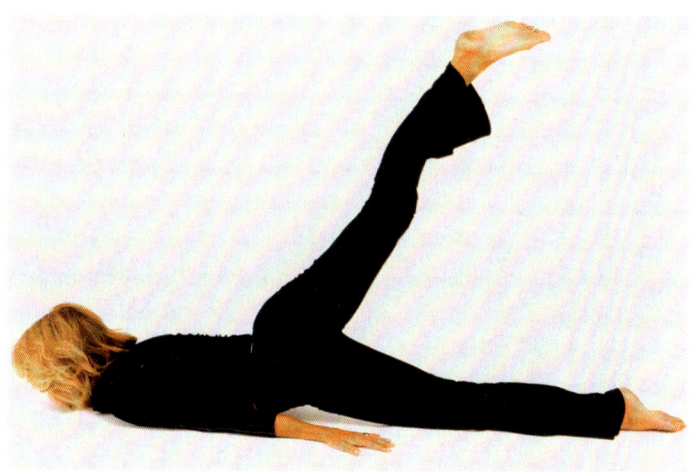

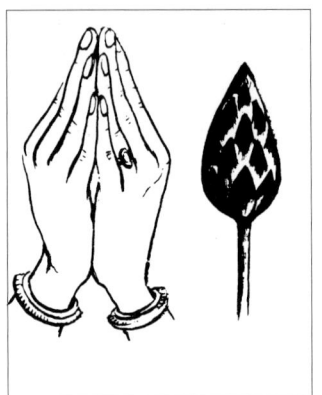
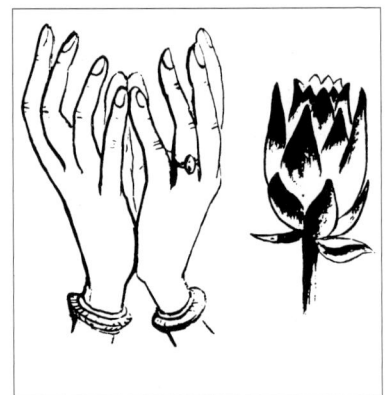
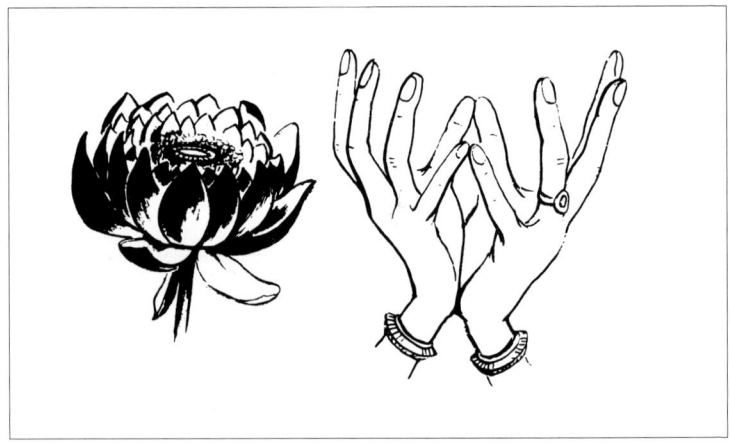

Mudra, ein Wort mit vielen Bedeutungen, wird als Geste, mystische Stellung der Hände, als Spiegel oder auch als Symbol bezeichnet.

Mudras

Die *Mudras* sind spezielle Hand- und Körperstellungen, die uns helfen, in uns das Bewusstsein zu wecken, dass das Leben stets in unserem Innern pulsiert. Man kann *Mudra* mit „Zeichen" oder auch mit „Siegel" übersetzen. Die *Mudras* sensibilisieren den Übenden, die Botschaften seines Körpers intensiver wahrzunehmen und mit seinem Körper zu kommunizieren. Führt der *Yogi* eine *Mudra* aus, so lässt er sein Bewusstsein alle Fasern seines Körpers durchziehen und gibt sich den subtilen Kräften hin, die ihn durchlaufen.

Die *Mudras*, die Hand-, Kopf-, und Körperhaltungen, dienen vor allem dazu, *Prana* zu lenken und die kosmische Energie *(Kundalini)* zu wecken.

Yoga-Mudra (Siegel des Yoga)

Symbolik

Yoga-Mudra ist eine Körperstellung, die das Symbol des Yoga, das Symbol der Vereinigung, darstellt. Gemäß den *Shiva-Agamas* (Lehre Shivas) symbolisiert diese Körperhaltung die Verschmelzung von *Shiva*, der positiven Kraft, und *Shakti*, der negativen Kraft. Diese Haltung, der tiefsten Verehrung – sei es gegenüber Gott, der Erde, der Sonne, der Natur, dem Leben, einem Meister oder den Tiefen unserer Seele ausdrückt – bereitet in ausgezeichneter Weise eine Meditation vor.

Wirkung

Yoga-Mudra hat eine ausgesprochen positive Wirkung auf den gesamten Körper. Durch die Dehnung der Rückseite des Kopfes werden die Rücken- und Nackenmuskeln entspannt und die Durchblutung der Organe im Kopf aktiviert, wodurch sich Müdigkeit beheben lässt und die Konzentrationsfähigkeit gesteigert werden kann. Außerdem hat sie eine anregende Wirkung auf den Unterleib. Durch das Vorbeugen senkt sich das Zwerchfell und drängt die Eingeweide nach unten, was zu einer allgemeinen Stimulation aller Organe im Bauchraum führt. Die Krümmung des Rückens bewirkt, dass die gesamte Wirbelsäule geschmeidig bleibt. *Yoga-Mudra* ist auch eine hervorragende Stellung, wenn man Gefühlsschwankungen, die in den Wechseljahren häufig auftauchen, entgegenwirken möchte.

Gegenanzeigen

Vorsicht geboten ist bei Schmerzen in den Knien und Hüftgelenken und bei Entzündungen im Bauchraum.

Ausführung

◆ Setzen Sie sich in *Siddhasana* auf den Boden. Die Hände liegen auf den Oberschenkeln oder sind zu *Yoni-Mudra* (Geste der Vulva) geformt, bei der die Arme hinter dem Rücken gestreckt sind und die Hände sich umfassen. Sie können Ihre Hände auch zu *Jnana-Mudra*, der Geste des Wissens, bei der die Spitze des Zeigefingers und die Spitze des Daumens sich berühren, formen.

◆ Atmen Sie aus, senken Sie den Oberkörper und legen

Sie die Stirn auf den Boden.
Mit der nächsten Einatmung
richten Sie den Oberkörper
langsam wieder auf.

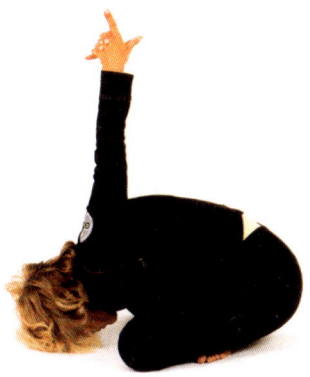

Yoni-Mudra (Geste der Vulva)

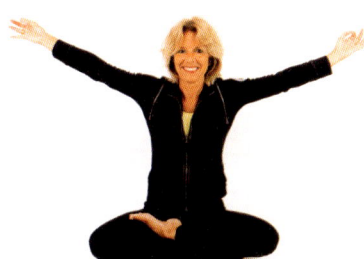

Jnana-Mudra
(Geste des Wissens)

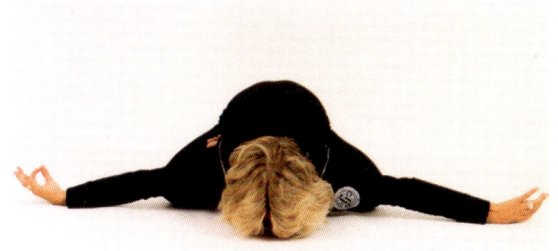

Die Verbindung von Daumen und Zeigefinger stellt das Ziel des Yoga dar: die kosmische Integration von Ich und Selbst. Der Zeigefinger (Jivanatman) symbolisiert die individuelle Seele und der Daumen das kosmische Bewusstsein (Paramatman).

Maha-Mudra
(Großes Licht)

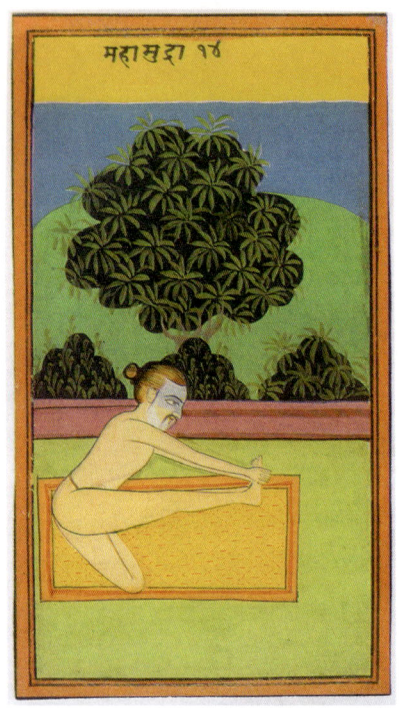

Maha-Mudra ist geheim zu halten wie ein Korb Juwelen, und man soll nicht über sie reden, so wie man auch nicht mit einer Frau aus einer angesehenen Familie über die sexuellen Freuden reden würde.

Hatha-Yoga-
Pradipika

Symbolik

Durch *Maha-Mudra*, das „große Licht", sollen die wichtigsten Ursachen des Leidens vernichtet werden. Deshalb wird sie auch von den Weisen als die „erhabene *Mudra*" bezeichnet. *Maha-Mudra*, die den Zustand der Nichtdualität (*Sat-Cit-Ananda*) symbolisiert, bereitet den Zustand der Meditation vor. Indem man durch das Üben die Dualität zwischen der linken, der Mondseite, und der rechten, der Sonnenseite, aufhebt, erlebt der *Yogi* den Zustand der Einheit. Die *Hatha-Yoga-Pradipika* betrachtet diese *Mudra* als eine Schlüsselstellung des Yoga.

Wirkung

Maha-Mudra regt die Verdauung an, kräftigt die Organe des Bauches, insbesondere die Nieren, beugt Gebärmuttersenkungen vor, dehnt den Rücken und die Rückseite der Beine, stabilisiert den Blutdruck und das vegetative Nervensystem, vermittelt Selbstvertrauen, stimuliert den Fluss psychischer Energie *(Prana)* und beruhigt Körper und Geist.

Gegenanzeigen

Vorsicht geboten ist bei degenerativen Erkrankungen der Wirbelsäule, bei Entzündungen im Bauchraum und bei Reizung des Ischiasnervs.

Ausführung

* Setzen Sie sich mit ausgestreckten Beinen auf den Boden. Legen Sie den linken Fuß an den rechten Oberschenkel.

* Atmen Sie tief ein. Lehnen Sie sich ein wenig nach vorn, um die Zehen des linken Fußes mit beiden Händen zu umgreifen.

* Atmen Sie tief ein, und beim Ausatmen senken Sie die Stirn gegen die Knie. Führen Sie dann *Jalandhara-Bandha*, dann *Uddiyana-Bandha* und zum Schluss *Mula-Bandha* aus (vgl. *Bandhas* S. 310-319).
Lösen Sie dann zuerst *Mula-Bandha*, dann *Uddiyana-Bandha* und zum Schluss *Jalandhara-Bandha*.

* Atmen Sie langsam und tief ein.

* Lösen Sie dann die *Mudra,* und wiederholen Sie sie nach der anderen Seite.

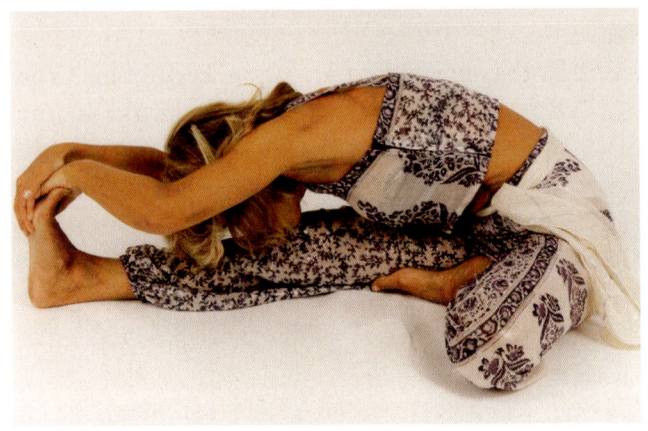

Bandhas

Bei den *Bandhas* (Muskelkontraktionen) handelt es sich um eine Untergruppe der *Mudras*, die immer im Zusammenhang mit *Asanas*, *Mudras* und *Kumbhaka* (Atemverhaltung) geübt werden. *Bandha* bedeutet gleichzeitiges Anhalten, Halten, Verbinden und Zusammenziehen. Im *Hatha-Yoga* bedeutet *Bandha* die Muskelkontraktionen zur Beeinflussung der Blutzirkulation, der endokrinen Drüsen und des Nervensystems. Die *Yogis* wollen mithilfe der *Bandhas* subtile Energien wecken. Die *Bandhas* kräftigen bestimmte Muskelgruppen, bewahren die Organe des kleinen Beckens (z. B. die Blase) vor dem Absinken, verbessern das Körperbewusstsein, beruhigen das Nervensystem, lösen Blockierungen im Becken, im Bauchraum und im Hals und erhöhen die Konzentrationsfähigkeit.

Da die Ausführung der *Mudras* nicht von der der *Bandhas* zu trennen ist, werden im Folgenden vier *Bandhas*, die häufig mit den *Mudras* verbunden werden, beschrieben.

Jalandhara-Bandha
(Verschluss durch das Kinn)

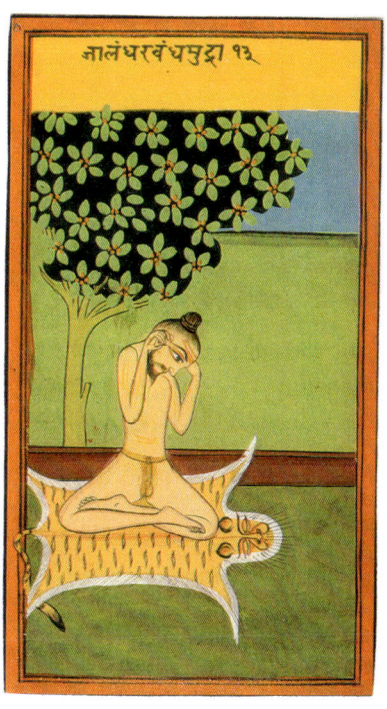

Nachdem der Schüler den Hals kontrahiert hat, presst er das Kinn fest auf die Brust. Dieser Bandha heißt Jalandhara. Es verhindert vorzeitiges Altern und frühes Sterben.

Hatha-Yoga-Pradipika

Wirkung
Durch *Jalandhara-Bandha* kommt es zu einer Dehnung des Nackens, die sich bis zur Rückenmuskulatur erstreckt. Diese Dehnung regt das Gehirn und die Nervenzentren an, und es kommt zu einer Entspannung der Nervenbahnen im Schädel. Durch den Druck des Kinns auf die Schlüsselbeine wird auch die Schilddrüse stark beeinflusst. Der

Druck auf das Nervengeflecht (Sinus caroticus) bewirkt ein Absinken der arteriellen Spannung, und der Herzschlag verlangsamt sich. Hält man den Atem länger an, so kommt es zu einer Erhöhung der arteriellen Spannung und einer Steigerung des Herzschlags. *Jalandhara-Bandha* bezweckt somit, das Herz und das Zirkulationssystem gegen schädliche Wirkungen einer verlängerten Atemverhaltung zu schützen. Die beruhigende Wirkung auf das vegetative Nervensystem „geht einher mit einem Anwachsen der Konzentrationsfähigkeit, denn das Üben von *Jalandhara-Bandha* fordert höchste Aufmerksamkeit."
(Berufsverband Deutscher Yogalehrer 2000, S. 179)

Die psychische Wirkung dieser Übung besteht darin, dass man aufhört, „hartnäckig" oder „unbeugsam" zu sein. Der Nacken soll nach und nach wieder durchlässig werden für den Informationsfluss zwischen Kopf und Bauch, sodass beide Bereiche vom Bewusstsein integriert werden können und sich nicht mehr gegenseitig zu dominieren versuchen. „Untrennbar mit *Jalandhara-Bandha* ist außerdem ein kraftvolles Heben des Brustkorbs verbunden. Ein Mensch mit einem dermaßen gehobenen Brustkorb signalisiert nach außen hin (durch seine Körpersprache) Präsenz, Kraft und Zusichstehen. Sobald der *Bandha* nicht mehr nur anstrengend ist, fühlt er sich auch für den Übenden so an. Er ist deswegen eine wichtige Ausgleichshaltung für Menschen, die sonst eher die Tendenz haben, in sich zusammenzufallen, die ohne Selbstvertrauen sind und die in ihnen schlummernden

Kräfte nicht wahrnehmen." (Berufsverband Deutscher Yogalehrer 2000, S. 179)

Im Üben von *Jalandhara-Bandha* findet der Mensch auch zur Ruhe, zur Verinnerlichung, zu sich selbst. Er vergeudet seine Energie nicht mehr nach außen, sondern bewahrt sie in sich und erlebt die Präsenz des Augenblicks.

Gegenanzeigen

Vorsicht geboten ist bei einer Überfunktion der Schilddrüse, bei hohem Blutdruck oder zu hohem Druck im Kopf (Augendruck, Druck auf das Innenohr).

Ausführung

♦   Setzen Sie sich in den Meditationssitz, und legen Sie die Hände auf die Knie.

♦   Entspannen Sie Ihren gesamten Körper, und schließen Sie die Augen.

♦   Atmen Sie tief ein, und legen Sie das Kinn zwischen Schlüsselbein und Spitze des Brustbeins. Die Luft wird nach dem Einatmen angehalten *(Antara-Kumbhaka)*.

♦   Verharren Sie so lange in dieser Stellung, bis sie Ihnen unangenehm wird.

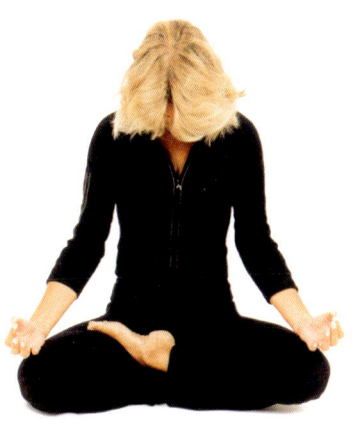

Jalandhara-Bandha

Uddiyana-Bandha
(Kontraktion des Bauches)

Uddiyana-Bandha ist der beste aller Bandhas.
Wer ihn regelmäßig übt, wird auch als Greis wieder jung.

Geranda-Samhita

Wirkung

Uddiyana-Bandha, das von den *Yogis* auch als der „Löwe, der den Tod besiegt", bezeichnet wird, strafft und kräftigt die Bauchmuskulatur, die ja vor allem auch für Stuhlausscheidung von großer Bedeutung ist. Durch das Zusammenziehen und Hochziehen des Bauches wird Druck auf den Oberbauch ausgeübt, sodass alle Bauchorgane besser durchblutet werden, insbesondere auch das Sonnengeflecht (Plexus solaris), das wichtigste Nervengeflecht des vegetativen Nervensystems, das unter dem Zwerchfell liegt und die Tätigkeit von Magen, Bauchspeicheldrüse, Leber, Milz, Nieren, Nebennieren, Dünndarm und Dickdarm reguliert. Vom psychischen Standpunkt aus betrachtet, entfaltet dieser *Bandha* „seine Wirkung besonders im Oberbauch und im Bereich des Sonnengeflechts. Der gesamte Oberbauch wird von dem solaren Prinzip beherrscht und steht damit sinnbildlich für Willenskraft, die Fähigkeit, Entscheidungen zu treffen zu, und für Tatkraft. Das Üben dieses *Bandhas* unterstützt diesen Aspekt, es aktiviert den Menschen. Die Vorstellung, dass die Energie aus dem noch dem Grobstofflichen zugeordneten Bauchraum über die Grenze des Zwerchfells aufsteigt, deutet symbolisch an, dass

der Mensch, indem er sich dieser ‚Grenzüberschreitung'
bewusst wird, in der Lage ist, Probleme besser zu verdauen und sie zu transzendieren." (Berufsverband Deutscher Yogalehrer 2000, S. 176)

Gegenanzeigen

Vorsicht geboten ist bei Entzündungen im Rumpf, bei
Asthma, Bronchitis, stark erhöhtem Blutdruck und bei
Brüchen im Bauchraum (Hernien).

Ausführung

* Setzen Sie sich in den Meditationssitz.
* Entspannen Sie Ihren Körper, und schließen Sie die
Augen.
* Atmen Sie ganz kräftig aus, und halten Sie die Luft
an *(Bahya-Kumbhaka)*.
* Führen Sie *Jalandhara-Bandha* aus.
* Ziehen Sie die Muskulatur des Bauchgürtels voll-
ständig zusammen.
* Lassen Sie den Thorax wieder seine normale Hal-
tung einnehmen, und atmen Sie tief ein, damit die Luft
wieder in die Lungen eintreten kann.

Mula-Bandha
(Verschluss des Perineums)

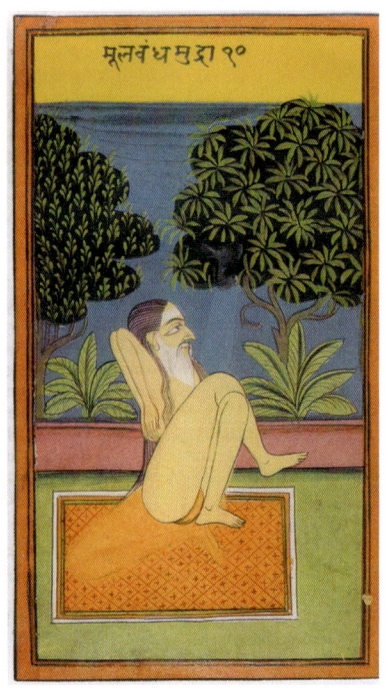

Der Mensch, welcher den Ozean von Samsara (Tod und Wiedergeburt) überqueren will, übe diesen Bandha im Geheimen an einem entlegenen Ort.

Gheranda-Samhita

Wirkung

„Durch *Mula-Bandha* bleibt die Muskulatur des Beckenbodens elastisch, und Absenkungen der Organe des kleinen Beckens werden verhindert. Die Verdauung wird angeregt, das heißt, es kommt öfter zu einer Entleerung des Darms und der Blase. Besonders in Verbindung mit den Umkehrstellungen fördert *Mula-Bandha* das Entstauen der Gefäße des Beckens von venösem Blut. Es verhütet Hämorrhoiden bzw. lindert Beschwerden, die diese verursachen." (Berufsverband Deutscher Yogalehrer 2000, S. 181) Durch *Mula-Bandha* werden auch die Sexualorgane stimuliert. Sie werden „bewusster wahrgenommen, sie füllen sich mit Energie." (Berufsverband Deutscher Yogalehrer 2000, S.181)

Gegenanzeigen

Vorsicht geboten ist bei akuten Entzündungen im kleinen Becken und nach einer Prellung des Steißbeins.

Ausführung

◆   Setzen Sie sich in den Meditationssitz, und legen Sie die Hände auf die Knie.

◆   Entspannen Sie den Körper, und schließen Sie die Augen.

◆   Atmen Sie tief ein *(Antara-Kumbhaka)*, halten Sie Ihren Atem an, und praktizieren Sie *Jalandhara-Bandha*.

◆   Ziehen Sie dann den inneren und äußeren Sphinkter* des Anus zusammen.

◆   Verharren Sie so lange in dieser Haltung, bis sie Ihnen unangenehm wird.

◆   Entspannen Sie wieder alle Teile Ihres Körpers.

---

*   Schließmuskel

Maha-Bandha
(Großer Riegel)

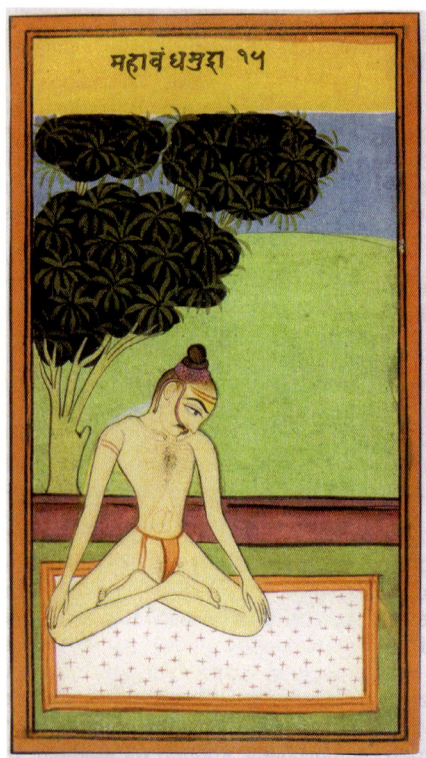

*Mithilfe dieses Bandhas er-
füllt der weise Yogi all seine
Wünsche.*

Shiva-Samhita

Wirkung

Dieses komplexe *Bandha*, bei dem *Jalandhara-Bandha*,
Uddiyana-Bandha und *Mula-Bandha* gleichzeitig durchgeführt werden, löst energetische Blockierungen, wirkt
verstärkend auf das vegetative Nervensystem und erhöht die Konzentrationsfähigkeit.

Gegenanzeigen

Wie bei *Jalandhara-Bandha, Uddiyana-Bandha, Mula-Band-ha.*

Ausführung

- Setzen Sie sich in den Meditationssitz.
- Atmen Sie tief ein, dann gründlich aus *(Bahya-Kumb-haka).*
- Führen Sie zuerst *Jalandhara-Bandha*, dann *Uddiyana-Bandha* und schließlich *Mula-Bandha* aus.
- Verharren Sie einige Momente in dieser Haltung.
- Lösen Sie zuerst *Mula-Bandha*, dann *Uddiyana-Band-ha* und zum Schluss *Jalandhara-Bandha*.

Maha-Bandha ist der größte der Verschlüsse; er besiegt Verfall und Tod.

Gheranda-Samhita

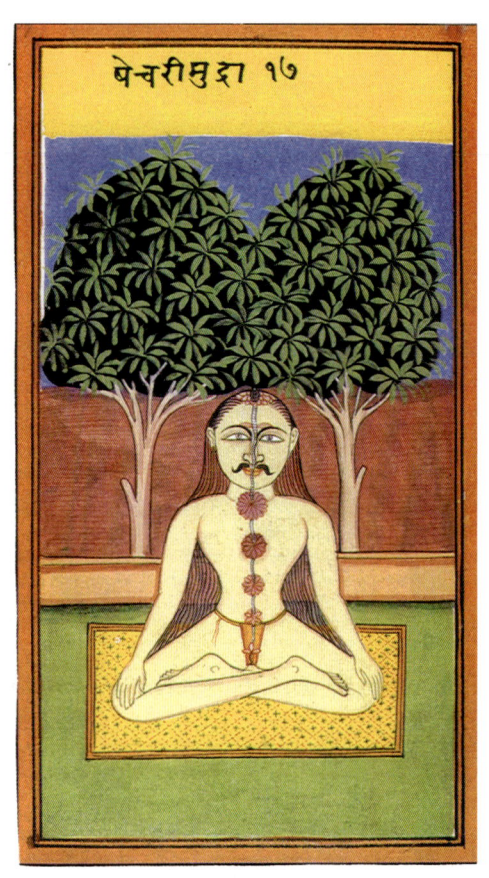

Wenn der Körper in stiller Beständigkeit ist, atme rhythmisch durch die
Nasenlöcher und lass den Atem friedlich kommen und gehen.
Der Streitwagen des Geistes wird von wilden Pferden gezogen, und diese
wilden Pferde müssen gebändigt werden.

Svetasvara-Upanishad

Pranayama-Übungen

Bevor Sie mit den *Pranayama-Übungen* beginnen, sollten Sie zunächst die Tiefenatmung durchführen, die neben der richtigen physischen und psychischen Haltung eine Voraussetzung für die wahre Meditation ist.

Tiefenatmung

Ausführung

- Setzen Sie sich in den Meditationssitz, und legen Sie die Hände auf die Knie.
- Atmen Sie durch die Nase ein und spüren Sie, wie sich Ihr Bauch mit der Einatmung langsam wölbt.
- Lassen Sie die Luft in die Lungen einströmen.
- Wenn die Rippen maximal gedehnt sind, heben Sie das Schlüsselbein an, um noch mehr Luft in die Lungen strömen zu lassen.
- Verspannen Sie dabei weder Hals noch Gesicht.
- Atmen Sie dann ruhig und regelmäßig aus und spüren Sie, wie sich die Bauchwand immer mehr zusammenzieht.
- Wiederholen Sie diese Übung einige Male.

Nadi-Shodana

Bei dieser Atmung handelt es sich um eine Wechselatmung, die zum Ziel hat, die *Nadis* (Nervenbahnen) zu reinigen. *Ida* und *Pingala* gehören zu den zwei wichtigsten subtilen Leitungen, die – vom Naseneingang ausgehend – entlang der Wirbelsäule verlaufen. Diese Übung bringt den *Prana*-Strom ins Gleichgewicht und regelt ihn, indem er durch beide Nasenlöcher strömt und das Netz der *Nadis* reinigt. Diese Übungen gelten aufgrund ihres Reinigungseffekts als Grundübungen des *Pranayama*.

Ausführung

♦ Setzen Sie sich in den Meditationssitz, die linke Hand liegt auf dem Knie.

♦ Legen Sie den Mittel- und Zeigefinger der rechten Hand zwischen die Augenbrauen. Der Daumen liegt am rechten Nasenloch. Schließen Sie das rechte Daumenloch mit dem Daumen. Atmen Sie durch das linke Nasenloch ein und nach einer Atempause auch wieder durch dieses Nasenloch aus. Dies geschieht, rhythmisch und ohne Ton, fünfmal hintereinander.

♦ Halten Sie jetzt mit dem Ringfinger das linke Nasenloch zu und atmen Sie durch das rechte Nasenloch ein und aus (fünfmal).

Variationen

◆   Schließen Sie mit dem rechten Daumen das rechte Nasenloch, und atmen Sie durch das linke Nasenloch ein. Schließen Sie dann mit dem Ringfinger das linke Nasenloch, und atmen Sie durch das rechte Nasenloch aus. Atmen Sie dann erneut durch das rechte Nasenloch ein, schließen Sie es, und atmen Sie durch das linke Nasenloch wieder aus. Führen Sie diese Übung, Ihrem Rhythmus entsprechend, zehnmal hintereinander aus.

◆   Schließen Sie mit dem Daumen das rechte Nasenloch, und atmen Sie durch das linke Nasenloch ein. Halten Sie dann beide Nasenlöcher zu, und halten Sie den Atem fünf Sekunden oder länger an *(Antara-Kumbhaka)*.

◆   Atmen Sie dann durch das rechte Nasenloch aus und sogleich wieder ein. Schließen Sie dann die beiden Nasenlöcher, und halten Sie den Atem wieder an *(Antara-Kumbhaka)*. Atmen Sie dann durch das linke Nasenloch wieder aus. Der Atem kann auch nach dem Ausatmen angehalten werden.

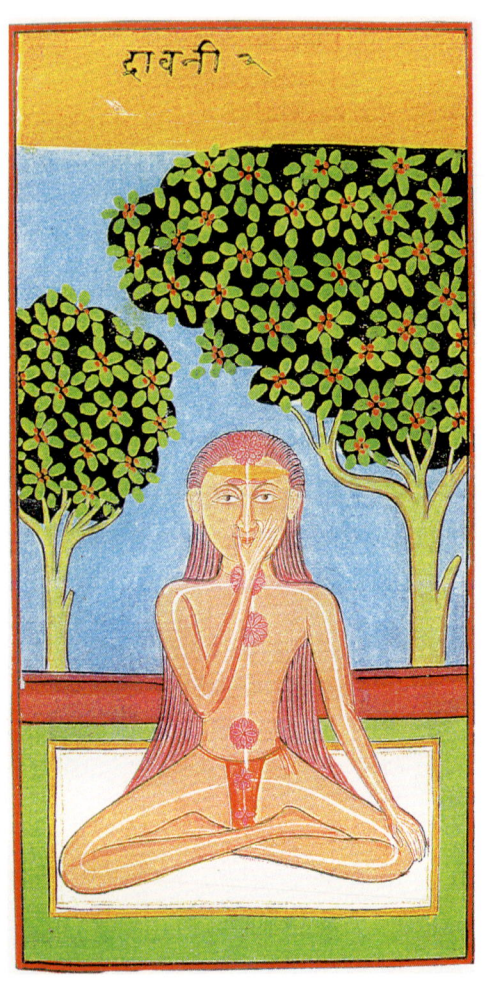

Wer auf diese Weise übt, abwechselnd durch das rechte und das linke Nasenloch atmend, beseitigt alle Unreinheiten im System der Nadis innerhalb von drei Monaten.

Hatha-Yoga-Pradipika

Bhastrika

Bhastrika wird auch als Blasebalg-Atmung bezeichnet, weil bei dem kräftigen Ein- und Ausströmen des Atems ein Geräusch ähnlich dem eines Blasebalgs entsteht.

Diese Atemübung erweitert das Fassungsvermögen der Lunge und reinigt das gesamte Atmungssystem. *Bhastrika* gehört zu einer der wirkungsvollsten Übungen des *Pranayama*, die jedoch mit äußerster Vorsicht und immer ohne Zwang und Anstrengung praktiziert werden sollte.

Ausführung

◆   Setzen Sie sich in den Meditationssitz und legen Sie beide Hände auf die Knie.

◆   Atmen Sie tief durch beide Nasenlöcher ein und atmen Sie dann ruckartig, wie ein Blasebalg, aus, indem Sie das Zwerchfell zusammenziehen.

◆   Zu Beginn der Übung sollten vierzig Ausstoßungen nicht überschritten werden.

Variation

◆   Setzen Sie den Daumen der rechten Hand ans rechte und den Ringfinger und kleinen Finger ans linke Nasenloch.

◆   Atmen Sie tief ein, und halten Sie dann mit Ihren Fingern beide Nasenlöcher zu.

◆   Lassen Sie den Daumen los, und atmen Sie durch das rechte Nasenloch ruckartig, wie ein Blasebalg, aus, indem Sie das Zwerchfell so oft ruckartig zusammenziehen, bis die ganze Luft ausgestoßen ist.

◆ Atmen Sie dann durch das rechte Nasenloch ein. Schließen Sie es mit dem Daumen, und stoßen Sie durch das linke Nasenloch die Luft kräftig aus, während das rechte geschlossen bleibt.

Ha-Atmung

Diese Atemübung bewährt sich bei Müdigkeit, Sauerstoffmangel, zur Anregung von Kreislauf und Stoffwechsel und vor allem bei psychischen Belastungen, denn die Wirkungen dieser Übung liegen in der Befreiung von negativen Gefühlen, Spannungen, Ängsten etc.

Ausführung

◆ Grätschen Sie Ihre Beine ein wenig und atmen Sie tief ein. Dabei heben Sie die Arme seitlich schräg nach oben über den Kopf.

◆ Beugen Sie sich dann nach vorn und lassen Sie die Arme hängen. Atmen Sie gleichzeitig tief durch den Mund aus und stoßen Sie den Laut Ha aus.

◆ Atmen Sie dann wieder langsam ein und richten Sie sich auf.

◆ Wiederholen Sie die Übung einige Male.

Sarva-Dvara-Baddha

Diese Atemübung führt zu einer mentalen Sammlung, die die unerwünschte Tätigkeit des Geistes zur Ruhe kommen lässt. Sie bereitet den Übenden in ausgezeichneter Weise auf eine Meditation vor.

Ausführung

* Atmen Sie durch beide Nasenlöcher ein.
* Halten Sie dann die Luft an, indem Sie mit den Daumen die Ohren, mit den Zeigefingern die Augen, mit den Mittelfingern die Nasenlöcher und mit den Ringfingern und den kleinen Fingern die Lippen schließen.
* Halten Sie den Atem so lange an, bis es Ihnen unangenehm wird. Nehmen Sie die Finger dann von den Nasenlöchern, und atmen Sie tief aus.

Ujjayi

Alle Werke werden durch Ujjayi bewältigt. Wer diese Übung ausführt, wird nie von Nervenkrankheiten oder Störungen des Kapha (Schleim) heimgesucht. Er wird nie an Verstopfung oder Durchfallerkrankungen, Schwindsucht, Husten, Fieber oder Erkrankungen der Milz leiden. Übt Ujjayi, um Tod und Verfall zu besiegen!

Gheranda-Samhita

Ujjayi, „die Siegreiche", ist eine Übung im langsamen, tiefen Atmen. Die durch die Lungen strömende Luft

327

wird durch das Schließen der Glottis* unter Kontrolle gehalten. Der Atem, der durch eine teilweise geschlossene Glottis ein- und ausströmt, verursacht ein Geräusch, das wie ein Stöhnen klingt.

Ausführung

◆ Setzen Sie sich in den Meditationssitz, und legen Sie die Handrücken auf die Knie. Daumen und Zeigefinger berühren sich.

◆ Atmen Sie langsam ein. Während Sie einatmen, sprechen Sie in Gedanken die Silbe „Hang".

◆ Wenn die Lungen vollständig gefüllt sind, halten Sie den Atem an, indem Sie die Glottis schließen und den Kopf ein wenig senken.

◆ Atmen Sie dann aus, und sprechen Sie in Gedanken die Silbe „Sa". Öffnen Sie die Glottis, heben Sie den Kopf, und ziehen Sie die Bauchwand stark an.

◆ Warten Sie einige Sekunden, bis Sie mit einer neuen Atmung beginnen.

Kapalabhati

Kapalabhati, eine traditionelle *Pranayama*-Übung, die als „Reinigung des Gehirns" bezeichnet wird, ist eine rein diaphragmatische** Atemübung. Sie leert die Lungen völlig von der sich dort stauenden und verbrauchten Luft, sorgt für eine gute Sauerstoffversorgung und be-

---

| * | Stimmlippe | ** | Zwerchfellatmung |

wirkt ein intensives Fließen des *Prana* im ganzen Körper. Darüber hinaus wird das Gehirn gut durchblutet, das vegetative Nervensystem gestärkt und die Konzentrationsfähigkeit gefördert.

Ausführung

- Setzen Sie sich in den Meditationssitz, und halten Sie die Wirbelsäule und den Kopf aufrecht. Der Brustkorb ist ein wenig gewölbt, und die Rippen sind geweitet. Der Thorax bleibt während der gesamten Übung so unbeweglich wie möglich.

- Richten Sie Ihre Konzentration auf den Bauch, und atmen Sie tief durch die Nase ein.

- Stoßen Sie unmittelbar nach dieser Einatmung die Luft durch die Nase aus, indem Sie den Unterleib ruckartig einziehen.

- Atmen Sie dann wieder ein, und stoßen Sie durch plötzliches Anspannen der Bauchmuskulatur die Luft wieder blasebalgartig durch die Nasenlöcher aus.

- Anfänger sollten zunächst auf diese Weise zehn Mal aus- und einatmen. Es ist darauf zu achten, dass die Einatmung vier Mal so lange wie die kräftige Ausatmung dauert. Jede Woche können weitere zehn Atemvorgänge hinzugefügt werden, bis man zu 120 aufeinanderfolgenden Bewegungen kommt.

Surya-Bhedana

Surya-Bhedana besiegt Tod und Verfall. Sie weckt die Kundalini Shakti und facht das Körperfeuer an. Oh Chandra, so habe ich dich Surya-Bhedana gelehrt.

Hatha-Yoga-Pradipika

Ziel dieser Atmung ist es, den Körper zu erwärmen. Für Anfänger ist sie nur geeignet, wenn der Atem nicht zu lange angehalten wird. Bei dieser Übung wird stets durch das rechte Nasenloch eingeatmet, das mit *Pingala*, der Sonnenenergie, verbunden ist.

Ausführung

♦ Sie sitzen im Meditationssitz, und die linke Hand ruht auf dem Knie.

♦ Setzen Sie den Mittel- und Zeigefinger der rechten Hand zwischen die beiden Augenbrauen. Der Daumen liegt am rechten Nasenloch, der Ringfinger am linken. Lassen Sie diese beiden Finger stets in Kontakt mit den Nasenlöchern, auch wenn sie nicht gebraucht werden.

♦ Schließen Sie nun das linke Nasenloch mit dem Ringfinger, und atmen Sie durch das rechte Nasenloch ein.

♦ Am Ende der Einatmung halten Sie beide Nasenlöcher zu und schließen die Glottis *(Jalandhara-Bandha)*.

- Wird die Verhaltung unangenehm, so atmen Sie durch das linke Nasenloch aus.
- Beginnen Sie mit einer weiteren Einatmung wieder durch das rechte Nasenloch.
- Sie können diese Atemübung zehnmal hintereinander machen.

Chandrana

Diese Atemübung, die den Körper erfrischen soll, wird genauso durchgeführt wie *Surya-Bhedana*. Statt durch das rechte Nasenloch wird jedoch durch das linke, das die negative Energie des Mondes repräsentiert, eingeatmet.

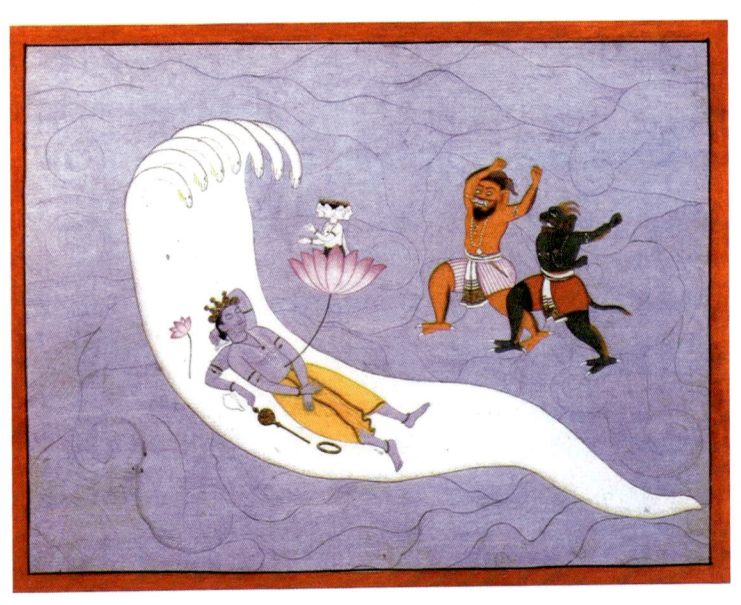

Vishnu, angelehnt an die Weltenschlange Anata, symbolisiert den kosmischen Schlaf (Yoga-Nidra)

Yoga-Nidra-Übungen

Bemerkungen zur praktischen Durchführung

Die Stimme

Die Stimme, die klar, sicher und bestimmt sein muss, ist von großer Bedeutung, da sie uns in unser Inneres führt. Sie ist unentbehrlich für das wache, klare Bewusstsein.

Yoga-Nidra ist eine Technik, bei der das Gehör als einziges Sinnesorgan während der ganzen Übung wach bleibt. Wenn der Lehrer für eine Weile eine Pause einlegt, kann auch dieses Organ ausgeschaltet werden. Hat er den richtigen Moment gewählt, ist es der Praktizierenden möglich, in den Zustand von *Dhyana* (Meditation) zu kommen.

Aufmerksames Zuhören ist die Voraussetzung für *Yoga-Nidra*. Falls der Praktizierenden einige Anweisungen des Lehrers entgehen sollten, so ist dies ganz natürlich, „weil sich das Wachbewusstsein während der Übung oft zurückzieht, weil das Unterbewusste in den Vordergrund rückt. Was in diesem Moment gesprochen wird, prägt sich trotzdem ein. Ob du nun mit einem Lehrer oder mit einer CD/Kassette übst, es spielt keine Rolle, wenn du gelegentlich abschweifst." (Swami Satyananda Saraswati 2005, S. 32)

Man kann auch eine selbst besprochene CD/Kassette verwenden. Die Stimme muss klar, sicher und bestimmt sein, weil die Übende sich von ihr leiten lässt. Dabei ist wichtig, dass die Texte langsam und ruhig vorgelesen werden, damit die Praktizierende genügend Zeit hat, sich in die Bilder einzufühlen. Durch die verbale Führung bleibt das Bewusstsein auf die körperlich-seelischen Vorgänge gerichtet. Zugleich werden damit Impulse zur Schulung des Sprechens und eigenen Gestaltens gegeben und einer Abhängigkeit von einer fremden Stimme vorgebeugt. Durch regelmäßiges Üben wird man die Technik immer besser verstehen und kann sich mit der Zeit auch ohne Kassette an die Anweisungen erinnern.

Einschlafen während der Übung

Während der Entspannungsübung einzuschlafen ist eine ganz natürliche Sache. Für diejenigen, die den besten Nutzen aus der Übung ziehen wollen, stellt es jedoch ein Hindernis dar. Um diesem entgegenzuwirken, muss man sich ganz intensiv auf die Stimme konzentrieren. Das Einschlafen ist meist ein Mangel an Energie und Konzentration.

Shavasana

Yoga-Nidra wird in der Totenstellung (*Shavasana*) durchgeführt, die das in sich ruhende Bewusstsein symbolisiert, das durch keine äußeren Reize mehr abgelenkt wird. Man liegt am besten auf einer warmen Unterlage auf dem Boden. Auf einer zu weichen Unterlage besteht die Gefahr, in den Schlaf zu versinken. Wichtig ist, dass man nicht friert, denn bei Kälte ziehen sich die Muskeln unwillkürlich zusammen und verkrampfen sich. Man übergibt sein ganzes Körpergewicht dem Boden, indem man flach auf dem Boden liegt. Der ganze Rücken muss auf der Unterlage aufliegen, die Arme neben dem Körper. Liegen wir entspannt mit dem Rücken auf dem Boden, produziert unser Gehirn Alpha-Wellen, die wiederum mit einem Empfinden des Wohlbehagens, mit gesteigerter Aufmerksamkeit, Kreativität und Offenheit verbunden sind. In dieser Stellung drängen häufig, wie im Traum, Inhalte aus dem Unbewussten hervor, die

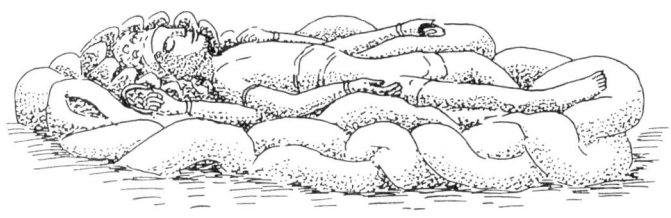

nicht gewertet, sondern losgelöst betrachtet werden sollen. Ist die Praktizierende nicht bereit, diese Inhalte aufsteigen zu lassen, so wird sie körperliche Symptome, wie z. B. innere Unruhe, Juckreiz, Schmerzen etc., entwickeln, die das Erfahren der Einheit verhindern. In der Stille der Totenhaltung wird die Übende häufig von inneren Bildern, Tagträumen, Erinnerungen, Empfindungen und Gedanken überrascht. Durch die Regungslosigkeit des Körpers können die Aktivität und die Unruhe des Geistes nicht mehr durch Aktivität überdeckt und somit deutlicher wahrgenommen werden. Regungslos und still auf dem Boden zu liegen gibt uns die Gelegenheit, zum Beobachter unseres eigenen Geistes zu werden. In gewisser Hinsicht ist *Shavasana* eine Vorstufe zur Meditation, weil diese Haltung bewirkt, dass wir die Unruhe des Körpers und des Geistes hinter uns lassen.

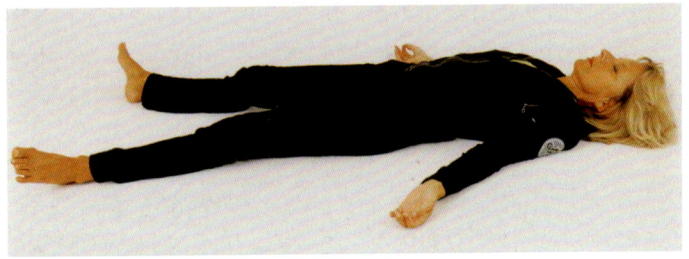

Das beste Anzeichen für eine gute Shavasana ist das Gefühl tiefen Frie-
dens und reiner Seligkeit. Shavasana ist die achtsame Hingabe des Egos.
Indem man sich selbst vergisst, entdeckt man sich selbst.

B.K.S. Iyengar

Allgemeine Ratschläge

Auf einem ebenen, sauberen, von Kiesel, Feuer und Sand freiem
Platz, der durch liebliche Laute und Teiche den Geist einlädt,
das Auge aber nicht belästigt, an einer höhlenreichen dem Win-
de nicht ausgesetzten Stelle soll der Yogi sich seinen Übungen
hingeben.

Shevatashvara-Upanishad

◆   Die beste Zeit, *Yoga-Nidra* zu praktizieren, ist der frühe Morgen und die Zeit vor dem Schlafengehen. Dabei sollte nach Möglichkeit immer die gleiche Uhrzeit eingehalten werden. Mindestens zwei Stunden Pause nach einem großen Essen oder eine halbe Stunde nach einem leichten Essen sollten eingehalten werden, ehe mit den Übungen begonnen wird.

◆   Es ist zu empfehlen, sich warm anzuziehen und sich mit einer Wolldecke zu bedecken.

◆   Wird *Yoga-Nidra* vor dem Schlafengehen praktiziert, ist es ratsam, vorher eine kalte Dusche zu nehmen. *Yoga-Nidra* vor dem Einschlafen im Bett zu praktizieren, ermöglicht einen guten Schlaf. An Schlaflosigkeit Leidende können ein *Sankalpa* wie „Ich schlafe besser", wählen. Dabei darf es nicht zu einer verkrampften Willensanspannung kommen; denn dies führt dazu, dass sich das Unbewusste dem Willen entgegenstemmt. Durch Lockerung des Willens, durch eine Haltung der Gleichgültigkeit der Schlaflosigkeit gegenüber lässt meist der Gegendruck des Unbewussten nach. Dies kann erreicht werden durch folgende Haltung: „Es ist mir gleichgültig, ob ich einschlafe oder nicht." Das Unbewusste hat kein Interesse mehr am Widerstand, und der Schlaf stellt sich dann meist nach einiger Zeit ein.

◆   Voraussetzung für *Yoga-Nidra* ist völlige Bewegungslosigkeit. Sollte dies aufgrund physischer oder geistiger Spannungen Schwierigkeiten bereiten, wird dringend empfohlen, vor Beginn der Übung den Körper durch eine Reihe von *Asanas*, die auf eine Entkrampfung des Körpers zielen, vorzubereiten. *Yoga-Nidra* eignet sich nur für diejenigen Menschen, die während der ganzen Übung immobil und aufmerksam bleiben können.

◆   Bestehen Schwierigkeiten, einzelne Körperteile zu entspannen, kann eine Entspannung meistens dadurch erreicht werden, dass der betreffende Körperteil vor den Entspannungsübungen stark angespannt wird. Der Erfolg stellt sich dann schnell ein.

◆   Es kommt vor, dass sich Praktizierende bei dem durch die Entspannung erzeugten Schwebegefühl beunruhigen. Die veränderte Form des Bewusstseins ruft oft Panik hervor. In diesem Fall gilt es, sich seiner Atmung voll bewusst zu werden und sich ganz intensiv auf diese zu konzentrieren.

◆   Um die Übung zu beenden, werden die Fäuste geballt oder die Finger gestreckt, die Fußzehen bewegt und der Körper gestreckt, als ob man aus einem tiefen Schlaf zurückkehrte. Dieses gilt nicht, wenn die Entspannung vor dem Einschlafen geübt wird.

Übung

Vorbereitung

◆   Legen Sie sich entspannt auf den Rücken. Die Arme liegen locker neben dem Körper, die Beine sind leicht gespreizt, die Fußspitzen sind etwas nach außen gerichtet, und die Handinnenflächen zeigen nach oben. Das Kinn ist ein wenig angezogen, und die Augen sind geschlossen. Wenn Sie das Bedürfnis haben, sich noch einmal zu bewegen, dann sollten Sie es jetzt tun. Während Sie *Yoga-Nidra* praktizieren, dürfen Sie sich überhaupt nicht bewegen.

◆ Hören Sie nur auf die Stimme. Vergessen Sie nicht: *Yoga-Nidra*, der psychische Schlaf, verlangt von Ihnen volles Bewusstsein. Das Bewusstsein ist nach innen gerichtet. Schlafen Sie nicht. Sagen Sie sich im Geiste: „Ich will die ganze Zeit wach bleiben, ich will die ganze Zeit der Stimme zuhören."

◆ Pause

◆ Werden Sie sich jetzt aller Geräusche bewusst, die von außen auf Sie eindringen. Nehmen Sie sie in allen Einzelheiten wahr. Versuchen Sie jedoch nicht, sie zu analysieren oder sich mit ihnen zu identifizieren. Werden Sie den Geräuschen gegenüber allmählich mehr und mehr gleichgültig.

◆ Pause

◆ Lenken Sie Ihre Aufmerksamkeit mehr und mehr nach innen, und werden Sie sich aller Gedanken, Gefühle und Erinnerungen bewusst, die spontan auftauchen. Nehmen Sie hellwach wahr, was in Ihr inneres Blickfeld tritt. Lassen Sie alle Gedanken, Bilder, Ideen, Erinnerungen, Gefühle und Empfindungen wie einen Film ohne Wertung an sich vorbeiziehen. Tauchen beim Beobachten unangenehme Erinnerungen oder Assoziationen auf, besteht kein Grund zur Beunruhigung. Auch sie vergehen, wenn Sie sie zulassen, ohne sich mit ihnen zu identifizieren. Beobachten Sie, wie sich die Gedanken und Gefühlsbewegungen verhalten, wenn Sie sich nicht mit ihnen identifizieren, wenn Sie sie nicht werten.

Nimmt der Gedankenstrom zu oder ab? – Pause – Nehmen Sie hellwach alles wahr, was sich in Ihrem Erlebnisraum abspielt. Nehmen Sie die Bilder, die Erinnerung, die Ideen, die Gefühle, die Farben, die Töne, alles, was in Ihr inneres Blickfeld tritt, wahr.

◆ Es kann natürlich auch sein, dass Sie nicht viel oder gar nichts wahrnehmen. In diesem Fall sollten Sie noch intensiver schauen, um zu erfahren, was sich in Ihrer Denk- und Erlebniswelt abspielt. Vielleicht handelt es sich um Gedankenfetzen, die sich, kaum bewusst geworden, wie Nebel auflösen. Um sich dieser subtilen Vorgänge bewusst zu werden, müssen Sie hellwach und geistesgegenwärtig bleiben.

◆ Beobachten Sie, ob Sie in der Lage sind, sich von den Gedanken- und Gefühlsbewegungen zu distanzieren.

◆ Pause

◆ Geben Sie jetzt die Haltung des Zuschauers auf und erleben Sie intensiv eine angenehme Erinnerung oder lassen Sie sich von einem positiven Gefühl davontragen.

◆ Pause

◆ Identifizieren Sie sich völlig mit diesem Gefühl.

◆ Pause

◆ Distanzieren Sie sich wieder von diesem Gefühl oder von den inneren Vorgängen. Nach der Übung können Sie sich wieder mit den Gedanken oder Gefühlen identifizieren. Lassen Sie alle Gedanken, Erinnerungen oder Gefühle mit der Ausatmung los. Sollten bestimmte Gedanken oder Gefühle immer wiederkehren, so sagen Sie sich im Geiste: „Dieses Gefühl oder dieser Gedanke gehört nicht zu mir." Versuchen Sie das Gefühl der Leere zu erleben. Bleiben Sie ruhig und unbeweglich liegen. Werden Sie sich Ihres ganzen Körpers bewusst, von den Füßen bis zum Kopf, des ganzen Körpers … des ganzen Körpers. Sagen Sie sich: „Ich bin mir meines Körpers und Geistes bewusst" … Sagen Sie es sich noch einmal.

◆   Pause

Sankalpa

◆   Jetzt können Sie Ihr *Sankalpa* aussprechen. Es soll klar und einfach sein. Das *Sankalpa* ist ein positiver Leitsatz, in einer klaren und einfachen Sprache formuliert. Denken Sie nur an diesen Leitsatz, und wiederholen Sie ihn dreimal mit voller Überzeugung. – Es ist sicher, dass sich dieser Leitsatz in Ihrem Leben realisieren lässt.

◆   Pause

Bewusstwerdung des Körpers

◆   Wir beginnen mit der Bewusstwerdung der einzelnen Körperteile. Wiederholen Sie im Geiste den Namen des Körperteils, dessen Sie sich bewusst werden sollen. Visualisieren Sie den jeweils benannten Körperteil blitzartig.

Rechte Seite

◆   Werden Sie sich Ihrer rechten Hand (die rechte Hand wird im *Buddhismus* und *Hinduismus* mit der Aktion assoziiert) bewusst, Ihres Daumens, Zeigefingers, Mittelfingers, Ringfingers und des kleinen Fingers. Werden Sie sich Ihrer Handinnenfläche bewusst, des Handrückens, des Handgelenks, des Ellenbogens, der rechten Schulter, der rechten Achselhöhle, der rechten Brust, der rechten Taille, des rechten Oberschenkels, des Knies, der Wade, der Ferse, der rechten Fußsohle, der großen Zehe, der zweiten Zehe, der dritten, der vierten, der fünften.

Linke Seite

◆   Werden Sie sich Ihrer linken Hand (die linke Hand wird mit der Weisheit assoziiert) bewusst, Ihres Daumens, Zeigefingers, Mittelfingers, Ringfingers und des kleinen Fingers. Werden Sie sich Ihrer Handinnenfläche bewusst, des Handrückens, des Handgelenks, des Ellenbogens, der linken Schulter, der linken Achselhöhle, der linken Brust, der linken Taille, des linken Oberschenkels, des Knies, der Wade, der Ferse, der linken Fußsohle, der großen Zehe, der zweiten Zehe, der dritten, der vierten, der fünften.

Rücken

◆   Wir kommen jetzt zum Rücken. Werden Sie sich des rechten Schulterblatts bewusst, des linken Schulterblatts, des Gesäßes, des Rückgrats … des ganzen Rückens … des ganzen Rückens.

Vorderseite

◆   Richten Sie Ihre Aufmerksamkeit auf die Kopfhaut. Werden Sie sich Ihrer Stirn bewusst, der Augenbrauen, des Punktes zwischen den Augenbrauen, des rechten Auges, des Lids, des linken Auges, des Lids, des rechten Ohres, des linken Ohres. Werden Sie sich Ihrer Wangen bewusst, Ihrer rechten, Ihrer linken, Ihrer Nase, der Nasenspitze, der Oberlippe und der Unterlippe. Schicken Sie Ihr Bewusstsein in die Brustgegend, in den Bauchnabel, in den Unterleib.

Die Hauptteile

 ◆   Werden Sie sich Ihres rechten Beins bewusst … Ihres linken Beins ... der beiden Beine zusammen, des rechten Armes … des linken Armes … der beiden Arme, des ganzen Rückens, des Gesäßes, der Wirbelsäule, der Schulterblätter, des Nackens, des Unterleibs, der Brust, des Halses, des Kopfes, des ganzen Körpers … des ganzen Körpers. (Wiederholen Sie den Zyklus ein- oder zweimal und verlangsamen Sie den Rhythmus.) Schlafen Sie nicht … Seien Sie sich immer bewusst, des Körpers und des Geistes. Bleiben Sie unbeweglich und atmen Sie langsam, regelmäßig und ohne Anstrengung. Werden Sie sich Ihres Körpers bewusst, der bewegungslos auf dem Boden liegt.

 ◆   Pause

 ◆   Betrachten Sie Ihren Körper, der in völliger Ruhe auf dem Boden liegt.

Bewusstwerdung des Atems

 ◆   Werden Sie sich Ihres Atems bewusst. Fühlen Sie, wie der Atem in Ihre Lungen strömt. – Pause – Versuchen Sie nicht, Ihre Atmung zu verändern. Die Atmung ist natürlich und selbstvergessen – ohne Zwang, ohne Anstrengung.

 ◆   Pause

◆ Hören Sie nicht auf, Ihren Atem zu beobachten.

◆ Pause

◆ Lenken Sie jetzt Ihre Aufmerksamkeit auf den Bauchnabel. Ihr Bauchnabel hebt und senkt sich bei jeder Atmung. Wenn Sie einatmen, hebt sich der Bauchnabel, wenn Sie ausatmen, senkt er sich.

◆ Pause

◆ Konzentrieren Sie sich auf die Bewegung und synchronisieren Sie sie mit Ihrer Atmung.

◆ Pause

◆ Zählen Sie jetzt. Bei 1 hebt sich der Bauchnabel, bei 2 senkt er sich, bei 3 hebt er sich, bei 4 senkt er sich. Fahren Sie fort bis 20.

◆ Pause

◆ Hören Sie auf zu zählen, und lenken Sie Ihre Aufmerksamkeit auf die Brust. Ihre Brust hebt und senkt sich bei jeder Atmung. Werden Sie sich dessen bewusst.

◆ Pause

◆ Konzentrieren Sie sich auf diese Bewegung und beginnen Sie wieder zu zählen. 1 – die Brust hebt sich, 2 – die Brust senkt sich. Fahren Sie fort bis 20.

◆ Pause

◆ Hören Sie auf zu zählen, und lenken Sie Ihre Aufmerksamkeit auf die Halsgegend. Werden Sie sich des auf- und absteigenden Atems bewusst. Beim Einatmen steigt er auf und beim Ausatmen ab. Einatmen 1, ausatmen 2. Fahren Sie fort bis 20.

◆ Pause

◆ Hören Sie auf zu zählen, und konzentrieren Sie sich jetzt auf die Nasenlöcher. Beim Einatmen strömt

Luft hinein, beim Ausatmen strömt sie wieder hinaus. Konzentrieren Sie sich auf die Bewegung Ihres Atems, und zählen Sie wie vorher. 1 – der Atem strömt in die Nasenlöcher ein, 2 – er strömt aus – usw.

Bewusstwerdung der Sinne

◆   Hören Sie jetzt auf, Ihre Atemzüge zu zählen. Werden Sie sich Ihres ganzen Körpers bewusst. Fühlen Sie den Kontakt Ihres Körpers mit dem Boden. Fühlen Sie Ihren Hinterkopf auf dem Boden ruhen. Ihre Schulterblätter, Ihre Ellenbogen, Ihr Rücken, Ihr Gesäß liegen fest auf dem Boden. Ihr Körper befindet sich in völligem Gleichgewicht auf dem Fußboden. Schlafen Sie nicht und, vor allen Dingen bleiben, Sie unbeweglich, achten Sie nur auf die Stimme.

Schwere

◆   Rufen Sie ein Gefühl der Schwere in Ihrem Körper hervor. Seien Sie sich der Schwere in Ihrem ganzen Körper bewusst. Fühlen Sie die Schwere in den Füßen, den Beinen, im Gesäß, im Rücken, im Kopf, in den Lidern, in den Schultern, in den Armen, den Händen. Ihr rechter Fuß ist schwer, sehr schwer. Ihr rechtes Bein ist schwer, sehr schwer. Ihr linker Fuß ist schwer, sehr schwer. Ihr linkes Bein ist schwer, sehr schwer. Ihr rechter Arm ist schwer, sehr schwer. Ihr linker Arm ist schwer, sehr schwer. Fühlen Sie die Schwere in den Beinen und Armen. Sie sind so schwer, als würden Sie in den Fußboden versinken.

Schwerelosigkeit

◆ Rufen Sie ein Gefühl der Schwerelosigkeit hervor. Seien Sie sich der Schwerelosigkeit in Ihrem Körper bewusst. Fühlen Sie die Schwerelosigkeit in den Füßen, den Beinen, im Gesäß, im Rücken, im Kopf, in den Schultern, in den Armen und in den Händen. Sie fühlen sich, als ob Sie über dem Boden schwebten.

Wärme

◆ Rufen Sie jetzt ein Gefühl der Wärme in Ihrem ganzen Körper hervor. Ihr Körper ist sehr warm. Fühlen Sie diese Wärme. Es ist ein heißer Sommertag, Sie liegen draußen in der Sonne. Fühlen Sie, wie die Sonnenstrahlen Sie erwärmen. Ihr rechtes Bein ist warm, ganz warm, Ihr linkes Bein ist warm, ganz warm. Ihr rechter Arm ist warm, ganz warm. Ihr rechter Arm ist warm und gut durchblutet, Ihr linker Arm ist warm und gut durchblutet. Ihre Füße sind warm und gut durchblutet, Ihre Hände sind warm und gut durchblutet. Fühlen Sie die Wärme in Ihrem Rücken. Ihr Rücken ist so warm, als lägen Sie auf dem Bauch in der Sonne und ließen ihn bestrahlen. Ihr Oberkörper ist warm und gut durchblutet. Werden Sie sich dieser Wärme in Ihrem Körper bewusst.

Kälte

◆ Rufen Sie jetzt ein Gefühl der Kälte in Ihrem Körper hervor. Ihr Körper ist eiskalt. Ihre Füße sind kalt, Ihre Beine, Ihre Arme und Ihre Hände. Ihr ganzer Körper ist sehr kalt. Erleben Sie diese Kälte.

Schmerz

- Rufen Sie jetzt ein Gefühl von Schmerz in Ihrem Körper hervor. Werden Sie sich eines tiefen Schmerzes aus der Vergangenheit bewusst, körperlich oder seelisch.

Freude

- Werden Sie sich eines Gefühls des Glücks in Ihrem Körper bewusst. Lassen Sie das Glück oder die Freude in Ihrem Körper lebendig werden.

Visualisation

- Wir kommen jetzt zu der Visualisation. Ich werde Ihnen eine Anzahl von Dingen nennen, die Sie wie auf einer Leinwand vor sich sehen sollen. Sehen Sie: das Meer mit seinen Wellen, das Meer mit seinen Wellen, das Meer mit seinen Wellen, die Spiegelungen des Mondes im Meer … eine endlose Wüste … den Vollmond … einen Sternenhimmel … Sehen Sie die Flammen … die aufgehende Sonne … den Flug der Vögel … eine Kerze, die leuchtet … eine Blume, eine Blume, … den Himmel bei untergehender Sonne …einen Diamanten … eine Antilope auf der Flucht … Sehen Sie das Meer mit seinen Wellen … Sie sind in diesen Wellen. Sehen Sie sich im Meer. Langsam kommen Sie aus dem Wasser heraus und legen sich in den heißen Sand. Fühlen Sie die heiße Sonne und den Sand, auf dem Sie liegen. Sie fühlen sich wohl.

Sankalpa

◆ Wiederholen Sie jetzt Ihr *Sankalpa*. Ändern Sie nicht den Wortlaut. Benutzen Sie die gleichen Worte. Wiederholen Sie es mit Überzeugung dreimal.

Ende

◆ Lenken Sie Ihre Aufmerksamkeit nach außen. Nehmen Sie die Geräusche wahr, die von außen kommen.

◆ Pause

◆ Werden Sie sich Ihres gesamten Körpers bewusst. Ihr Körper liegt völlig entspannt auf dem Boden, und Sie atmen langsam und regelmäßig. Sehen Sie Ihren Körper wie ein Zuschauer, der in diesem Zimmer steht und ihn betrachtet. Betrachten Sie Ihre Arme, Ihren Oberkörper, die Beine, den Kopf. Stellen Sie sich Ihr Gesicht vor. Ihr Gesicht ist völlig entspannt. Stellen Sie sich das Zimmer vor, in dem Sie liegen, die Wände, die Decke und den Fußboden.

◆ Pause

◆ Bewegen Sie langsam Ihre Finger, Ihre Zehen, drehen Sie den Kopf ein wenig nach rechts und links. Strecken Sie Ihre Arme und Beine und atmen Sie einige Male tief durch. Bleiben Sie noch einen Moment liegen und öffnen Sie dann die Augen. Die Übung ist beendet.

Andere Visualisationsmöglichkeiten

Visualisation der Farben

Es ist im allgemeinen bekannt, dass Licht und Farben unseren psychischen Zustand beeinflussen können. Die Energien der Farben vermitteln uns harmonisierende und regenerierende Kräfte, regen unsere Vitalenergie an und „färben" unsere Stimmungen. Alle Farbeindrücke, wie z. B. das strahlende, siebenfarbige Leuchten des Regenbogens, der glühend orangerote Sonnenuntergang, die satten, grünen Frühlingswiesen oder der tiefblaue Himmel sind Farbeindrücke, die eine tiefgreifende Wirkung auf uns ausüben. Farben haben eine harmonisierende Wirkung auf den gesamten Organismus. Jede Farbstimmung übt einen bestimmten Reiz aus, den man je nach Temperament als angenehm oder unangenehm empfinden kann.

Die Farbe drückt unsere Gefühle aus, wenn wir zum Beispiel sagen, wir sähen rot oder seien grün vor Neid. Ebenso wirken auch unsere Stimmungen auf die Art und Weise, in der wir Farben erleben. So vermag uns zum Beispiel der blaue Himmel hell und funkelnd vorkommen, wenn wir glücklich sind und bedrückend wirken, wenn wir deprimiert sind.

Die Anwendung der Farben zählt zu den ältesten Formen der Heilbehandlung. So baute man im alten Ägypten Farbtempel, deren sieben Räume von je einem der sieben Farbstrahlen des Regenbogens beherrscht wurden.

In diesen Tempeln wurden physische und psychische Leiden mithilfe von Farben behandelt und die Vertiefung spirituellen Verstehens gepflegt. Die sieben Spektralfarben des Regenbogens, der schon immer die Bewunderung des Menschen erregt hat, wurden eingesetzt, um das ausgewogene Gleichgewicht, welches die Voraussetzung für körperliches und seelisches Wohlbefinden darstellt, zu erzielen. Die sieben Regenbogenfarben tragen ganz spezifische Energien und Heilwirkungen, die einen Ausgleich in unserem Energiesystem herzustellen vermögen. Überall im Orient wurden Farbenergien eingesetzt, um ein körperliches und seelisches Gleichgewicht zu erzielen. Die Heilkraft der Farben galt im Altertum als Geheimwissenschaft und wurde nur an Eingeweihte weitergegeben.

Es war Johann Wolfgang von Goethe, der sich als einer der ersten Europäer intensiv mit der Wirkung der Farben beschäftigte. Für ihn waren die Farben, die man erleben muss, um einen Begriff von ihren Kräften zu erhalten, Zeugnis einer höheren Welt: „Wär' nicht das Auge sonnenhaft, /wie könnten wir das Licht erblicken? /Lebt nicht in uns des Gottes eigne Kraft, /wie könnt' uns Göttliches entzücken."* In seiner Farbenlehre, die er für wichtiger hielt als all seine poetischen Werke, ging er von dem Grundgedanken aus, dass das Harmoniegesetz, ähnlich dem der Töne, auch für die Farben seine Geltung haben müsse.

Die Wirkungen der Farben auf den Menschen entstehen

---

* Aus: Johann Wolfgang Goethe: Zur Farbenlehre, S. 42 f. Digitale Bibliothek, Band 4 aus Erfahrungen, die nicht unbedingt persönlicher Art sein müssen, sondern die auch aufgrund jahrhundertealter Überlieferungen eines Kulturkreises lebendig sind. Zwischen den einzelnen Kulturen gibt es in der Symbolzuordnung von Farben Unterschiede, die durch verschiedene Lebensweisen bedingt sind. Im Folgenden werden die wichtigsten Grundfarben kurz erläutert:

Weiß als Farbe der Reinheit, der Klarheit und der Transparenz schließt alle anderen Farben ein und nimmt sie auf. Sie spiegelt die Einheit wider, von der die Grundfarben ausgehen, und die unendliche Vielheit der Nuancen, welche die Natur beleben. Menschen, die die weiße Farbe lieben, zeichnen sich häufig durch Perfektionismus und Reserviertheit aus. Sie besitzen abstrakte und kühne Pläne, sind kühl und zielstrebig. Eine Ablehnung von Weiß weist auf geistige Orientierungslosigkeit und innere Leere hin. Die Farbe Weiß, die den strahlenden Geist darstellt, wird im Yoga mit *Sattva-Guna* assoziiert.

Schwarz ist die Antithese zu Weiß, die Farbe der natürlichen Dualität. Sie symbolisiert das Dunkle, die Nacht, das Unergründliche, das Finstere, das Furchterregende, die Trauer, den Verlust, die Hoffnungslosigkeit, die Verlassenheit und den Tod. Schwarzliebhaber haben häufig einen starken Drang zur Dramatik und umgeben sich gerne mit einem geheimnisvollen und undurchsichtigen Image, um damit einen interessanten Eindruck zu erwecken. Eine Ablehnung der schwarzen Farbe, die in krassem Widerspruch zu allem, was lebensfroh und bunt ist, weist auf einen starken Lebenswillen hin und darauf, dass man nicht gewillt ist, sich vom Unergründlichen und Furchterregenden ängstigen zu lassen. Die Farbe Schwarz wird mit der *Tamas-Guna* in Verbindung gebracht, die die Schwerfälligkeit, die übertriebene Innerlichkeit, das Dunkle, die Trägheit versinnbildlicht.

Rot ist die Farbe der starken, gefühlsmäßigen Empfindungen, die Farbe des Feuers, der Lebenskraft, des Zorns, der Liebe und der Leidenschaft. Rot wird von den *Tantrikern* dazu benutzt, die heftige Leidenschaft, die oft so verzehrend ist, dass wir von ihr geblendet sind, in die klarsichtige Wärme echten liebenden Mitgefühls zu verwandeln. Der Glaube, dass die Farbe Rot vor bösen Einflüssen schützen könne, war in vielen Kulturen weit verbreitet. So tranken die Gladiatoren Roms das Blut ihrer sterbenden Gegner, um deren Kräfte in sich aufzunehmen. Andere Völker badeten ihre Neugeborenen im Blut besonders schöner und kräftiger Tiere, und viele Völker trugen oft rot bemalte Amulette oder rote Edelsteine, wie den Granat oder den Rubin, als Schutz vor dem „bösen Blick". Menschen, die diese Farbe mögen, zeichnen sich durch Willenskraft, Leistungsbereitschaft, Mut, Durchsetzungsvermögen und Antriebskraft aus. Eine Ablehnung von Rot geht oft mit einer Ermattung der Psyche, einem Mangel an Vitalkraft oder dem Verlust sexueller Antriebskraft einher. Die Visualisierung der Farbe Rot hilft, die Urinstinkte zu bezwingen, die Energie im Körper zu stimulieren sowie Mut und Durchhaltevermögen zu mobilisieren, sodass man für die Anforderungen des Lebens besser gewappnet ist. Rot wird mit der *Rajas-Guna* assoziiert, der dynamischen Qualität.

Orange, die Farbe der untergehenden Sonne, symbolisiert die Intuition, die heitere Freude, die Gesundheit, den Optimismus, das Selbstvertrauen und die Enthüllung der göttlichen Liebe. Bei bewusster Anwendung wirkt sie gegen Pessimismus, Lethargie, Depressionen und Unzufriedenheit und löst Blockaden im Gedanken- und Gefühlsbereich. Orange verkörpert, im Gegensatz zum lustbetonten, aggressiven Rot, eine verfeinerte Sinnlichkeit. Liebhaber dieser Farbe sind oft musisch veranlagt, hilfsbereit und kontaktfreudig. Eine Ablehnung dieser Farbe kann auf Kontaktschwierigkeiten und Minderwertigkeitsgefühle zurückgeführt werden. Da diese Farbstimmung dabei helfen kann, Selbstkontrolle über sich zu erreichen, tragen buddhistische Mönche und hinduistische *Swamis* orangefarbene Gewänder.

Gelb, die Farbe des Goldes oder des Sonnenlichts, symbolisiert die Heiterkeit, die Freude, die Standhaftigkeit und die Weisheit. Gelb, die Farbe des Lichts und der Wärme, gehört zu den Farben, die optimistisch machen, die Intelligenz schärfen und zur geistigen Aktivität anregen. Menschen, deren Lieblingsfarbe Gelb ist, zeichnen sich durch Großzügigkeit, Offenherzigkeit, Unabhängigkeit, innere Wachheit und geistige Regsamkeit aus. Diese Menschen sind stets auf der Suche nach Neuem und daher oft von heftigem Fernweh erfüllt. Die Ablehnung dieser Farbe weist meistens auf den Wunsch nach Isolation und Veränderung hin. Gelb vertreibt Trübsinn und Ermüdungserscheinungen und spendet Heiterkeit und Optimismus. Außerdem stärkt Gelb die geistigen Aktivitäten und erhellt die Gedanken. Schmutzige Gelbtöne vermitteln oft negative Assoziationen, wie Täuschung, Rachsucht, Pessimismus, Geiz und Neid.

Braun als Symbol der Erde, der Urkräfte des Lebens, hat eine stabilisierende Wirkung auf den gesamten Organismus. Diese Farbe, die dem Bedürfnis nach Bodenständigkeit, Heimatverbundenheit und Geborgenheit entspricht, verleiht ein Gefühl der Standhaftigkeit. Braun-Liebhaber sind oft warmherzig, hilfsbereit, unauffällig und passen sich der Umgebung an. Wer Braun ablehnt, bringt zum Ausdruck, dass Bindungen und Zwänge sein Lebensgefühl beeinträchtigen.

Blau, die Farbe des Himmels, des Meeres und des offenen Raums, symbolisiert die Klarheit, die Ruhe, die Entspannung, den Frieden, die Ausgewogenheit, die Zärtlichkeit und die Liebe zum Leben. Die blaue Farbe, die ein wohltuendes Gefühl grenzenloser Weite und absoluter, innerer Freiheit vermittelt, fördert die Erlebnisfähigkeit in der Meditation und öffnet den Geist für Intuitionen. Blau-Liebhaber besitzen meist einen ausgeglichenen Charakter, sind sensibel und friedfertig. Die Ablehnung dieser Farbe weist auf eine depressive Haltung hin, auf eine tiefe Rastlosigkeit und auf ein Unbefriedigtsein in den Beziehungen zu anderen. Blau wirkt besänftigend bei Unruhe und Angstzuständen und entspannt das Nervensystem.

Grün als Symbol der lebendigen Natur, der Fülle, des Wachstums und der Regeneration gehört zu den beruhigendsten Farben. Die Farbe Grün bewirkt eine echte Gehirnerfrischung und hat einen ausgleichenden Einfluss auf Körper und Geist. Der Blick ins Grüne beruhigt die Nerven und vermittelt ein Gefühl der Ruhe, des Wohlbefindens, der Erneuerung und Erholung. Grün stärkt die Nerven, wirkt stabilisierend und erholsam und vermittelt Ruhe und Zufriedenheit. Diese Farbe fördert die Konzentration und befreit die Seele von Verspannungen und sorgenvollen Gedanken. Wer Grün bevorzugt, besitzt meist ein zähes Temperament, Beharrlichkeit, Durchhaltevermögen und Zielstrebigkeit. Wer Grün ablehnt, leidet meist unter nervlichen Spannungen und körperlichem Unbehagen.

Silber repräsentiert den Mond und den Wunsch nach Erkenntnis.

Gold repräsentiert die Sonne, das Wissen, die Großzügigkeit, den Glanz und den Überfluss. Gold hilft bei der Bewältigung psychischer Probleme, unterstützt den Geist auf dem Weg zu universeller Weisheit und besitzt eine belebende und reinigende Wirkung, die einer inneren Müdigkeit und Energielosigkeit hilfreich entgegenwirken kann.

Violett, die Farbe der Inspiration, der Magie, der Kunst

und der Mystik symbolisiert die Verwandlung, das Überschreiten und die Herrschaft über sich selbst. Diese Farbe stimuliert die Fähigkeiten der Seele, stärkt die Abwehrkräfte und erhöht die Aufnahmebereitschaft. Violett eignet sich besonders gut zur Meditation, weil durch diese Farbe Intuition und Spiritualität verstärkt und gesteigert werden können. Sie löst Begrenzungen von Geist und Seele und öffnet den Blick für spirituelle Dimensionen. Menschen, die diese Farbe lieben, sind häufig Individualisten oder Künstler. Die Ablehnung von Violett weist auf Depressionen oder Stimmungsschwankungen hin.

Rosa ist das Symbol der Liebe, der Weisheit, der Zuneigung, der Zärtlichkeit und der Sanftheit. Es ist die Farbe, die mit dem Herzen assoziiert wird und die eine Schutzwand gegen eindringende dunkle Elemente bildet. Rosa steht auch für die Überwindung von Gewalt und Triebhaftigkeit. Die Liebe zu Rosa weist auf ein gesteigertes Schutz- und Liebesbedürfnis hin. Hinter der Vorliebe für Rosa steckt auch häufig ein gestörter Zug zur Realität. Diese Menschen sehen alles durch die „rosarote" Brille und versuchen, vor der Wirklichkeit zu fliehen. Die Ablehnung von Rosa weist häufig auf eine unbewusste Entbehrung von Zärtlichkeit und Zuwendung hin.

Grau symbolisiert Neutralität, Anpassungsfähigkeit, Vorsicht, Unsicherheit, Kompromissbereitschaft, Einschränkung, Langeweile und Lebensangst. Das Grau steht auch mit Begriffen wie Bedrängnis und Angst in

Zusammenhang. So spricht man z. B. von einer grauen, ungewissen Zeit. Menschen, die diese Farbe bevorzugen, halten sich gerne im Hintergrund. Wer Grau hingegen ablehnt, ist häufig von der Angst erfüllt, seinem Leben nicht gewachsen zu sein.

Türkis gilt als die Farbe der Selbstdarstellung, unterstützt das Selbstbewusstsein und regt zur Phantasie und Spontaneität an. Türkisliebhaber verkörpern oft eine verspielte, kapriziöse Wesensart. Wer diese Farbe ablehnt, verdeutlicht, dass er Probleme bei der Selbstfindung und Selbstverwirklichung hat. Türkis ist eine sehr wirkungsvolle Hilfe, wenn man schüchtern oder gehemmt ist oder unter Kontaktstörungen leidet.

Im *Yoga-Nidra* wird großer Wert gelegt auf die Visualisation der Farben, die bedeutend für das innere Gleichgewicht sind. Jede Farbe wirkt direkt auf die Körperchemie ein und hat einen besonderen Magnetismus, der unbewusst bestimmte Reaktionen der Nerven und der Psyche hervorruft. *Yoga-Nidra* bedient sich der unendlichen Nuancen der Farben zur Freude der Sinne, um Aufmerksamkeit hervorzurufen oder um einen gewissen Geisteszustand entstehen zu lassen.

Farben sind das Lächeln der Natur.
J. Hunt

Visualisationsübung

◆ Visualisieren Sie das Zimmer, in dem Sie sich befinden. Stellen Sie sich die Wände, die Decke, den Boden, die Möbel und die Objekte, die sich in Ihrem Zimmer befinden, vor Ihrem geistigen Auge vor.

◆ Pause

◆ Sehen Sie jetzt, wie sich die Farben des Zimmers langsam in ein helles Rosa verwandeln. Die Decke, der Boden, die Wände und alle Objekte sind in Rosa getaucht. Stellen Sie sich nun auch vor, wie ein rosafarbenes Licht Ihren Körper umhüllt. Rosa ist die Farbe der Liebe, der Weisheit, der Sanftheit und der Zärtlichkeit.

◆ Pause

◆ Das Rosa, das Sie umhüllt, verwandelt sich in Violett, die Farbe der Inspiration. Alles um Sie herum, die Decke, der Boden, die Wände und alle Objekte, werden in diese Farbe getaucht. Visualisieren Sie, wie diese violette Farbe auch Ihren Körper umhüllt. Spüren Sie, wie sie Ihnen bei der Stärkung und Entfaltung Ihrer geistigen Kräfte und Ihres Vorstellungsvermögens hilft.

◆ Pause

◆ Das Violett, das Sie umhüllt, verwandelt sich in Blau, und Sie sehen, wie alles um Sie herum in ein tiefes Blau gehüllt ist. Die Wände, die Decke, der Boden, die Objekte, alles um Sie herum ist in tiefes Blau gehüllt. Stellen Sie sich nun vor, von der Energie der blauen Farbe durchflutet zu sein. Atmen Sie die Farbe in sich ein, und erleben Sie dabei, wie sie mit ihrer leuchtenden Strahlkraft jede Zelle Ihres Körpers durchdringt. Blau, die Farbe des Himmels und des Meers mit seinem beruhigenden, kühlenden und ausgleichenden Charakter, ist die Farbe der Ruhe und des Vertrauens. Diese Farbe stellt Ihre Harmonie wieder her.

◆ Pause

◆ Das Blau, das Sie umhüllt, verwandelt sich jetzt in Grün. Alles ist in Grün getaucht, das ganze Zimmer. Auch Ihr Körper ist von einem grünen Licht umgeben. Mit jedem Atemzug wird diese Farbe leuchtender und kraftvoller. Grün ist die Farbe der Hoffnung, der Harmonie, der Sicherheit, der Gesundheit und des Reichtums. Grün ist eine erholungsfördernde Farbe, die Ihrem Organismus Entspannung vermittelt, damit er seine Körperfunktionen regenerieren kann.

◆ Pause

◆ Die Farbe Grün verwandelt sich jetzt in Orange, die Farbe der untergehenden Sonne. Die Wände, die Decke, der Boden, die Möbel: alles um Sie herum ist in Orange getaucht. Auch Sie sind in ein orangefarbenes Licht gehüllt. Diese Farbe vermittelt Lebensfreude, Selbstvertrauen, Enthusiasmus und wirkt positiv auf Ihre Stimmung.

◆ Pause

◆ Die Farbe Orange verwandelt sich in ein leuchtendes Gelb. Diese Farbe, die Heiterkeit, Freude und Aktivität symbolisiert, ist eine kraftspendende Farbenergie, die wie die Sonne alles durchdringt, wärmt und belebt. Die Wände, die Decke, der Boden und alle Objekte sind in Gelb getaucht. Das Gelb umgibt auch Ihren Körper. Sehen Sie das gelbe Licht, das Ihren Körper umhüllt, und spüren Sie, wie diese gelbe Farbe Sie mit neuer Energie und Lebensfreude erfüllt.

- Pause
- Die Farbe Gelb, die Farbe des Sonnenlichts, verwandelt sich in die Farbe Rot, und Sie sehen, wie sich die Farbe der Wände, der Decke und des Bodens in Rot verwandeln. Auch Sie selbst sind von einem roten Licht umgeben. Nehmen Sie die Farbe Rot intensiv wahr. Rot ist die Farbe des Lebens, der Gesundheit, der Kraft und der Willensstärke. Lassen Sie die rote Farbe auf sich einwirken, und spüren Sie ihre belebende Wirkung.

- Pause
- Die rote Farbe verwandelt sich langsam in ein goldenes Licht. Die Wände, die Decke, der Boden und die Objekte sind in ein goldenes Licht getaucht. Spüren Sie, wie das goldene Licht, das auch Ihren Körper umgibt, Sie erwärmt. Dieses goldene Licht hilft Ihnen, immer lockerer und entspannter zu werden. Stellen Sie sich nun auch vor, wie das goldene Licht, das Sie einatmen, durch Ihren ganzen Körper hindurchströmt. Fühlen Sie, wie die Lichtenergie ihre Strahlen immer weiter ausbreitet. Alles um Sie herum wird von diesem goldenen Licht beleuchtet.

- Pause
- Nehmen Sie jetzt Ihre Umgebung und sich selbst wieder in den gewohnten Farben wahr. Öffnen Sie dann die Augen.

Bergbesteigung

Gehen Sie mit Ihrer Aufmerksamkeit nach innen. Stellen Sie sich einen Berg vor, einen Berg, den Sie kennen, oder einen, den Sie sich in Ihrer Fantasie vorstellen. Visualisieren Sie den Gipfel und den Fuß des Berges. Sie besteigen diesen Berg.

Je höher Sie kommen, desto kleiner wird alles unter Ihnen. Sie schauen auf die Bergspitze und werden plötzlich von der dahinter aufgehenden Sonne geblendet. Die Bergspitze hüllt sich in ein goldenes Licht. Sie richten Ihren Blick immer auf diesen steilen Berggipfel, der in das Blau des Himmels ragt.

Je höher Sie steigen, desto unbekannter wird die Landschaft. Plötzlich wird alles von Wolken eingehüllt. Alles ist weiß und gestaltlos geworden. Höher und höher steigen Sie empor, durch eine Wolkenschicht nach der anderen. Der Aufstieg scheint kein Ende zu nehmen. Jetzt kommen auch noch gewaltige Gewitterwolken über den Gletschern auf. Die Luft ist eisig geworden. Blitze zeichnen sich grell am Himmel ab, und Donner rollt über Ihren Kopf hinweg. Ein kalter Regen peitscht Ihnen ins Gesicht. Glücklicherweise verschwinden die Gewitterwolken ebenso plötzlich, wie sie gekommen sind.

Wie durch eine Zauberkraft lösen sich die Wolken auf, und eine Welt leuchtender Farben unter einem tiefblauen Himmel enthüllt sich Ihnen. Die Spitze des Berges erscheint in übernatürlicher Klarheit. Sie glauben, Sie könnten mit den Händen danach greifen. Der Berg scheint Ihnen entgegenzueilen. Unter den Strahlen der Sonne glänzt der Schnee in zahllosen Farben, wie mit

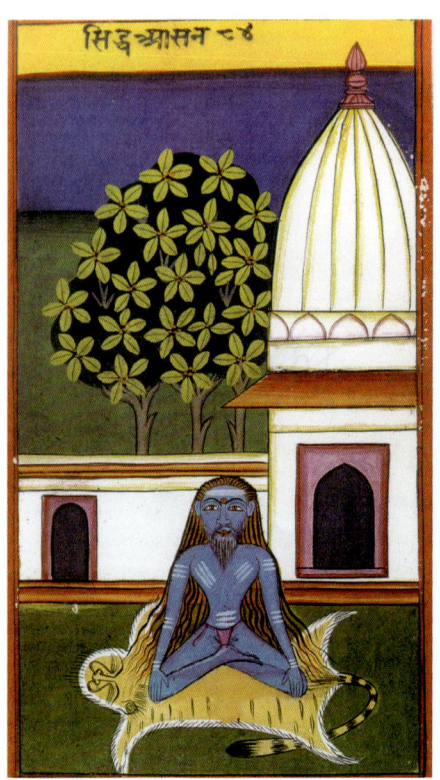

Seit undenklichen Zeiten lassen sich Yogis in Indien zum Meditieren an idyllischen Plätzen nieder, weitab vom Getriebe des hektischen Alltags.

Staub von Diamanten, Saphiren und Smaragden bestreut. Sie beginnen mit dem Aufstieg zur letzten Passhöhe. Ihr Blick ist immer auf die Bergspitze gerichtet. Endlich erreichen Sie den Gipfel. Weit unter Ihnen erstreckt sich ein unbeschreiblich grünes Tal. Große blaue Seen werden von smaragdgrünem Weideland umgeben. Zwei Schneegipfel ragen am fernen Talende in den blauen Dunst des Himmels. In der freien Höhenluft fühlen Sie sich beschwingt und frei wie ein Vogel. In der großen Stille der unberührten Natur, fern aller menschlichen Geschäftigkeit, durchströmt Sie ein Gefühl des Friedens und der Unabhängigkeit. Hier gibt es kein Morgen und kein Gestern, keine Eile, keine Hast. Alles strahlt Frieden und Ruhe aus, unendliche Ruhe. Wenn Sie bereit sind, können Sie langsam mit Ihrem Abstieg beginnen.

Jedes Mal, wenn Sie den Eindruck haben, dass Sie von einer Situation überwältigt werden, können Sie diese Bergspitze visualisieren, wo Sie unendliche Ruhe gefunden und die Welt aus größerem Abstand betrachtet haben.

Meditationsübungen

Mantrameditation

Das *Mantra* (das Wort leitet sich aus dem Sanskritwort „*Mantrana*" ab und bedeutet „Rat" oder „Botschaft") , ist eine Abfolge von Klangeinheiten mit charakteristischer Aussprache und Intonation. Die Yoga-Literatur, die unzählige *Mantras* kennt, hat eine Methode aufgestellt, wie diese Silben miteinander kombiniert werden müssen, damit sich ihre ruhenden Kräfte entfalten.

Bei der folgenden Meditation geht es um die Rezitation des *Mantras Soham* („Ich bin das"), das dem natürlichen Geräusch der Atmung entspricht.

◆ Setzen Sie sich in dem gewählten Meditationssitz auf den Boden.

◆ Werden Sie sich Ihres Atems bewusst. Fühlen Sie, wie der Atem aus der Tiefe und Stille Ihres Wesens kommt.

◆ Synchronisieren Sie jetzt das *Mantra Soham* mit Ihrem Atem. Wenn Sie einatmen, sprechen Sie im Geiste die Silbe *So*, und wenn Sie ausatmen, die Silbe *Ham*. Vermeiden Sie alle Assoziationen, alle Gedanken und Gefühle. Alles, was sich in Ihr Bewusstsein drängt, wird durch *Soham* („Ich bin das") ersetzt. Denken Sie vom Beginn der Einatmung bis zur Stille nach der Ausatmung nur *Soham*. Atmen Sie langsam und ruhig, ohne Willensanstrengung. Ihr Bewusstsein ist so von dem *Mantra Soham* erfüllt, dass kein Raum mehr für andere Gedanken bleibt. Bleiben Sie völlig entspannt, jedoch hellwach, und sagen Sie sich im Geiste mit jedem Atemzug *Soham*. Mit der Silbe *So* strömt Ihr Atem vom Bauchnabel bis zum Hals, und mit *Ham* fließt er vom Hals zum Becken hinab. Führen Sie diese Übung einige Minuten lang aus.

◆ Richten Sie Ihre Aufmerksamkeit jetzt völlig auf die Ausatmung. Beginnen Sie mit der Ausatmung, und sprechen Sie im Geiste die Silbe *Ham*. Wenn Sie einatmen, wiederholen Sie die Silbe *So*.

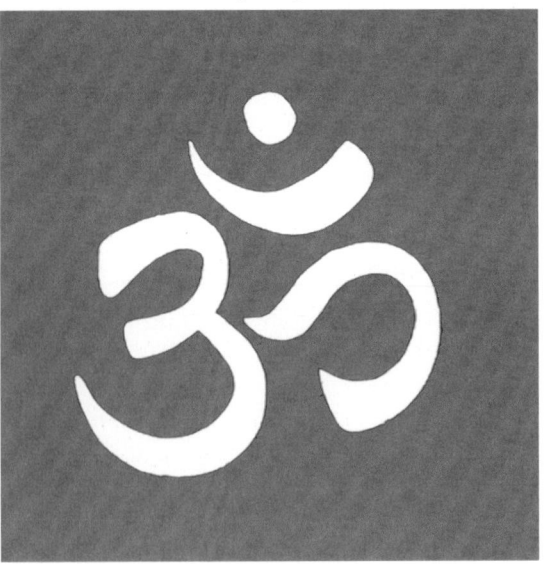

Das Mantra OM

Aus dem *Mantra Soham* wird jetzt das *Mantra Hamso*. Mit der Silbe *Ham* fließt der Atem vom Hals bis zum Bauchnabel, und mit *So* steigt er vom Bauchnabel bis zum Hals.

Konzentrieren Sie sich unablässig auf das *Mantra Hamso*, sodass keine Gedanken, Bilder oder Assoziationen in Ihr Bewusstsein treten. Wenn Sie das *Mantra* einmal ausgelassen haben, weil Ihre Gedanken abgeschweift sind, können Sie es beim nächsten Atemzug wieder aufnehmen. Schwindet das *Mantra* langsam dahin und fühlen Sie nur noch den Atem, so bedeutet dies, dass Sie ruhig geworden sind. Das *Mantra* dient dazu, Ihren Geist zu zentrieren, und es schwindet häufig während der ruhigeren Meditationsphasen, in denen es nicht mehr gebraucht wird.

Bildmeditation

◆ Suchen Sie sich ein Bild aus, das beruhigend auf Sie wirkt. Heften Sie das Bild an die Wand und entfernen Sie alle Gegenstände in unmittelbarer Nähe.

◆ Setzen Sie sich in der gewählten Meditationshaltung (*Siddhasana* oder Schneidersitz) auf den Boden und beobachten Sie Ihren Atem.

◆ Bei jeder Einatmung strömt Luft in Ihre Nasenlöcher herein, und bei der Ausatmung strömt sie wieder hinaus.

◆ Zählen Sie jetzt: Bei 1 strömt die Luft in Ihre Nasenlöcher herein, und bei 2 strömt sie wieder hinaus. Fahren Sie so fort, bis Sie die Zahl 12 erreicht haben.

♦   Ihre Atmung ist jetzt ganz ruhig und regelmäßig.

♦   Konzentrieren Sie sich jetzt auf das Bild. Betrachten Sie es für einen Moment ganz genau.

♦   Wenn Sie den Eindruck haben, dass Sie es sich gut eingeprägt haben, schließen Sie die Augen. Versuchen Sie nun, sich das Bild vor Ihrem inneren Auge vorzustellen. Sollte es Ihnen nicht gelingen, können Sie die Augen noch einmal öffnen, um es wieder zu betrachten.

♦   Schließen Sie dann die Augen wieder und stellen Sie sich das Bild in Gedanken vor. Versuchen Sie jede Einzelheit genau vor sich zu sehen. Wenn Sie müde werden, entspannen Sie Ihre Augen, die Augenlider und die Muskeln um die Augen.

Chidaksha-Dharana

Chidaksha-Dharana ist eine Technik der reinen Visualisation, bei der es um bewusstes „Nach-innen-Schauen" geht. *Chidaksha* heißt wörtlich übersetzt „Raum des Bewusstseins" und liegt nach Meinung der *Yogis* zwischen den Augenbrauen. Dieser Ort, der eine Verbindung zwischen dem Bewusstsein, dem Unbewussten und dem Überbewussten herstellt, gleicht einer Leinwand, auf der sich die psychischen Phänomene manifestieren. Hier vermag man nach Meinung der *Yogis* unmittelbar etwas von seinem ursprünglichen geistigen Selbst zu erschauen. Dies ist jedoch nur möglich, wenn die Gedanken und Gefühle zur Ruhe gekommen sind. Die Zentrierung der Gedanken, Empfindungen und Sinne wird als Zustand des „Hier und Jetzt" *(Trataka)* bezeichnet.

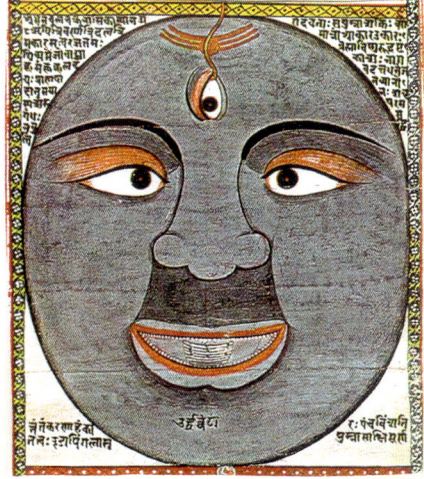

◆ Setzen Sie sich in de gewählten Meditationshaltung auf den Boden.

◆ Geben Sie mit jeder Ausatmung die Bilder, Gedanken, Erinnerungen und Gefühle ab. Mit jeder Ausatmung lassen Sie alles Denken, Fühlen und Wollen los, bis sich langsam Ruhe einstellt. Bleiben Sie jedoch immer hellwach, und halten Sie Ausschau, ob noch Gedanken, Gefühle oder Erinnerungen in Ihrem Bewusstsein auftauchen. Je ruhiger Ihre Gedanken werden, desto ruhiger wird auch Ihr Atem. Sie werden immer ruhiger. Keine Gedanken oder Gefühle können die Ruhe, die Sie umgibt, mehr stören. Sie sind ganz ruhig, ganz ruhig, ganz ruhig.

◆ Werden Sie sich der Stille in Ihrem Körper und Geist bewusst. Lenken Sie Ihr Bewusstsein jetzt auf den Punkt zwischen den Augenbrauen, und beobachten Sie ganz genau, was sich in diesem Bereich abspielt. Bleiben Sie hellwach, um ganz genau zu erfahren und wahrzunehmen, was in Ihrem Bewusstsein, in Ihrem bewussten Sein vorgeht. Zunächst werden Sie wahrscheinlich nur

Dunkelheit wahrnehmen. Betrachten Sie diese Dunkelheit ganz bewusst, und prüfen Sie, ob sie tiefschwarz, grau oder noch heller ist. Vielleicht sehen Sie auch andere Farben oder sogar Bilder. Versuchen Sie jedoch nicht, etwas Bestimmtes zu sehen oder sich etwas vorzustellen. Auch sollten Sie alle Ideen und Assoziationen, die zu diesem Schauen auftauchen, vermeiden. Schauen Sie ohne Willensanspannung und frei von Vorstellungen mitten in das, was innerlich vor Ihnen liegt. Schauen Sie tief in diese Dunkelheit oder, wenn es heller wird, in dieses Licht hinein, und nehmen Sie alles ganz intensiv wahr.

◆   Entspannen Sie dann Ihre Augen, die Augenlider und die Muskeln um die Augen, und kommen Sie langsam wieder ins Tagesbewusstsein zurück. Nehmen Sie wieder bewusst alle Geräusche von außen wahr, werden Sie sich Ihres gesamten Körpers bewusst, und öffnen Sie dann die Augen.

Meditation über den vergangenen Tag

◆   Setzen Sie sich so gerade und locker wie möglich in den Meditationssitz oder auf einen Stuhl.

◆   Ihre Hände liegen locker auf den Knien, und Ihre Augen sind geschlossen. Das Kinn ist ein wenig angezogen. Entspannen Sie Ihren Kopf, die Augen, die Augenlider und die Muskeln um die Augen. Entspannen Sie die Wangen, den Mund, das Kinn und den Hals. Der Nacken, die Schultern und der Rücken sind ganz locker.

♦   Ihre Atmung wird immer ruhiger. Alle Körperteile, Muskeln und Nerven sind völlig ruhig. Ihr Körper ist so ruhig und bewegungslos wie eine Statue.

♦   Lassen Sie Ihren Tag noch einmal vor Ihrem geistigen Auge ablaufen. Denken Sie an alles, was heute geschehen ist. Überlegen Sie, was Sie an dem heutigen Tag gut fanden und was Ihnen nicht so gefallen hat. Versuchen Sie, alles ganz genau vor sich zu sehen. Durch die Rückschau auf die Ereignisse des Tages können Sie Ihr Gedächtnis trainieren. Eine einzige Begebenheit reicht aus, um die damit zusammenhängenden Erlebnisse in Ihr Gedächtnis zu rufen. Sie werden überrascht sein, wie klar und deutlich all die Erinnerungen werden. Es ist jedoch wichtig, dass Sie die Ereignisse wie ein Zuschauer betrachten.

♦   Lange Pause.

♦   Atmen Sie einige Male tief ein und aus und öffnen Sie dann die Augen. Die Übung ist beendet.

♦   Schließen Sie dann die Augen. Erneut wird vor Ihrem inneren Auge der magische Kreis erscheinen. Sehen Sie nichts, so lassen Sie Ihre Augen noch für einen Moment geschlossen und beobachten Sie, was sich in der Dunkelheit abspielt.

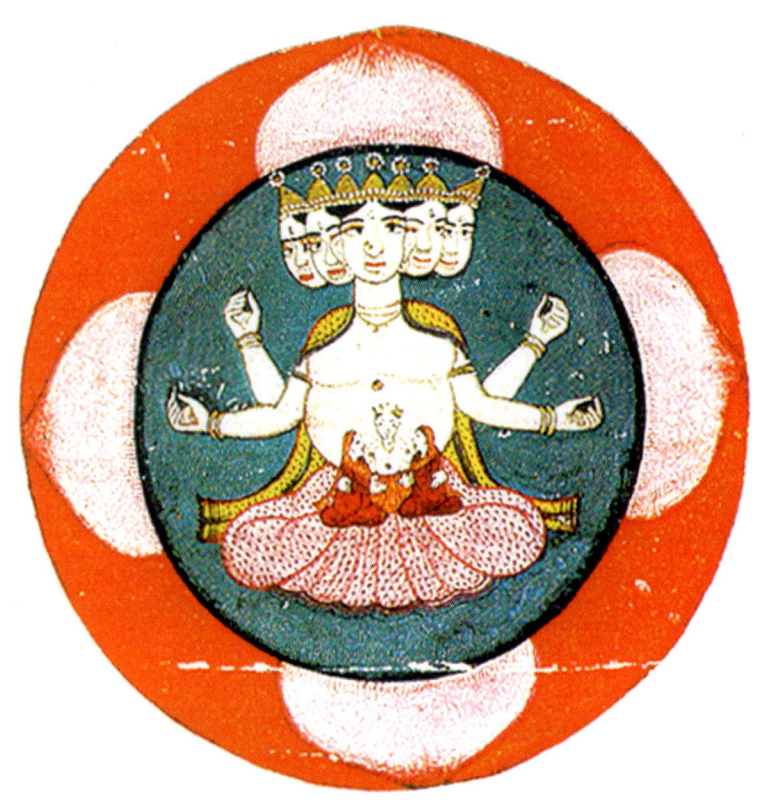

Meditation über die Vergangenheit

◆   Setzen Sie sich wieder auf einen Stuhl oder in der Meditationshaltung auf den Boden. Die Hände liegen locker auf den Knien, und die Augen sind geschlossen. Achten Sie darauf, dass Ihr Rücken ganz gerade ist. Der Nacken, die Schultern und der Rücken sind ganz locker.

◆   Entspannen Sie Ihre Kopfhaut und das Gesicht. Die Stirn, die Augenlider, die Augen, die Wangen, der Mund und das Kinn sind völlig entspannt.

◆   Sie sind ganz gelöst und ruhig. Auch Ihr Atem ist ganz ruhig und regelmäßig. Spüren Sie, wie sich Ihre Bauchdecke bei jeder Einatmung hebt und wie sie sich bei der Ausatmung wieder senkt.

◆   Erinnern Sie sich jetzt an ein schönes Erlebnis, das Sie vor langer Zeit hatten. Es kann ein Fest, ein Geburtstag, eine Begegnung, eine Reise, ein Spaziergang oder etwas anderes sein. Versuchen Sie, Ihre Gefühle und Empfindungen noch einmal so zu erleben, wie Sie sie damals empfunden haben.

◆   Lange Pause.

◆   Atmen Sie einige Male tief ein und aus und öffnen Sie dann die Augen. Die Übung ist beendet.

Meditation über die Zukunft

◆   Setzen Sie sich so gerade und locker wie möglich in den Meditationssitz oder auf einen Stuhl. Die Hände liegen locker auf den Knien, und die Augen sind geschlossen. Das Kinn ist ein wenig angezogen.

♦ Atmen Sie tief ein und halten Sie dann den Atem an, indem Sie mit dem Daumen die Ohren, mit den Zeigefingern die Augen, mit den Mittelfingern die Nasenlöcher und mit den Ring- und den kleinen Fingern den Mund zuhalten.

♦ Legen Sie dann die Hände wieder auf die Knie und atmen Sie sanft ein und aus.

♦ Richten Sie dann Ihre Aufmerksamkeit darauf, welches Ziel Sie in nächster Zukunft verwirklichen möchten oder welchen Wunsch Sie sich gerne erfüllen würden. Stellen Sie sich die entsprechende Situation in allen Einzelheiten vor.

♦ Stellen Sie sich vor, worauf Sie hinarbeiten, was Sie verwirklichen oder erschaffen möchten. Wählen Sie zunächst Ziele, von denen Sie meinen, dass Sie sie in naher Zukunft verwirklichen können. Stellen Sie sich im Geist diese Situation genau so vor, wie Sie sie gerne hätten. Denken Sie einfach, dass Ihr Wunsch bereits Wirklichkeit ist. Je mehr Sie an Ihren Wunsch oder Ihr Ziel glauben, umso eher werden Sie Erfolg haben. Wichtig ist, dass Sie sich nicht verkrampfen. Entspannen Sie sich bei Ihrem Pläneschmieden. Seien Sie optimistisch und erfinderisch, wenn Sie sich auf Ihr Ziel oder Ihren Wunsch konzentrieren. Je entschlossener und klarer Ihre Absicht ist, desto schneller werden sich Ihre Ziele verwirklichen. Sagen Sie sich im Geiste dreimal hintereinander: „Ich bin fest entschlossen, dieses Ziel zu verwirklichen."

◆ Lassen Sie dann Ihre Wünsche oder Ziele fallen und wenden Sie sich wieder der Gegenwart zu.

◆ Atmen Sie einige Male tief ein und aus. Öffnen Sie dann die Augen. Die Übung ist beendet.

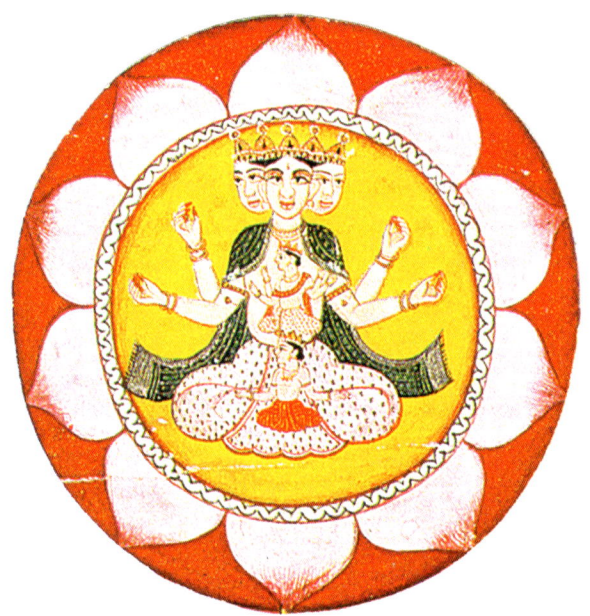

Hier und Jetzt

Durch diese Meditation gewinnen Sie Abstand von Ihren Gedanken und Gefühlen, die im Yoga mit den Wellen eines Sees verglichen werden, durch deren ständige Bewegung der Grund nicht erkennbar ist. Erst wenn sich die Wellen Ihres unruhigen Geistes geglättet haben, können Sie auf den Grund sehen, das heißt, Sie können sich völlig auf diesen Augenblick konzentrieren. Ihre Aufmerksamkeit ist statt auf die Vergangenheit oder Zukunft auf den gegenwärtigen Moment gerichtet.

◆ Setzen Sie sich in den Meditationssitz auf den Boden oder auf einen Stuhl. Schließen Sie die Augen und achten Sie darauf, dass die Wirbelsäule völlig entspannt ist. Die Hände liegen locker auf den Knien. Entspannen Sie Ihren ganzen Körper und atmen Sie tief ein und aus.

◆ Werden Sie sich aller Geräusche bewusst, die von außen auf Sie eindringen. Nehmen Sie sie in allen Einzelheiten wahr, … auch Geräusche, die Sie weit in der Ferne hören. Folgen Sie ihnen einige Sekunden lang. Lauschen Sie dann auf Geräusche, die in Ihrer Nähe sind, in diesem Raum.

◆ Allmählich werden Sie den Geräuschen gegenüber mehr und mehr gleichgültig.

◆ Lenken Sie Ihre Aufmerksamkeit mehr und mehr nach innen und nehmen Sie alles hellwach wahr, was Sie vor Ihrem geistigen Auge sehen. Lassen Sie alle Bilder, Gefühle und Gedanken wie einen Film vor sich ablaufen. Schauen Sie ihnen neugierig zu.

◆ Pause.

◆ Versuchen Sie nun, sich mehr und mehr von diesen Bildern zu lösen, und richten Sie Ihre Aufmerksamkeit auf Ihren Atem. Beobachten Sie Ihren natürlichen Atem. Sie brauchen sich nicht auf ihn zu konzentrieren, dies würde den gleichbleibenden Fluss des Ein- und Ausatmens nur unterbrechen. Fühlen Sie einfach, wie die Luft ein- und ausströmt.

♦   Lange Pause.

♦   Ihr Atem wird Sie lehren, mit Ihrer ganzen Aufmerksamkeit einfach nur bei dem zu sein, was Sie in diesem Moment gerade tun.

Achtsamkeitsübung

♦   Wählen Sie ein vertrautes *Asana* aus und üben Sie dieses dann mit einer Haltung innerer Achtsamkeit, damit Sie sich Ihrer körperlichen und geistigen Grenzen bewusst werden.

♦   Bevor Sie das *Asana* durchführen, nehmen Sie die Totenstellung *(Shavasana)* ein.

♦   Richten Sie Ihre Aufmerksamkeit nach innen und beobachten Sie Ihren Atemfluss und die Bewegungen in Ihrem Geist.

♦   Stellen Sie fest, ob negative Gedanken oder Gefühle auftreten. Wenn dies der Fall sein sollte, sagen Sie sich im Geist, dass ein Gefühl des Unbehagens ein Zeichen dafür ist, dass Sie sich auf irgendeine Weise schädigen.

♦   Führen Sie dann das gewählte *Asana* aus und nehmen Sie wahr, wo Bewegungen Ihrer Atmung in Ihrem Körper am deutlichsten sind. Werden Sie sich bewusst, wie jede körperliche Bewegung ihren Ursprung im Geist hat. Achten Sie darauf, wie der Bewegungsimpuls aus Ihrem Geist in den Körper gelangt.

◆ Welches Körpergefühl nehmen Sie bei diesem *Asana* wahr?

◆ Seien Sie sich jeder Stelle in Ihrem Körper bewusst, wo Sie ein Dehnen spüren, und achten Sie darauf, wie der ganze Körper auf die Dehnung reagiert.

◆ Wie reagieren Sie, wenn Sie an die Grenze Ihrer körperlichen Flexibilität stoßen? Akzeptieren Sie die Grenze, oder gehen Sie darüber hinweg?

◆ Was könnte Ihnen helfen, sich in diesem *Asana* wohler zu fühlen und länger darin zu verharren?

◆ Wie treffen Sie die Entscheidung, das *Asana* aufzulösen oder zu beenden?

Wenn man auf diese Art und Weise das *Asana* ausführt, kann man auf eine einzigartige Weise körperliche Betätigung mit Wahrnehmung verbinden und bewusst seine körperlichen Möglichkeiten und Grenzen wahrnehmen und durch Annehmen und Entspannung erweitern.

Durch die nicht bewertende innere Achtsamkeit „kann ich schrittweise lernen, mir mit mehr Achtung zu begegnen, meine vielleicht zuvor ignorierten Bedürfnisse feiner wahrzunehmen und besser für mich zu sorgen. In meinem Yoga-Üben kann sich das beispielsweise so ausdrücken, dass ich mich gleich zu Beginn der Übung bei der Sammlung in *Shavasana* frage, was ich jetzt brauche, um mich wohl zu fühlen, um mich auf das Üben wirklich einzulassen."

(Carsten Unger, Katrin Hofmann Unger 1999, S. 95)

Glückliche Momente

◆ Nehmen Sie die gewählte Meditationshaltung ein und schließen Sie die Augen. Stellen Sie sich die Sonne vor, wie sie im Osten aufgeht, wie die ersten rotgoldenen Sonnenstrahlen am Horizont aufblitzen. Die Farben einer goldenen Sonne verteilen sich am ganzen Himmel, und allmählich fällt goldenes Sonnenlicht auf Bäume, Häuser und auch auf Ihr Gesicht. Spüren Sie, wie das Sonnenlicht Ihr Gesicht erwärmt. Die Sonne steigt immer höher, und Sie spüren, wie die Sonnenstrahlen in Ihren Körper dringen. Spüren Sie das leuchtende Gold der Sonnenstrahlen und die Weite des Himmels. Sie fühlen sich so weit wie der Himmel.

◆ Schauen Sie nach oben in den Himmel und betrachten Sie die Wolken, die über den Himmel ziehen. So wie die Wolken wandern, können Sie auch Ihre Gedanken wandern lassen. Lassen Sie Ihren Geist zunächst in die Vergangenheit zurückwandern und erinnern Sie sich an Situationen, in denen Sie sich wohlgefühlt haben. Achten Sie auf Ihre Atmung und auf Worte, die Ihnen spontan einfallen, wenn Sie sich des glücklichen Augenblicks bewusst werden.

◆ Lassen Sie nun langsam die glücklichen Gedanken, Gefühle und Bilder aus der Vergangenheit verblassen und lassen Sie Gedanken, die Sie heute glücklich machen, an Ihnen vorüberziehen.

◆ Lassen Sie nun die glücklichen Gedanken über die Gegenwart verblassen und lassen Sie einen Strom von Gedanken über die Zukunft durch Ihren Geist ziehen.

◆ Unterscheiden Sie nun nicht mehr zwischen gestern, heute und morgen. Lassen Sie all Ihre Gedanken vorüberziehen und beobachten Sie sie neugierig. Diese glücklichen Gedanken helfen Ihnen, sich den Herausforderungen des Lebens zu stellen.

Yoga ist der goldene Schlüssel, der das Tor zu Frieden, Ruhe und Freude öffnet.

B. K. S. Iyengar

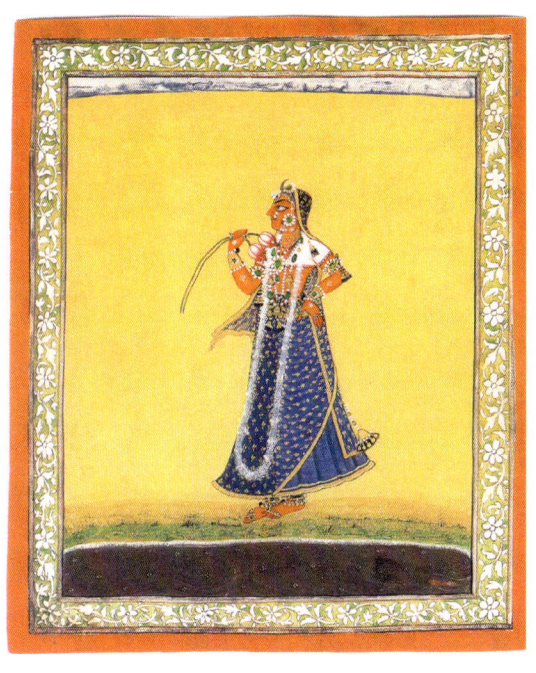

Devi, die Glücksbringerin (Punjab, Basohli, 17. Jh.)

Literaturverzeichnis

- Allione, Tsultrim: Women of Wisdom. London 1984
- Berufsverband Deutscher Yogalehrer (Hrsg.): Der Weg des Yoga - Handbuch für Übende und Lehrende. Petersberg 2000
- Bharati, Agehananda: Die Tantra-Tradition. Freiburg im Breisgau 1977
- Blache, Jaques; Blitz Gerard; Desjardin, Arnaud; Leloup, Jean-Yves; Roux, Francois; Tatzky: Die Wege des Yoga – Die Grundgedanken der großen Schulen der Yoga-Tradition: Eine Einführung durch westliche Yoga-Lehrer. Bern, München, Wien 1990
- Budoff, Penny Wise, M.D.: No More Hot Flashes – And Other Good News. New York 1983
- Burley, Mikel: Hatha-Yoga. München 2005
- Burton, Richard: Hindu Art. London 1992
- Carrington, Patricia: Das große Buch der Meditation. Bern, München, Wien 1977
- Christmann, Volker: Ajurvedischer Yoga. München 2005
- Coomaraswamy, Ananda: The Dance of Shiva. Bombay 1948
- Dam, Jyotishman: ShivaYoga - Indiens großer Yogi Gorakshanatha. München 1998

- Daub-Amend, Eveline: Wechseljahre – Gesund und selbstbewusst in eine neue Lebensphase. Stuttgart 1999
- Desikachar, T. K. V.: Yoga-Tradition und Erfahrung – Die Praxis des Yoga nach dem Yoga-Sutra des Patanjali. Petersberg 1997
- Desikachar, T.K.V: Yoga / Gesundheit von Körper und Geist – Leben und Lehren Krishnamacharyas. Berlin 2000
- Dürckheim, Karlfried, Graf: Meditieren – Wozu und Wie. Freiburg 1976
- Dürckheim, Karlfried, Graf: Vom doppelten Ursprung des Menschen. Freiburg 1981
- Dürckheim, Karlfried, Graf: Erlebnis und Wandlung. Bern, München, Wien 1983
- Eliade Mircea: Yoga Unsterblichkeit und Freiheit. 1. Auflage, Frankfurt am Main 1977
- Feuerstein, Georg: Heilige Narren – Über die Weisheit ungewöhnlicher Lehrer. Frankfurt am Main 1996
- Fischle, Willy H.: Der Weg zur Mitte. Augsburg 2000
- Francina, Suza: Yoga and the Wisdom of Menopause. Deerfield Beach, Florida 2003
- Frawley, David, Dr.; Kozak, Summerfield, Sandra: Yoga für Ihren Typ. Aitrang 2003
- Fromm, Erich: Haben oder Sein. Stuttgart 1976
- Fromm, Erich; Suzuki, Daisetz: Zen Buddhismus und Psychoanalyse. Frankfurt am Main 1972
- Goleman, Daniel: Emotionale Intelligenz. München 1997

- Goleman, Daniel: Die heilende Kraft der Gefühle. München 1998
- Harf, Anneliese: Yoga-Praxis. Freiburg 1978
- Hillebrandt, Alfred (Übersetzer): Upanishaden. Düsseldorf, Köln 1958
- Hillebrandt, Alfred (Übersetzer):Upanishaden – Die Geheimlehre der Inder. Köln 1986
- Iyengar, B. K. S.: Licht auf Yoga. München 1983
- Iyengar, B. K. S.: Der Baum des Yoga. Bern, München, Wien 1991
- Iyengar, B. K. S.: Der Weg zu Gesundheit und Harmonie. München 2001
- Iyengar, S. Gita: Yoga - Joyau de la femme. Paris 1990
- Jung, C. G.: Der Mensch und seine Symbole. Olten 1968
- Jung, C. G.: Zur Psychologie westlicher und östlicher Religionen. 3. Auflage. Freiburg im Breisgau 1979
- Kade-Luthra, Veena (Hrsg.): Sehnsucht nach Indien. München 2006
- Kempermann, Gerd: Adult Neurogenesis. New York 2006
- Kempermann , Gerd: Alter beginnt in der Wiege. Zitiert in: Spiegel 12/2007)
- Lark, Susan, M.D.: The Menopause Self-Help Book: A Woman's Guide to Feeling Wonderful for the Second Half of Her Life. Berkeley, CA 1990
- Lowen, Alexander: Bio-Energetik. Reinbek bei Hamburg 2002
- Lysebeth, André van: Tantra für Menschen für heute. München 1990

- Magyarosy, A. Marushi: „Surya Namaskar"- das andere Fineß-Rezept. München 1992
- Mahesh, Sri: Yoga et Symbolisme. Monaco 1996
- Mahesh, Sri: Le Souffle, parole de la vie. Monaco 1998
- Michael, Tara (Übersetzerin): Hatha-Yoga Pradipika. Mesnil-sur Estree 1974
- Mohan, A. G.: Ajurveda und Yoga. Petersberg 2003
- Onken, Julia: Feuerzeichenfrau – Ein Bericht über die Wechseljahre, München 1998
- Otto, Walter V. (Hrsg.): Bhagavadgita. Jena 1919
- Patanjali: Die Wurzeln des Yoga. Frankfurt am Main 1979
- Radha, Sivananda, Swami: Geheimnis Hatha-Yoga. Darmstadt 2006
- Radha, Sivananda, Swami: Hatha-Yoga - Symbolik und Deutung. Freiburg im Breisgau 1991
- Rahn-Huber, Ulla: Kursbuch Wechseljahre. Südwest Verlag, München 2003
- Ramm-Bonwitt, Ingrid: Tantrische Meditationen. Freiburg 1988
- Ramm-Bonwitt, Ingrid: Yoga-Dialog zwischen Körper und Geist. Frankfurt am Main 2004
- Ramm-Bonwitt, Ingrid: Das Lebensrad – Eine prak tische Einführung in den tantrischen Buddhismus. München 2006 a
- Ramm-Bonwitt, Ingrid: Mudras - Geheimsprache der Yogis. München 2006 b
- Ramm-Bonwitt, Ingrid: Der Sonnengruß – Körper straffen durch Yoga. Darmstadt 2006 c

- Ramm-Bonwitt, Ingrid: Yoga Nidra – Der Schlaf der Yogis, Körper, Geist und Seele entspannen durch Visualisation. Darmstadt 2007
- Reynold, Edna: Unbeschwerte Wechseljahre – Geheimnisse der Naturheilkunde. Heidelberg 1997
- Rodrigues, Dinah: Hormon-Yoga. Darmstadt 2005
- Saraswati, Satyananda Swami: Yoga Nidra. Satyananda Yoga Zentrum e. V. Köln 2005
- Schrott, Ernst: Ajurveda – Das Geheimnis Ihres Typs. München 2003
- Shaw, Miranda: Erleuchtung durch Ekstase. Frankfurt am Main 1997
- Sheehy, Gail: Wechseljahre, na und? München 1993
- Sivananda Yoga Zentrum: Yoga. München 2000
- Spineto, Natale: Die Symbole der Menschheit. Düsseldorf 2003
- Storl, Wolf Dieter: Shiva – Der wilde, gütige Gott. Burgrain 2002
- Tatzky, Boris; Trökes Anna; Pinter-Neise, Jutta: Theorie und Praxis des Hatha-Yoga. Petersberg 1998
- Tolle, Eckhart: Leben im Jetzt. München 2002
- Trökes, Anna: Yogameditation. Berlin 2004
- Trökes, Anna: Yoga. Berlin 2005
- Unger, Carsten; Hofmann-Unger, Katrin: Yoga und Psychologie. Ahrensburg 1999
- Vasu, Sri Chandra (Übersetzer): The Gheranda Samhita. A Treatise on HathaYoga. London 1976
- Verbraucherzentrale Nordrhein-Westfalen (Hrsg.): Wechseljahre. Düsseldorf 2003

- Vopel, Klaus: Der fliegende Teppich, Teil 2. Salzhausen 1995
- Wilson, Robert: Die vollkommene Frau. München 1966
- Winter Ward, Susan: Yoga for the Young at heart: Gentle Stretching Exercises for Seniors. Santa Barbara 1994
- Zimmer, Heinrich: Philosophie und Religion Indiens. Frankfurt am Main 1979
- Zimmer, Heinrich: Der Weg zum Selbst – Lehre und Leben des Shri Ramana. München 2001

Glossar

Abhaya-Mudra	Furchtabwesenheitsgeste
Agni	Verdauungsfeuer
Ajna-Chakra	Stirnzentrum
Ajurveda	Altindische Gesundheitslehre von Körper und Geist
Akarna-Dhanurasana	Pfeil- und Bogenhaltung; Stellung im Hatha-Yoga
Akasha-Pakshi-Asana	Haltung des Balkens; Stellung im Hatha-Yoga
Amrita	Wasser des Lebens
Anahata-Chakra	Kehlkopfzentrum
Ananta	Weltenschlange
Anantasana	Schlafhaltung Vishnus; Stellung im Hatha-Yoga
Anasuya	Eine der Töchter von Daksa
Antara-Kumbhaka	Atemanhaltung bei vollen Lungen; Übungspraxis im Hatha-Yoga
Antara-Trataka	Innere Konzentration
Apana	Schlacke
Apasmara	Dämon der Vergesslichkeit und Unachtsamkeit
Ardha-Chandra-Mudra	Geste, bei der die obere linke Hand (mit einer halbmond-ähnlichen Stellung der Finger) auf ihrer Innenfläche eine Flamme trägt

Ardha-Chandrasana	Halbmond; Stellung im Hatha-Yoga
Ardha-Matsyendrasana	Drehsitz; Stellung im Hatha-Yoga
Ardha-Shalabhasana	Halbe Heuschrecke; Stellung im Hatha-Yoga
Arjuna	Heldenfigur aus dem Mahabharata und der Bhagavadgita
Asana	Körperhaltung des Yoga
Ashram	„Ort der Anstrengung", klosterähnliches Meditationszentrum in Indien
Aswattah	Feigenbaum
Atman	Nach Yoga ist das Selbst, der Kern der Persönlichkeit, umfassender als das „Ich".
Bahya-Kumbhaka	Atemanhaltung bei leeren Lungen; Übungspraxis des Hatha-Yoga
Bandha	Fessel, Verschluss; Übungspraxis im Hatha-Yoga
Banyan	Umgekehrter Feigenbaum
Bhadrasana	Königlicher Thron; Stellung im Hatha-Yoga
Bhagavadgita	„Erhabener Gesang"; eine der Schriften des Hinduismus, ein spirituelles Gedicht. Die achtzehn Kapitel sind Bestandteil des Epos Mahabharata.

Bhasa-Asana	Haltung des Geiers; Stellung im Hatha-Yoga
Bhastrika	Blasebalg-Atmung; Übungspraxis im Hatha-Yoga
Bhavanas	Tief in uns verankerte positive Gefühlszustände, die unser Gemüt ergreifen
Bhoga	Freude
Bhujangasana	Kobra; Stellung im Hatha-Yoga
Bhumidevi	Erdgöttin und Gemahlin Vishnus
Bodhi-Baum	Baum, unter dem Buddha die Erleuchtung fand
Bodhisattva	Erleuchtungswesen, ein Wesen, das sich verpflichtet hat, ein Buddha zu werden, um allen anderen Wesen helfen zu können, zur Erleuchtung zu gelangen
Brahma	Vedischer Schöpfergott
Brahman	Ausdruck für die letzte unbegreifliche Realität, das Unvergängliche, das Absolute
Buddha	Jemand, der Erleuchtung erlangt hat. Insbesondere wird dieser Titel auf den historischen Siddhartha Gautama (um 560 bis um 480 v. Chr.) angewandt, der in einem kleinen Königreich am Fuße

	des Himalaja an der Grenze zwischen Indien und Nepal geboren wurde.
Buddhismus	Eine der drei großen Weltreligionen, die auf Buddha zurückgeht
Caturanga-Dandasana	Stockhaltung; Stellung im Hatha-Yoga
Chakra	„Rad", psychisches Zentrum, Energiewirbel entlang der Wirbelsäule
Chakrasana	Rad; Stellung im Hatha-Yoga
Chandra	Mond
Chandrana	Kühlende Atmung; Übungspraxis im Hatha-Yoga
Chidaksha-Dharana	Technik der reinen Visualisation
Chidambaram	Zentrum des Universums
Citta-Vrtti-Nirodha	Das Zur-Ruhe-Kommen oder Anhalten der inneren Bewegungen. Definition von Patanjali, dem Verfasser des Yoga-Sutra
Daksa	Nach der indischen Mythologie ist Daksa der Urvater der Menschheit
Devi	Göttin
Dhanurasana	Bogen; Stellung im Hatha-Yoga
Dharma	Die rechte Weltordnung, „moralische Pflicht", „richtige Handlung"

Dhyana	Meditation
Dhyana-Citta	„Der aus der Meditation geborene Geist"
Durga	Hinduistische Göttin, die als die personifizierte lebensspendende und zugleich zerstörerische Kraft der Natur verehrt wird
Dvapara-Yuga	Drittes Zeitalter
Ekagrata	Sammlung des Geistes auf einen Punkt bei Patanjali u.a.
Gaja-Hasta-Mudra	Geste, die den Elefantengott Ganesh symbolisiert
Gheranda-Samhita	Quellentext des Yoga, der einem nicht genau belegten Gheranda zugeschrieben wird
Gomukhasana	Kuhkopf; Stellung im Hatha-Yoga
Gorakshanatha	„Hüter des Lichts"; einer der größten Meister des Hatha-Yoga
Gorakshasataka	Quellentext des Hatha-Yoga, als dessen Verfasser Gorakshanatha gilt
Gunas	Grundeigenschaften, auch Kräfte oder Energien, die sich nach der Yoga-Philosophie sowohl im Lebewesen als auch in der Natur auswirken
Guru	Geistiger Lehrer

Ha-Atmung	Atemübung gegen Müdigkeit
Halasana	Pflug; Stellung im Hatha-Yoga
Hanuman	Affengott, Sohn des Wind-gottes Vayu
Hanumasana	Stellung des Affengottes Hanuman im Hatha-Yoga
Hatha-Yoga	Yoga der Anstrengung. Im tantrischen Yoga wird „ha" auch als Sonne, „tha" als „Mond" gedeutet.
Hatha-Yoga-Pradipika	„Kleine Leuchte", eine Schrift des Hatha-Yoga, die im 15. Jahrhundert entstand. Als Verfasser dieses Textes gilt Svatmarama („der die Freuden aus dem Selbst herleitet").
Hinduismus	Traditionelle, religiöse und gesellschaftliche Strukturen Indiens
Ida	Linker „Kanal" bzw. „Nerven-strang", der nach der tantrischen Yoga-Philosophie vom linken Naseneingang aus entlang der Wirbelsäule verläuft
Indra	Vedischer Kriegsgott
Indrakashi	Tantrische Göttin
Jalandhara-Bandha	Verschluss durch das Kinn; Übungspraxis im Hatha-Yoga

Janataka	Adoptivvater Sitas
Jivanatman	Individuelles Selbst
Jnana-Mudra	Geste des Wissens
Kaivala	„Transzendentes Alleinsein"
Kaivarttas	Kaste der Fischer
Kali	Hinduistische Göttin der Zerstörung, Gattin Shivas
Kali-Yuga	Gegenwärtiges Zeitalter
Kalya	Schwarze Schlange
Kama	Gott der Liebe
Kamadhenu	Wunschkuh
Kapalabhati	„Reinigung des Gehirns", die Schnellatmung; Übungspraxis des Hatha-Yoga
Kapha	Schleim, einer der biologischen Säfte (Dosha) nach Ajurveda
Karma-Yoga	Yoga-Weg der Tat, des Handelns
Kaya-Sadhana	„Weg des Körpers", auch als Hatha-Yoga bekannt
Kevala-Kumbhaka	„Unbeweglichmachen des Atems"; Übungspraxis des Hatha-Yoga
Krishna	Die achte und beliebteste Inkarnation Vishnus
Krita-Yuga	Erstes Zeitalter
Kumbhaka	Luftanhaltung; Übungspraxis des Hatha-Yoga
Kundalini	Schlangenkraft, Urkraft, die sich am Ende des Kanals, der in der Wirbelsäule liegt, befindet.

	Nach Belebung mittels bestimmter Yoga-Techniken steigt sie empor in die einzelnen Chakras (psychische Zentren). Nach der Yoga-Philosophie gibt es im menschlichen Körper sieben Chakras.
Kurmasana	Schildkröte; Stellung im Hatha-Yoga
Lakshmana	Bruder Ramas
Lakshmi	Göttin der Schönheit, Gattin Vishnus
Lokeshvara	„Herr der Welt"
Mahabharata	Eines der drei großen Epen Indiens
Mahadeva	Großer Gott
Mahadevi	Große Göttin
Mahakala	Herr der Zeit
Maha-Mudra	Das „Große Licht"; Haltung im Hatha-Yoga, die den Zustand der Einheit symbolisiert
Mahasiddha	Ein großer Siddha
Maha-Yogi	Großer Yogi
Mahodaya	Mystischer Berg
Maithuna	Tantrische Vereinigung
Manasa	Kobragöttin
Mandura	Berg, den Vishnu als Quirl benutzte
Manipura-Chakra	Nabelzentrum
Mantra	Heilige Silbe, heilige Formel

Matsya	Fisch, Fischinkarnation des Gottes Vishnu
Matsyasana	Fisch; Stellung im Hatha Yoga
Matsyendranatha	„Herr der Fische", der von Shiva in die Lehre des Hatha-Yoga eingewiesen wurde, bevor ihn sein Lieblingsschüler Gorakshanatha an Kraft und Wirkung übertraf.
Maya	Trugbild, Täuschung, Weltillusion
Mayurasana	Pfau; Stellung im Hatha-Yoga
Meru	Weltenberg
Mudra	Geste und Körperhaltung im Hatha-Yoga
Mula-Bandha	Verschluss des Perineums; Übungspraxis im Hatha-Yoga
Muladhara-Chakra	Wurzelzentrum
Muyalaka	Zwerg
Nadis	Nervenbahnen
Nadi-Shodana	Wechselatmung; Übungspraxis im Hatha-Yoga
Nala	Führer des Affenheers im Ramayana
Nasikagra-Drishti	Fixierung auf die Nasenspitze
Natananda-Asana	Tanz des Shiva, Variante des kosmischen Tanzes; Stellung im Hatha-Yoga
Nataraja	Shiva als „König der Tänzer"
Nidra	Schlaf

Niyama	Selbstbeherrschung, Zucht oder Disziplin
OM	Heiliges Mantra, das das kosmische Bewusstsein symbolisiert
Padahastasana	Hand-/Fußhaltung; Stellung im Hatha-Yoga
Paramatman	Höchstes Selbst
Parigha-Asana	Haltung des himmlischen Vogels; Stellung im Hatha-Yoga
Parvati	Gemahlin von Shiva
Pashimottasana	„Streckung nach Westen"; Stellung im Hatha-Yoga
Patanjali	Verfasser der Yoga-Sutren, die ein Verständnis der Psyche und ihrer Befreiung vom Leiden zum Ziel haben
Pingala	Rechter „Kanal" bzw. „Nerven-strang", der nach der tantri-schen Yoga-Philosophie vom rechten Naseneingang aus entlang der Wirbelsäule verläuft
Pitta	Galle, einer der biologischen Säfte nach Ajurveda
Prajna	Transzendente Weisheit, Weis-heitsgefährtin im tantrischen Buddhismus
Prana	Nach der Yoga-Philosophie kosmische Energie, eigentlich

Pranayama	„Atem", „Lebenshauch", mystische Kraft im Kosmos Atemregulierung, Kontrolle der Atemtätigkeit durch Rhythmisierung und Verlangsamung
Prasarita-Padottanasana	Vorbeuge im Grätschstand
Puraka	Einatmung
Puranas	„Alte Erzählung" mit Götter-legenden
Radha	Kuhhirtin und Gemahlin des indischen Gottes Krishna
Rajas	Nach der Yoga-Philosophie Modalität der bewegenden Energie und der Geistes-tigkeit; eine der drei Gunas
Rama	Held des Ramayana und siebte Inkarnation von Vishnu
Ramayana	Indisches Epos
Ravana	Dämonenfürst aus dem Ramayana
Recaka	Ausatmung
Rigveda	Älteste Textsammlung der Veden, Veda der Hymnen
Rishi	Weiser, Seher
Sahasrara-Chakra	Scheitelzentrum
Samsara	Der Daseinskreislauf von Geburt und Tod, der durch Leiden und Enttäuschung

	gekennzeichnet ist
Sankalpa	„Sprache der Wahrheit", Leitsatz
Sarasvati	Göttin der Schönheit und der Künste, Gattin Brahmas
Sarvaanga Sadhana	Ganzheitliche Übung
Sarva-Dvara-Baddha	Atemübung zur Verinner- lichung
Sarvangasana	Schulterstand; Stellung im Hatha-Yoga
Sat-Cit-Ananda	Seins-Bewusstseinsseligkeit, zusammengesetzt aus Sat=Sein, Cit=Bewusstsein und Ananda=Glückseligkeit. Alle Yogaformen streben diesen Zustand an.
Sati	Gattin von Virabhadra (Heldenglanz)
Sattva	Modalität der Erleuchtung; eine der drei Gunas
Setu-Bandhasana	Brücke; Stellung im Hatha-Yoga
Shakti	Göttin, die weibliche kosmische Energie
Shaktismus	Tantrische Lehre, in der die Frau als Göttin verehrt wird. Der Shaktismus ist neben dem Shivaismus und dem Vishnuis-mus eine der drei Hauptrich-

	tungen des Hinduismus.
Shalabhasana	Heuschrecke; Stellung im Hatha-Yoga
Shavasana	Totenstellung, Entspannungshaltung im Yoga
Shesha	Schlangengott
Shiva	In der hinduistischen Trinität verkörpert Shiva den Aspekt der Zerstörung.
Shiva-Agamas	Lehre Shivas
Shiva-Natarajasana	Shivas Tanzhaltung; Stellung im Hatha-Yoga
Shiva-Samhita	Quellentext des Hatha-Yoga, der als der jüngste der Basistexte angesehen wird
Siddha	Vollendeter
Siddhasana	Vollkommener Sitz; Stellung im Hatha-Yoga
Siddhi	Übersinnliche Kräfte, die der Yogi auf einer gewissen Stufe erlangt, die er aber übersteigen muss
Sita	Schutzgöttin des Ackerbaus und Gattin Ramas
Soham	Dieses Mantra, das dem natürlichen Geräusch der Atmung entspricht, symbolisiert den Zustand, in dem Shiva und Shakti eine Einheit geworden sind.

Sthira-Sukha	Stabil und mühelos: Art, wie Asanas geübt werden sollen
Supta-Vajrasana	Liegender Diamant; Stellung im Hatha-Yoga
Surya	Sonne
Surya- Bhedana	Sonnenatmung, die dazu dient, den Körper zu erwärmen
Surya Namaskar	Gruß an die Sonne
Sushumna	Nach der tantrischen Yoga-Philosophie der mittlere, sich in der Wirbelsäule befindende Kanal
Svadhisthana-Chakra	Sakralzentrum
Tamas	Nach der Yoga-Philosophie Modalität der statischen Energie und psychischen Dunkelheit; eine der drei Gunas
Tandava	Kosmischer Tanz
Tandava-Asana	Haltung des kosmischen Tänzers; Stellung im Hatha-Yoga
Tantra	„Ausbreiten", das Wissen vermehren. Wörtlich „Faden", „Gewebe". Uralte indische Praktiken zur Erweckung des Tiefenbewusstseins, insbesondere durch Zugrundelegung von Sexualsymbolik
Tantrismus	Indische Philosophie, die ihr Hauptziel im Erkennen und Nutzen der physischen und

	psychischen Möglich keiten sieht
Tantrika/ Tantriker	Praktiker des Tantrismus
Tara-Yantra	Dreieck, das Aktivität, Passivität und Reinheit symbolisiert
Trataka	Technik zur Förderung der Meditation
Trety-Yuga	Zweites Zeitalter
Triang-Mukha-Kapada-Pashimottansana	Drehung dreier Körperteile; Stellung im Hatha-Yoga
Trikonasana	Dreieckshaltung
Ubhaya-Padangusthasta	Hand- / Zehenhaltung; Stellung im Hatha-Yoga
Uddiyana-Bandha	Kontraktion des Bauches; Übungspraxis im Hatha-Yoga
Ujjayi	„Die Siegreiche", Atmung, bei der die Lungen voll ausgedehnt und die Brust wie die eines mächtigen Eroberers vorgeschoben ist
Upanishaden	Geheimlehren (ca. 800-600 v. Chr.) sind die ältesten metaphysischen Abhandlungen der Inder.
Usha	Göttin der Morgenröte
Ustrasana	Kamel; Stellung im Hatha-Yoga

Utthita-Pashva-Konasana	Flankenstreckung; Stellung im Hatha-Yoga
Vac	Wort
Vaivasvata	Indischer Weiser
Vajra	Diamant
Vajrasana	Diamantsitz; Stellung im Hatha-Yoga
Vasuki	Schlange, die Vishnu als Quirlseil benutzte
Vata	Luft, einer der biologischen Säfte nach Ajurveda
Vayu	Vedischer Windgott
Veden	Älteste heilige Sammlung von Schriften im Hinduismus
Vipassana	Achtsamkeitsmeditation im Buddhismus
Virabhadra	„Heldenglanz"; zornige Erscheinung des Gottes Shiva
Virabhadrasana	Stehender Held; Stellung im Hatha-Yoga
Virasana	Heldensitz; Stellung im Hatha-Yoga
Vireshvara	„Herr der Helden", eine Bezeichnung für Shiva
Vishnu	Im Hinduismus gilt Vishnu als Erhalter der Welt und wurde in vedischer Zeit mit der Sonne in Verbindung gebracht.
Vishuddha-Chakra	Kehlkopfzentrum

Vrkshasana	Baumstellung; Stellung im Hatha-Yoga
Yama	Moralische Bezähmung
Yoga-Korunta	1500 Jahre alte Handschrift des Yoga
Yoga-Mudra	Siegel des Yoga; Stellung im Hatha-Yoga
Yoga-Nidra	Schlaf der Yogis, völlige Entspannung bei klarem Bewusstsein
Yoga-Sutra	Einer der wichtigsten Grundlagetexte des sogenannten klassischen Yoga. Das Yoga-Sutra enthält 195 Aphorismen, die die Funktionsweise des menschlichen Geistes und das Zur-Ruhe-Kommen der Geistesfunktionen beschreiben.
Yogi/Yogin	Männlicher Yoga-Übende
Yogini	Weibliche Yoga-Übende
Yoni-Mudra	Geste der weiblichen Scham
Yuga	Zeitalter
Zen	Eine Schule des Mahayana, die sich hauptsächlich in Korea und Japan entwickelt hat. Zen basiert nicht auf Worten oder logischen Vorstellungen, sondern bevorzugt den Einsatz von Taten und Paradoxen.

Personen- und Sachregister

Bildnachweis

British Library: S. 100, 243, 250, 260, 308, 311, 316, 318, 320, 324, 362

Maharaja Sawai Man Singh II Museum, Jaipur: S. 116

Radha, Sivananda Swami (aus: Geheimnis Hatha-Yoga): S. 207, 335

San Diego Museum of Art: S. 378

Storl, Wolf Dieter: S. 130, 209, 225

Victoria and Albert Museum, London: S. 65, 72, 110, 187

Yoga et Vie (Centre de Relations Culturelles Franco-Indien, Nr. 81) : S. 154

Alle hier nicht aufgeführten Abbildungen stammen aus dem Archiv der Autorin. Trotz intensiver Recherche konnten die Urheberrechte nicht in jedem Fall ermittelt werden.